신비방

楊上善 · 孫思邈 共篇

汝雪霞 譯解

단돈 만원으로 만드는 보약과 비방

『신비방』 / 목차

책을 열면서

중국에서 처음으로 완비된 최고의 의학전서인 『천금방(千金方)』은 30권으로 짜여져 있는 의가보전(醫家寶典)이다. 수(隋)나라 때에 어의였던 양상선(楊上善)이 지은『황제내경태소』의 영향을 크게 받은 것으로 생각될만큼,『천금방』에는 18갑자에 해당하는 수효의 질환, 즉 18×60=1080이라는 공식에 따라 의학개론에서부터 시작하여 여성과 질환·약물요법과 식이요법 등을 상세히 진술하고 침구법(鍼灸法)으로 끝을 맺고 있다.

산서성 사람 손사막(孫思邈)은 어릴 때부터 독서를 즐겼으며 노장사상에 조예가 깊었다. 그러므로 선도 일파가 주장하는 여타의 금단법이나 연단술에도 능했으며, 그 폐해가 어느 정도였는지를 능히 짐작하고도 남았다.

그는 육조시대(六朝時代) 때부터 불로장수약으로 알려져 온 오석산(五石散)의 해독을 해설할 만큼 실증적(實證的)인 연구와 집필에 몰두하였다. 그는 양상선이 만든 공학부(控鶴府)에서 쓰여진『황제내경태소』가 오노(小野妹子)의 손에 의해 왜국(倭國)으로 건너가자 초지 일부만을 거둬들여 깊은 산에 칩거하여 『천금

방』을 저술하였다. 이 책의 모본이 된『황제내경태소』는 왜국에
서『의심방(醫心方)』이라고 개명되어 황실의 보고에 감추어진 체
수백년의 세월이 흐른 뒤에야 일반에 공개되었다.

그러나 일본에서는 이 책에 대해 완전히 해독을 못한 상태였
다. 즉 한학에 조예가 깊지를 못하여 '어(魚)'와 '노(魯)'를 분별하
지 못하였다는 웃지 못할 기록도 전해지고 있다.

본서에서는 여성에게 도움이 되는 '팔익(八益)'에 대한 처방을
단돈 1만원을 투자하여 보약과 비방을 만드는 법을 소개하고자
한다.

밤을 두려워하는 많은 남성들에게 큰 도움이 되기를 바라는 바
이다.

2003년 7월
汝 雪霞 識

신 비 방

楊上善・孫思邈 共篇
汝雪霞 譯解

제1장
팔익(八益)의 비방

팔익(八益)이란 성적인 음양의 조화를 이루게 해주는 방법이다. 남성에게 있어서는 정력을 강화시키고 여성에게는 부인병을 치료하고 건강미를 더욱 증진시키는 것이다. 팔익에서는 근육·관절·내장·혈행·맥의 움직임·신경 등의 기능을 원활하게 해주는 데 목적이 있다.

첫째는 고정(固精)이다. '정'이라는 것은 정력으로 이것이 유형화되면 정액이 된다. 따라서 '고정'이란, 양기에 의해 강화되는 정력의 강화와 억제를 가리키는 것으로 결국 신장을 강화시켜 주는 것을 의미한다.

둘째는 안기(安氣)다. 한마디로 원기(元氣)를 보충시켜주는 것을 의미한다. 이러한 원기가 유감화되면 양기(陽氣)가 된다. 과도한 운동과 절제력을 잃은 성행위는 결국 정력부족을 초래하게 된다. 안기는 결국 폐의 기능을 강화시키는 것을 가리킨다.

셋째는 이장(利藏)이다. 이장이라는 것은 한마디로 인체의 오장을 도와주는 것을 뜻한다. 신(腎)은 정(精), 폐(肺)는 기의 탱크다. 정액을 지나치게 낭비하면 신의 어머니격인 폐를 도와주므로 약해진다. 따라서 정액이 낭비되면 폐병을 일으킨다.

넷째는 강골(强骨)이다. 『황제내경』에서는 '뼈는 신장의 합(腎之合 骨也)'라고 한다. 근육과 골수를 좋게 해주어 장차 일어날지도 모르는 류머치스나 관절염을 예방해준다.

다섯째는 조맥(調脈)이다. 한방에서는 맥이 혈액의 고장이며 심장의 합(合)이라 한다. 그러므로 '심장은 혈액의 주인(脈者血之府 心之合 脈也 心主血 血者 神氣也)'이다.

여섯째는 축혈(蓄血)이다. 간은 혈해(血海)라고 하는데 누워 있으면 혈액은 간으로 돌아온다. 다시말해 심장은 혈액을 순환시켜 주고, 간은 혈액의 탱크인데 오장의 정기를 양육시킨다는 것이다. 그러므로 간장이 주관하는 근육도 견실하게 된다.

일곱째는 익액(益液)이다. 이것은 골수를 단단하게 해주는 것으로 이른바 '골전(骨塡)'이다. 여기에서 말하는 '익액'이란 인체를 구성하는 원동력에 해당하는 진액을 가리킨다. 진액 중의 진액이 정액이지만, 뼈 속에 있는 진액이 마르는 골증(骨蒸)을 다스린다.

여덟째는 도체(道體)다. 『황제내경』에 의하면 '음양이라는 것은 사람에 있어서는 남녀이며, 양은 기가 되고 음은 혈이 된다. 남자는 위에 있으므로 하늘(天)이 되고 아래에 있어서는 땅(地)이 된다. 여기에서 말하는 좌우는 음양의 길이며, 음은 안에 있고 양은 밖에서 지키며, 음은 둥글고 평평하며 양은 모나고 우뚝하다'고 하였다. 이른바 도체다.

「법음양(法陰陽)」에 다음과 같은 말이 있다.

<사람은 천지음양의 이치에 따라 태어난 것인데, 우리 몸의 음양의 벨런스가 깨어져 양이 승(勝)하면 몸이 뜨겁고, 음이 승하면 몸이 차거워 지는데 이것은 음양이 어느 한쪽으로 편승된 것을

가리킨다. 음양이 자신의 몸 안에서 잘 조양(調養)시켜 주면 병적인 요인이 몸을 해치는 일이 없어질 것이다>

제1절 절기(絶氣)

운기술이란 무언가. 이것은 몸안에 기운을 축적시켜 방사를 원활하게 하거나 그것을 돕는 기술을 뜻한다. 운기술이라는 명칭의 유래는 선도서와 『천금방』에서 찾을 수 있다. 이를테면 기를 회전시킨다든지, 또는 기를 운용하여 상대에게 극심한 즐거움을 안기게 하는 것 등이 이에 속한다. 운기(運氣)라는 것은 한 마디로 '기'를 움직이는 기술이다. 고대 의서에서는 동물이나 식물, 또는 무생물로부터 기를 따 담는 행법이 전해졌고, 급기야 선도 일파(재접파)들은 남녀의 성행위를 통해 기를 상대에게 보내고 되돌려 받는 방법을 사용하였다. 『천금방』에는 다음과 같은 내용들을 소개하고 있다.

1. 우미인(虞美人)의 태식법(胎息法)

우리 나라 역사서인 『삼일신고』의 「삼법회통(三法會通)」에 의하면 삼법명(三法銘)이라 하여 지감법(止感法) · 조식법(調息法) · 금촉법(禁觸法)이 나온다.

<…느낌이란 여섯 경계를 거처야 하는데 기쁨 · 두려움 · 슬픔 · 탐함 · 성냄 · 싫어함이 그것이다. 이것들은 숨을 내쉴 때에 기의 화평함을 주장하는 것이니 반드시 맑은 기와 흐린 기, 찬 기와 더운 기, 마른 기와 젖은 기를 고루해야 한다. 부딪침을 금하는 것으론 소리와 빛을 경계해야 하고 냄새와 맛을 잊어버리고 음탕

함과 살 닿음을 끊어야 한다….>

여기에서 사관(史官) 신지(神誌)의 조식법(調息法)을 살펴보자.

<…새벽빛이 환하여 책상머리가 고요하고 창이 밝으면 호흡을 길게 하여 들이쉬는 숨과 내쉬는 숨의 도수를 같게 하라. 처음엔 앞가슴이 열리면 기운 바다(氣海)가 시원해질 것이요, 또 아랫배 (陰戸)가 트이고 급히 요도와 항문 둘레(双環)가 구르리라. 꽁무니뼈(尾閭)와 머리뒤통수뼈(玉枕)가 차례로 열리며 머릿골(天宮)에 나아가면 숨쉬는 문이 트인다. 이것은 혹은 순하게 되고 혹은 거스르게 됨은, 한 번 호흡하는 기(氣)가 몸을 한 바퀴 도는 것(會度)을 말함이니 탐하지도 자랑하지도 말아야 마침내 공적이 쌓인다….>

이것은 장수를 누릴 수 있는 선인 호흡술(仙人呼吸術)이다. 중국의 고대 양생술엔 태식(胎息)이라 하여 내쉬는 숨을 빨아들이는 숨보다 적게 하여 기운을 축적시켜 정력을 높이는 방법이 있었다. 육조 시대(六朝時代)의 소설『비연외전(飛燕外傳)』에 의하면, 전한 성제의 사랑을 받은 비연은 어릴 때부터 집안에 전해지는 어떤 책을 보고 스스로 호흡법을 익혔다고 씌어 있다.

행기나 운기술은 태식법과 마찬가지로 숨을 쉬지 않고 참아 내는 것인데, 이렇듯 숨을 쉬지 않은 지식력(止息力)이 강해야만 자궁의 수축력이 강해지는 것이다. 다시 말해 행기술이나 운기술은 남녀의 교합, 즉 방중술과 연결되어 있음을 알 수 있다. 이런 점은 도교의 양생술 역시 마찬가지다. 다시 말해 좁은 공간에서 여인이 스스로 남자의 사랑을 받아 내기 위해서는 자신의 몸을 명기(名器)로 탈바꿈시키는 노력을 게을리 하지 않아야 한다는 것이다. 이런 점은 우희(虞姬) 역시 마찬가지였을 것이다. 온종일 격전에 시달린 항우를 위해 무언가 준비해 두지 않으면 안되었다. 그녀는 스스로 좁은 공간에서 양생술 훈련을 쌓았다.

이러한 두 사람의 공간 사랑은 8년만에 끝이 났다. 사면초가(四面楚歌)라는 유명한 말이 생길 정도로 한나라의 군사들에게 겹겹이 포위된 채 자신을 따르는 병사들은 뿔뿔히 도망가고 더 이상 싸울 여력도 없었다. 항우는 우미인과 지낸 8년 동안을 잠시 반추해 보았다. 그리고 나서 시를 읊었다.

산을 뽑는 힘도 천하를 덮는 기백도
때가 좋지 못하여 아무 소용이 없구나
추야, 너도 나가지를 않는구나
우야, 우야! 너를 어쩐단 말이냐

『초한춘추』에 의하면 이같은 항우의 시에 우미인의 답시가 기록되어 있다.

한은 이미 영토를 함락했고
사면은 이미 초가의 노래 뿐이라
대왕의 목숨이 다한다면
천첩 어찌 삶을 원하리오

우미인은 항우가 자신으로 하여금 번민하지 않도록 노래를 읊은 후 스스로 칼을 빼어 자진 했다. 그녀가 피를 흘린 자리에는 가련한 싹이 움터 '우미인초'가 생겨났다. 우미인초는 개양귀비로 일명 '여춘화' 또는 '선인초'라 불린다. 『금고기관』에 의하면, 우미인의 무덤은 안휘성 북쪽 영벽현 동쪽에 있는데, 이곳은 남쪽 회하의 연안에도 같은 무덤이 있다. 이것은 근거 없는 중국의 민간

전설이지만 옮겨 본다. 그녀의 무덤이 둘인 것은, 항우가 그녀의
목을 쳐 유해를 묻은 다음 목은 해하에서 탈출한 후 다른 장소에
묻었기 때문이라 전한다. 그러나 음양도를 읽힌 수행자들이 귓속
말로 전하는 내용은 다르다. 우미인이 태식법을 익혀 8년 동안 항
우를 모셨기 때문에 대다수의 음벽(陰癖;괴이한 방사를 좋아하는
사람)들이 그녀 무덤을 파헤쳐 시간(屍姦)하는 것을 방지하기 위
함이라는 것이다.

비방. 식의심경(食醫心鏡)
—가슴이 답답하고 기침이 심한 것을 다스림—

멥쌀은 어디서든 쉽게 구경할 수 있는 쌀이다. 모양은 희고 붉
으며 작고 약간 큰 것 등의 다섯 종류가 있다. 환자의 회복기에는
현미로 중탕(重湯)을 만들어 먹으면 회복이 빠르다. 그 방법을 간
단히 설명하면 현미를 약간 누르스름할 정도로 볶는다. 지나치게
많이 볶으면 칼슘 등의 중요 미네랄 성분을 잃게 되므로 볶을 때
엔 여간 신경을 쓰지 않으면 안된다. 볶은 현미 30그램(1회분) 가
량을 토기 그릇에 넣어 물 3홉으로 끓여 달인다. 연한 불로 한두
시간 끓인 다음 소금으로 간을 맞춘다. 그 즙을 회복기의 환자에
게 먹이면 된다.

『촉본초(蜀本草)』라는 고방에는 멥쌀이 기를 늘리며 위장의 기
운을 고르게 하며 살찌게 한다고 소개한다. 특히 내장을 보하고
근육과 뼈를 튼튼히 하며 장과 위에게 이롭다는 것이다.

『식의심경』에는 가슴이 답답하고 심한 기침을 다스리는 방법
을 소개한다. 도인(桃仁) 3냥을 갈아 물 한 되에 넣어 즙을 만든
다. 그 즙에 멥쌀 2홉을 넣고 죽을 쒀 먹는다. 그런가하면 가슴이

아프고 쑤신 데에는 「불약양방(不藥良方)」의 처방을 사용한다.
멥쌀을 태워 재를 만든다. 그것을 꿀에 타서 하루에 몇 차례거나
먹는다.

비방. 황기출미산(黃芪秫米散)
―임신 중에 대하가 많을 때―

차좁쌀은 우리의 생활과 너무 밀접한 관계가 있다. 모양은 기
장쌀과 비슷하나 알이 잘다. 대소사의 경사(慶事)에는 언제나 등
장하는 것이 차좁쌀가루다. 약용과 약효성을 살펴보면 다음과 같
이 소개할 수 있다.

＜차조는 폐의 곡식이다. 폐병에 마땅히 먹는다. 그러므로 능히
한열(寒熱)을 폐 하고 있고, 대장을 이롭게 한다.. 이렇게 보면 차
좁쌀은 폐병이 쓰는 곡식임을 알 수 있다＞

「식료본초(食療本草)」에도 다음과 같은 말이 있다.

＜차좁쌀은 근골이 쑤시는 것을 다스리고 창개(瘡疥)의 독열을
없앤다. 생것을 짓찧어 달걀의 흰자위를 개어 붙이면 좋다. 뿌리
를 삶아 목욕하면 풍을 가게 한다＞

임신중의 대하에는 「황기출미산」을 쓴다. 재료는 차좁쌀·황기
를 각각 1냥으로하여 물 7되에 넣고 달여 3회로 마신다. 그런가하
면 적리(赤痢)가 그치지 않을 때에는 차좁쌀 한 줌, 붕어 두 마리,
총백(葱白;파의 흰 줄기) 한 줌을 넣어 함께 죽을 쒀 먹는다. 또한
설사로 위장이 약해진 데에는 차좁쌀을 볶아 가루로 만든다. 탕
을 조금 넣어 한 번에 몇 숟가락씩을 먹는다. 「간편방(簡便方)」의
처방이다.

비방. 청량고주식(靑粱苦酒食)
—고혈압과 비만증을 다스림—

도교(道敎)의 인물 도홍경(陶弘景)은 이렇게 말한다.

<모든 사람이 말하되, 기장은 다 속류(粟類)라 하나 단지 그 색이 다르다. 기장쌀은 차지고 좁쌀은 차지지 않다. 알이 좁쌀 같고 껍질이 검은 것은 먹는다. 술을 빚으면 아주 좋다>

기장의 성분을 분석해 보면 수분이 16.2%, 단백질 8.56%, 회분 4.35%, 열량은 100그램 당 312칼로리이다.『의학입문』에는 이런 설명을 붙인다.

<메기장에는 단(丹)・흑(黑)・적(赤)의 3종이 있는데 폐의 곡식이므로, 폐병에 먹으면 좋다>

「청량고주식」은 고혈압을 비롯하여 비만증을 다스린다. 재료는 청기장쌀 1말(斗), 고주(苦酒;醋) 적당량이다.

만드는 방법은, 먼저 기장쌀을 물에 씻어 초에 담근다. 사흘이 지난 후에 건져 시루에 찐다. 그것을 꺼내 햇볕에 바짝 말려 다시 찐다. 그것을 쪄내어 햇볕에 바싹 말려 다시 찐다. 이러듯 여러번 같은 방법을 되풀이한다. 이런 방법으로 적어도 열 번 이상은 찐다. 이것들을 저장해 두고 하루에 한 개씩을 쪄서 먹는다. 그런가 하면 어린애의 콧속에 마르는 데는 황기장가루・생백반가루 각각 1냥을 섞어 매번 1돈씩 물에 개어 먹는다.

2. 상충(桑沖)의 암시술

명나라 소무(紹武) 연간인 1646년 가을. 석주(石州) 관아에 잠시 머물렀던 마도기(馬圖己) 관찰사는 생각지도 않은 뜻밖의 소득을 올린다. 이른바 '상충(桑冲) 사건'의 일단락이었다.

당시 천하에 이름을 떨친 대동곡재(大同谷才)라는 도인이 있었다. 그는 음양술의 대가로 마자재(魔仔灾)라는 곳에서 일곱 제자를 가르치고 가르쳤다. 그는 제자들이 자신의 문하를 떠날 시기가 되면 불가에서 이르는 화두와 같은 것을 내놓고 그것을 풀지 못하면 결코 하산을 허락하지 않은 괴벽스런 인물이었다. 대동곡재가 가르친 과목은 도가의 양생술과 암시술이었다. 이 두 가지만 익히면 능히 천하를 호령할 수 있는 위치에 설 수 있다고 호언장담할 정도로 그의 기술들은 정평이 있었다.

<…음과 양은 서로 부딪침으로써 존재하는 것이지. 그러므로 어느 것이 이기고 어느 쪽이 진다고는 할 수 없다. 다만, 남녀의 음양에 있어서 양이 결코 음을 이기지 못하도록 하늘이 안배해 놓았음을 알아야 한다. 양은 음을 이기지 못하지만, 다스릴 수 있다는 것이 내 학문의 뼈대다.>

대동곡재의 주장은 이런 것이었다. 아무리 천하를 호령하는 황제라 해도 밤이 오면 후궁을 껴안는다. 낮에는 천하의 모든 것을 다스리지만, 일단 사내의 심벌이 여인의 몸에 들어가면 죽어서 나올 수밖에 없다. 그러나 황제는 이 여인들을 평소에 다스릴 수 있다는 점을 강조했다.

어느 날 일곱 제자에게 화두가 떨어졌다. 준비된 상자의 뚜껑을 열고 그곳에 있는 두 마리의 뱀을 바닥에 쏟아 부었다. 엉키어 있는 뱀을 손가락질하며 대동곡재는 물었다.

"암수를 구별할 수 있는 방법을 말해 보라."

기다렸다는 듯이 상충이 대답했다. 움직이는 쪽이 수컷이라는 것이다. 음은 정(靜)하고 양은 동(動)한다는 답안을 제시한 것이다. 대동곡재는 즉시 하산을 명했다.

산을 내려온 상충은 재봉사로 변장을 한 다음, 미색이 뛰어난 집을 알아두고 가까운 곳에 재봉사의 간판을 붙였다. 물론 일을 하기 위해서는 사전에 재봉 일을 솜씨 있게 처리하는 기술부터 습득했을 것이다. 일단 그 집에 들락거리게 되면 일은 끝난 것이나 다름없다. 치수를 재고, 가봉을 하는 중에 안방으로 들어가 앉게 되면 은근슬쩍 춘궁도(春宮圖;춘화도)를 보여준다.

규방의 여인들은 이런 경우 쉽게 흥분한다. 이렇게 되면 스스럼없이 자신의 정체를 나타낸다. 만약 일이 여의치 않을 때엔 특유의 암시술을 사용한다. 그것도 소용이 닿지 않을 때는 미혼분(迷魂粉;마취약)을 써서 꼼짝 못하게 만든 후 일을 치른다.

물론 이런 일을 다른 사람에게 알릴 수가 없다. 그것이 규방 여인들의 약점이다. 상충은 이런 방법으로 10년 동안 하북 · 하남 · 산동과 산서 지방을 돌며 182명의 미인들을 건드렸다.

그런데 어떻게 하여 상충이 걸려들었는가? 여기엔 재미있는 일화가 있다. 마도기 관찰사의 수하에 고수재(高秀哉)란 이가 있었다. 평상시엔 관청 일을 그렇게 잘하다가도 한잔 술만 걸치면 여인의 치마 속을 건드리는 묘한 습관이 있었다.

어느 날 고수재가 잔칫집에서 한 잔 술을 걸치고 돌아갈 때였다. 우연히 골목길에서 상충과 맞딱뜨렸다. 고수재는 다짜고짜 상대의 입을 덮치고 한 손으로 치마 속을 더듬었다. 그런데 이게 웬일인가? 상충이라는 재봉사는 뜻밖에 사내가 아닌가. 번쩍 정신이 든 고수재는 상충을 관아로 압송했다. 자백서를 받아낸 마도기는 다음날 정오에 서둘러 처형해 버렸다.

이것은 풍류 공안(風流公案)이라는 풍속 재판으로 아마 당대에도 관장의 권한으로 즉결 심판은 있었던 모양이다.

판결에는 지극히 평범한 내용이 씌어 있었다. 즉, 상충은 채기법(採氣法)으로 사용해 상대에게서 기를 흡취하는 방법을 사용한 것이다. 암시술을 사용하여 어느 정도 분위기가 무르익으면 여인의 단전(丹田)을 만져 준 채 서로의 혀를 부딪쳐 입맞춤을 하고 손을 늘어뜨려 여인의 은밀한 곳을 급습해 간다.

이것은 상대하는 여인의 감정을 극대화시켜 한층 감정의 폭을 상승시키는 수법이었다.

귀가 빨갛게 달아오르고 유방이 부풀며 유두가 딱딱해지는 것을 서막으로 하여 자신의 기술을 맘껏 펼쳤던 것이다.

한편으로는 이러한 자극적인 방법을 사용함으로써 상대하는 여인에게 수치심을 안겨 주었다. 그러는 것이 비밀을 보장받을 수 있는 자물쇠 역할을 충분히 해준 셈이다. 10년 동안 182명을 상관한 데엔 보다 은밀한 수법이 있었을 터이지만, 공안(公案;판결문)에는 그것이 무엇인지는 밝히지 않고 있다.

비방. 감맥대조탕(甘麥大棗湯)
―부인의 산전·산후의 선약(仙藥)―

보리의 성분은 단백질이 9.9%, 지방 0.5%, 전분 75.2%, 섬유 1.6%, 회분 1.7%, 열량은 100그램 당 331칼로리이다. 보리는 우리나라의 재래음식으로 여러 가지다. 보리밥을 비롯하여 보리죽·보리수제비·보리수단·보리감주·보리막걸리·보리소주·보리숭늉·보리차·보리고추장·보리누룩 등이 있다. 고방에서는 다음과 같이 설명한다.

<소맥(小麥;참밀)은 갈아서 가루로 만들어 쓰고, 보리는 밥을 지으나 활(滑)하지 못하다. 소맥은 말(馬)의 사료에 좋다. 광맥은 소맥과 비슷하나 알이 굵고 색은 청황하다. 많이 먹으면 배가 나

온다>

「감맥대조탕」은 부인의 산전이나 산후에 대한 선약(仙藥)이다. 재료는 보리 3홉, 대추 7개, 감초 1냥 등이다. 만드는 법은 재료 3종을 물 2되에 넣고 연한 불에 천천히 달여 반량으로 되도록 졸인다. 아침과 저녁으로 공복에 두 번 복용한다.

또한 비만증(肥滿症)을 예방하기 위해서는 엿기름 1되, 후추 1냥을 볶은 분말과 건강(乾薑) 3냥을 가루로 낸다. 그것을 한 번에 한 숟가락씩을 백탕으로 복용한다. 임신 낙태에는 엿기름 1되를 술 1되에 달여 먹으면 즉효하다.

비방. 소맥산(小麥散)
—흉터를 없애는 데 특효—

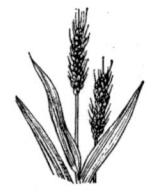

참밀은 포아풀과에 딸린 1~2년생의 재배 곡물이다. 온란한 지방에서는 가을 파종이 좋으므로 한냉 지방에서는 봄에 파종 하므로 1년생 초가 된다. 『소송(蘇訟)』이라는 고서에는 다음과 같이 소개한다.

<보리와 참밀은 가을에 파종하고 겨울에 자란다. 봄에 다 커서 여름에 여문다. 사시(四時) 중의 기를 한데 화(和)한다. 그런 이유로 오곡의 귀(貴)가 된다>

예전에는 밀기울로 떡을 만들어 먹으면 설사를 그치게 한다. 또 초에 반죽하여 쪄서 뜨거운 것을 헝겊에 싸서 상처를 찜질하면 통증이 없어지고, 피를 흩어버린다. 밀가루는 허를 보한다. 오래 먹으면 피부가 튼튼하고 장과 위가 두터워지며 기력이 강해진다. 또 밀싹은 술독과 주달(酒疸;황달)로 눈알이 누런 것이 사라져 버린다. 또한 짓찧어서 즙을 내어 매일 마신다. 또한 중독을

푸는 데는 삶아서 즙을 마신다. 「소맥산」은 흉터를 없애는데 처방한다. 봄과 여름에는 보리기울을 사용하고, 가을과 겨울은 밀기울을 사용한다.

　기울을 분말하여 체에 쳐서 양유(羊乳)나 우유에 개어 붙이면 좋다. 또한 신경통에는 밀기울을 주초(酒醋)에 반죽하여 헝겊 주머니에 넣어 문지른다.

비방. 촉서탕(蜀黍湯)
―천식(喘息)을 다스리는 법―

　수수는 포아풀과에 딸린 1년생 풀이다. 인도가 원산으로 세계 각지의 밭에 심는다. 높이는 2미터 이상에 이르며 잎은 길고 크다. 이시진(李時珍)은 말한다.

　<수수는 밭에 심는다. 봄에 씨를 심고 가을에 거둔다. 줄기의 높이는 한 발(丈)이 넘는다. 생김새는 갈대와 비슷하다. 수수의 성분을 분석하면 조단백질이 9% 조지방 4.05%, 함수탄소 68.99%이다. 이러한 수수 음식에는 수수개떡 · 수수경단 · 수수미음 · 수수밥 · 수수부꾸미 · 수수소주 · 수수엿 · 수수옹이 · 수수전병 · 수수풀떡 등이 있다>

　「본초강목」에도 수수는 기미가 달고 깔깔하며 온하고 독이 없다. 속을 따뜻하게 하며 장과 위를 보하며 곽란을 다스린다. 찰진 수수는 서미(黍米)와 함께 효력이 같다. 수수뿌리는 삶아 즙을 마시면 소변을 이롭게 하고 천만(喘滿)을 그친다. 술에 타서 먹으면 난산을 다스린다.

　「촉서탕」은 천식을 다스린다. 재료는 붉은 수수뿌리 2냥, 편축(萹蓄;마디풀) 1냥반, 등심(燈心;골풀의 속) 1백경(莖)을 매복 각

반냥씩 물에 달여 마신다. 떠 난산(難産)에는 수수뿌리를 깨끗이 씻어 말려 볶는다. 그것을 가루로 내어 2돈씩 술로 먹는다.

3. 봉열생(封悅生)의 장귀구전법(長龜久戰法)

청나라 시대의 호색 문학에 『이화천(李花天)』이 있다. 이 소설은 다른 이름으로 『행화천(杏花天)』이라고 부르는데 주인공인 봉열생은 「장귀구전법」이라는 운기술에 능한 것으로 얘기가 전개된다. 물론 이 소설은 호색문학의 대명사랄 수 있는 『육포단』의 영향을 받아 태어난 것이지만, 『이화천』은 주인공인 봉열생(封悅生)이란 이름만으로도 내용이 어느 정도 짐작이 가는 일이다.

'항상 희락을 품고 다니는 자' 또는 '언제나 열락을 품고 있는 자'란 이름으로 등장하는 『이화천』은 아무래도 후한 때 반고(班固)가 기술한 『한서』「예문지」의 방중팔가(房中八家)에서 연유를 찾을 수 있다. 191권이나 되는 이 책엔 도교와 무술적인 뿌리가 깊다. 이것은 후대의 성생활이나 호색 소설에 많은 영향을 끼치고 있음을 알 수 있다. '장귀구전법'을 하기 위해서는 우선적으로 호흡을 다스리는 일을 중요시했다. 그런 다음 단전에 열을 띄워내 그것을 움직이는 반복연습을 해야 하는데, 이것은 뱃속에 있는 힘줄을 발달시켜 남자는 심벌을 여인은 자궁을 수축 훈련하는 방법이다. 명대의 풍류거사 당인(唐仁)이 쓴 『승니얼해』에는 서역에서 온 담헌(曇獻)이라는 스님의 얘기가 나온다. 그는 상대하는 여자의 배꼽 아래를 문질러 기운을 일으키게 하여 음행을 저지르는 스타일이다. 그리고 보면 이 수법은 밀교(密敎)의 교전에도 흔적이 보이는 것으로 보아 인도인의 수법이 분명하다는 확신이다.

어찌되었건, 장귀구전법은 담헌의 운기술과 비슷한 일면이 있다. 일단 그(봉열생)가 자신의 기술을 설명하는 대목으로 건너가 보자.

<…장귀구전법이란 평소 내기(內氣)를 안쪽으로 축적시키는 연습을 통해 밖으로 나온 것(사내의 심벌)일지라도 안으로 끌여 들여 보이지 않게 할 수 있다. 이런 훈련을 오랫동안 하게 되면, 들숨일 때엔 사내의 심벌이 고무풍선처럼 부풀어오르고, 여인네의 몸에 입실하면 뜨거운 쇠꼬챙이로 변해 단단하기 이를 데 없다….>

이것은 『육포단』에서 미앙생이란 인물이 인양견신(人陽犬腎)의 수술을 하여 여성 편력에 나서는 것과 다름없다. 그 이유는 뭔가? 개는 본시 양의 기운이 뜨거워 장시간 끌 수 있다는 점 때문이다.

비방. 의이인선반(薏苡仁仙飯)
—신경통과 고혈압을 다스림—

율무쌀은 식용과 약용을 겸하고 있다. 율무쌀로 밥을 지어 먹으면 피부가 윤택하여 지고 온 몸에 물사마귀가 있는 사람은 이것을 먹으면 깨끗이 없어진다. 율무쌀은 질이 단단하여 보통 밥을 짓는 것 보다는 물이 두 배 가량 필요하다. 겨울에는 2주야쯤, 여름에는 1주야쯤 물에 담가두었다가 보통의 밥같이 지으면 된다. 보통 보다는 3홉의 물이 필요하다.

삶는 시간은 다르다. 연한 불로 대략 1시간 남짓 이상이 걸린다. 잘 불려야만 향기가 좋으며 맛이 좋은 밥이 된다. 일반적으로 율무쌀은 30% 가량을 넣는 것이 좋다.

고방에 의하면 '율무쌀은 근골(筋骨) 중의 사기(邪氣)와 마비를 없애고 장과 위를 이롭게 한다. 수종(水腫)을 없애고 사람으로 하여금 이롭게 하므로 능히 먹는다.' 「약성본초」에는 율무쌀은 폐병·농혈·기침·천식을 고친다. 그러나 주의하여야 할 것은 임부가 율무 뿌리를 달여 먹으면 낙태다 된다는 점이다.

「의이인선반」은 신경통을 비롯하여 수종(水腫)·폐병·고혈압 등을 다스린다. 율무쌀 1되, 대추 30개이다. 먼저 율무쌀을 깨끗이 씻어 대추와 함께 밥을 짓는다. 율무쌀은 물에 담가 하루를 두었다가 짓는 것이 좋다.

비방. 대마도인방(大麻桃仁方)
—월경 불통을 다스림—

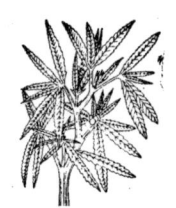

삼은 삼과에 딸린 1년생 경작식물이다. 삼씨는 이른 봄에 파종하면 봄 삼씨가 되며 잘고 독이 있다. 늦봄에 파종하면 가을 삼씨가 되며 약에 넣으면 좋다. 기름을 짜면 가히 석유가 된다.

인도(印度) 대마에는 다량의 수지를 함유하고 '칸나비놀'이라는 마취성분을 함유하고 있다. 그러나 우리나라에서 생산 되는 것에는 수지의 함량이나 마취성이 적다.

고방에 의하면 삼잎을 짓찧어 즙을 5홉 마시면 회충이 나온다. 잎을 짓찧어 전갈독(全蝎毒)에 붙이면 효과가 있다. 삼뿌리는 난산과 태의(胎衣;태반)가 나오지 않는 것을 다스린다. 또한 대하증과 자궁출혈이 그치지 않는 것을 다스린다. 이시진(李時珍)은 다음과 같이 말한다.

<건망증을 다스리는 방법은 7월 7일에 삼꽃 1되를 채취한다.

인삼 2냥을 가루로 만들어 함께 쪄 그 수증기로 하여금 몸을 쬐고 매일 잠을 자기 전 조금씩 먹으면 능히 모든 일을 알게 된다>

「대마도인방」은 월경불통(月經不通)을 다스린다. 1년 묵은 마인(麻仁) 2되와 도인(桃仁) 2냥을 함께 갈아서 술 1되에 하룻밤 담가두었다가 하루에 1되를 마신다. 이것은 「보제방(普濟方)」의 처방이다.

비방. 대두환(大豆丸)
—모든 하혈(下血)을 다스림—

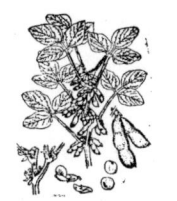

콩은 콩과(荳科)에 딸린 1년생 재배풀이다. 품종에 따라 어느 정도 차이는 있으나 콩은 양질의 단백질을 비롯하여 지방이 풍부하고 함수탄소는 적다. 고방에서는 다음과 같이 소개한다.

<콩을 검도록 볶아 뜨거운 술에 넣어 먹으면 풍비를 비롯하여 산후 두통을 다스린다. 생콩 반냥을 먹으면 심흉(心胸)의 번열과 열풍을 가게 한다. 심장을 진정시키며 온보(溫補)한다. 오래 먹으면 얼굴의 색깔이 좋아지고 백발이 변하여 늙지 않는다>

「약성본초」에는 이런 효능을 소개한다.

콩을 갈아서 30알을 먹으면 사람으로 하여금 장생한다. 처음에 먹을 때는 몸이 약간 무거운 것 같으나 1년이 지나면 몸이 가벼워진다.

「대두환」은 모든 하혈을 다스린다. 이것은 화타중장경(華陀中藏經)에 나오는 비방으로, 흑두를 조각탕(皂角湯;쥐엄나무 탕)에 담갔다가 심하게 볶아 껍질을 깐다. 이것을 분말하여 돼지 기름에 개어 환을 오동씨 크기로 만들어 한 번에 30알씩 묵은쌀로 쑨 미음으로 먹는다. 그런가하면 갑자기 식중독이 되었을 때에는 콩 37알을 갈아서 달걀 노른자위 1개를 술 반되에 넣어 한 번에 먹는다.

4. 매랑(梅娘)의 행기술(行氣術)

당나라 현종 때의 궁안 생활을 보면 노자(老子)의 영향을 받아 다분히 주술적인 색채가 짙다. 백낙천이 「장한가」에서 읊은 대목 대목은 거의가 도교의 용어들이다.

금궐 서쪽의 옥빗장을 두드려
소옥으로 하여금 쌍성에게 알리게 했네
한나라 천자의 사자임을 듣고는
장막 속의 선녀는 꿈속에서 놀라더라

금궐서상고옥경(金闕西廂叩玉扃)
전교소옥보쌍성(轉敎小玉報雙成)
문도한가천자사(聞道漢家天子使)
구화장리몽혼경(九華帳裏夢魂驚)

여기에서 잠깐 사족을 붙이자면, 촉나라에서 온 도교의 도사께서 귀비(양옥환)의 혼을 불러낸다 하므로, 현종은 밤새껏 잠을 이루지 못하고 귀비의 영혼을 찾게 하였다. 위의 시구는 도사가 선계에 올라가 귀비를 찾아 나서는 대목이다. 위의 시에 나오는 소옥은 오왕 부차의 딸로 선궁에서의 신분은 하녀다. 또한 쌍성은 서왕모의 시녀인데 위의 시에서는 옥진(양귀비)의 시녀다.

　당나라 왕실은 북방계의 이씨(李氏)로 도교의 조종인 노자와 같은 성씨다. 그런 탓에 왕궁은 축조할 때도 도교의 주술적인 의미를 부여하였다. 현종이 며느리였던 양옥환을 여관(女觀;도교의 여승암)에서 살게 한 후 후궁으로 데려간 것은 모두가 도교의 영향이었다.

　양옥환이 죽은 후 현종은 매랑(梅娘)을 총애하였다. 그녀는 특유의 행기술로 양귀비에게 빼앗긴 황제의 혼백을 되돌리는데 최선을 기울였다. 이러한 매랑의 행기술은『옥방비결』이라는 방술서에 기술되어 있는 것처럼 사내의 심벌을 아주 독특하고 괴이한 물건으로 만들어 주었다.

　<…거북이 머리(龜頭)가 거문고 줄(琴絃;음핵소대)을 치고 맥치(麥齒;소음순) 근처로 나아가면 여자는 기쁨이 차서 어쩔 줄 몰라 한다. 그러나 정기를 다스리며 사정을 하지 않아야 한다. 그대로 서른 여섯 번을 헤아린 후에 단단하고 힘있게 만든 다음 서서히 안으로 밀어 넣는다. 심벌이 큰돌(昆石;대전정선)에 닿으면 최대한으로 팽창하게 된다. 그렇게 되면 뒤로 뽑아 잠시 쉬고 부드러워진 후에 다시 넣는다….>

　사내 쪽에서 보면 위와 같이 나타낼 수 있지만, 매랑은 호흡법으로 자신의 감정을 잘 조절하여 외로워하는 황제(현종)의 마음까지도 흡수해 버렸다.

비방. 적두약전탕(赤豆藥煎湯)
—수종(水腫)과 복막염을 다스림—

　팥이 각기병에 특효약이라는 것은 널리 알려진 사실이다. 팥을 사용하면 급성 각기라도 하루에 완치된 예가 얼마든 지 있다. 가벼운 각기라면 1주일이나 2주일이면 완치된다. 팥은 임신 중의 각기에도 아주 유효하다. 팥을 삶아 때때로 먹으면 통변이 잘 된다. 그런가하면 이뇨제(利尿劑)나 구충제로도 사용된다.

팥은 잘고 색이 붉다. 심장의 곡식이다. 그 성이 하행(下行)하므로 소장을 통하고 능히 음분(陰分)에 들어가므로 유형의 병을 다스린다.

「적두약전탕」은 수종(水腫;腹水)과 복막염을 다스린다. 재료는 팥 5되, 마늘 1개, 생강 5돈, 상육근(商陸根;자리공뿌리) 1돈이다.

만드는 법은 생강·마늘·자리공뿌리를 함께 짓찧은 다음에 팥을 집어넣고 물에 끓인다. 물의 분량은 팥을 삶을 정도인데 풀삶는 게 요령이다.

팥은 그냥 두고 다른 것은 모두 건져내고 즙을 마신다. 먹을 때마다 팥을 반홉 가량씩을 마신다. 그런가하면 『천금방』에는 이런 비방도 보인다. 임신을 했는 데도 월경이 계속 되는 경우에는 팥가루를 한숟가락씩을 술에 타서 하루에 2번 복용한다.

비방. 호두분(胡豆粉)
—곽란과 토사를 다스림—

완두는 콩과에 딸린 1년생의 만초(蔓草)다. 완두는 냉랭한 기온을 좋아하는 데 종자가 싹트는 최저 온도는 섭씨 1~2도이며 유묘기(幼苗期)에는 섭씨 영하 3도가 계속되어도 얼어죽지 않으며 화분(花粉)은 섭씨 0도에서 핀다. 이시진은 말한다.

<완두의 잎은 명아주의 잎과 비슷하며 3~4월에 작은꽃이 핀다. 나비의 모양과 같고 담자색(淡紫色)이다. 길이는 한 자 남짓

되며 씨는 둥글고 환약(丸藥)같다. 또는 감초씨와 비슷하다. 호지(胡地)에서 나는 것은 크기가 살구씨만하다. 삶거나 볶거나 모두 좋다. 갈아서 가루를 만들면 심히 희고 백가지 곡식 가운데 가장 먼저 등장한다. 완두는 알이 잘고 맛이 없다>

「본초강목」에도 완두의 약용에 대해 말한다. 완두를 삶아 먹으면 악독과 심장병을 없앤다. 가루를 만들어 옹종(癰腫)과 두창(痘瘡)에 바른다. 완두분을 기미에 바르면 그것이 없어지고 얼굴이 윤택하여 진다.

「호두분」은 곽란과 토사를 다스린다. 완두 3홉, 향수(노야기) 3냥을 가루로 만든다. 그것을 물 5홉에 넣고 달인다. 양이 반량으로 줄어들면 2회로 나누어 마신다. 이것은 「보제방(普濟方)」의 처방이다.

비방. 시병(豉餠)
—담배의 해독과 타박상에 특효—

된장이란 장을 담그고 간장을 떠낸 남은 찌꺼기다. 우리나라에는 언제부터 식용이 되었는지 그 기록이 확실치가 않으나 중국이 그 기원이라고 전해진다.

된장의 원료는 주로 콩·쌀·보리 등이 이용된다. 본디 된장의 숙성은 누룩균의 효소작용과 된장 가운데 번식을 하는 박테리아 등의 각종 미생물의 발효작용에 의한 것이다.

고방에 의하면 장(醬)은 거의가 콩을 사용하여 만든다. 순보리장은 적다. 약에 넣은 것은 마땅히 콩장을 쓴다고 소개한다. 그런가하면 어장(魚醬)과 육장(肉醬)은 초(醋)로 된 것이 있으나 쓰지 않는다고 했다.

「시병」이란 된장떡이다. 즉, 된장을 섞어 만든 떡이다. 된장에 깻묵 3분의 1을 섞은 다음 파·마늘·생강 등을 이긴 것과 굵은 고추가루를 한데 버무려서 절구에 넣어 찧다가 찹쌀가루를 된장의 5분의 1쯤을 넣고 다시 찧은 뒤에 납작하게 만들어 말린 후 기름을 발라가며 구워 먹는다. 시병은 타박상을 비롯하여 담배의 해독에 아주 효험이 있다. 그런가하면 임신 중에 피가 섞인 오줌을 누는 경우는 된장 한공기를 볶아 말려서 생지황 2냥을 가루로 만들어 섞은 다음 한 번에 1돈씩 미음으로 먹는다.

5. 담헌(曇獻)의 '기운 바다(氣海)' 열기

중국에서 628년 동안 금서 목록에 낀 책이 있다. 바로 『승니얼해(僧尼孼海)』다. 이 책은 명나라 때 당인(唐仁)이 지은 것으로, 각 조정의 호색한 중과 음탕한 여승들의 일화를 모은 것으로 어떻게 보면 중국의 호색한 중들의 풍속사라고 할 수 있다.

그러나 사실을 말하자면 당인이 과연 이 책을 지었는지는 의문이다. 왜냐하면 그는 풍류를 좋아하며 술집을 차려 놓고 오가는 사람들에게서 기담이나 만담 나누기를 좋아했지만, 목숨을 내놓고 반사회적인 글을 쓰기에는 그의 간덩이가 아주 작았다. 그런 점에서 본다면 후대의 누군가가 그의 이름을 잠시 이용했다는 것이 훨씬 설득력 있는 답안이 될 것 같다.

『승니얼해』의 제목은 어떤 뜻인가? 우선 그 점부터 지적하고 넘어가보자. 작자는 원문에 이렇게 휘갈겨 놓았다.

<…천지는 본디 음양으로 되어 있는데, 어느 날 혼돈을 일으켜 하늘과 땅으로 나누어졌다. 사내는 '재앙의 뿌리(孼柳)'를 갖게 되었고, 계집은 '재앙의 굴(孼窟)'을 갖게 되었다. 그러므로 재앙의

뿌리로써 재앙의 굴에 빠지게 된다. 흙은 쌓여 산이 되고, 물이 흘러 바다가 되듯 재앙은 쌓여 벗어날 길이 없네….>

이렇게 요란한 서문을 가지고 있는『승니얼해』의 맨 첫장에 등장하는 인물이 담헌이다. 그에 대해 원문의 저자는 이렇게 설명한다.

<…담헌은 서역에서 온 중으로 제나라의 무성제 때에 중국으로 들어와 마침내 상륭사의 주지가 되었다. 이때 그의 나이는 고작 스물 한 살이었다….>

담헌은 여인을 만나면 자신의 처소로 불러 앉힌 다음 배꼽을 만져 기운을 보내는 수법을 사용했다. 이렇게 함으로써 마음을 진정시키고 어떤 병마도 물리칠 수 있다는 점을 강조한 것이다. 이것을 원문에는 '바람둥이 중놈의 걸작품'이라고 호되게 표현한다. 담헌은 운기술이라는 단 한가지만으로 출세하게 되어 뭇 중들의 질투와 시기를 받게 되었다는 것이다. 그는 이로 인해 불교계 최고의 자리인 사문통(沙門統)에 임명되었다.

비방. 총화탕(葱和湯)
—뇌를 건강하게 하는 데 특효—

'파(葱)'라는 이름은『명의별록』에서 처음 볼 수 있다. 옛날 중국에서는 서북지방에서 재배되었는데 그 기원은 3천년 전이라고 전한다. 우리나라에는 중국에서 파가 수입되어 삼국시대 이전부터 재배되었다는 기록이 있다. 파의 약효성에 대해 이시진(李時珍)은 말한다.

<정월에 생파를 먹으면 사람으로 하여금 얼굴에 유풍(遊風)을 생하게 한다. 생파를 꿀과 함께 먹으면 설사를 한다. 태운 파와

함께 꿀을 먹으면 기가 막혀 사람이 죽는다>

파의 성분을 분석해 보면 수분이 91.85%, 단백질 1.49%, 지방 0.12%, 당질 5.64%, 섬유 0.71%, 회분 0.46% 열량은 100그램 당 30칼로리이다.

감기에 걸리면 파의 흰줄기를 잘게 썰어 넣었다가 잠을 자기 전에 마시면 효과가 있다. 신경쇠약증에 걸린 환자는 생파를 된장에 찍어 항상 먹으면 효과가 있다. 부러지거나 타박상에는 즙을 내어 바르면 효과가 있고, 신경통이나 대하증·십이지장충·고환염·불면증·류머치스·회충구제 등에 사용된다. 파에는 휘발성 즙이 함유되어 있어 신경을 자극하여 소화의 분비를 촉진시킨다. 파는 뇌를 건강하게 하는 뇌의 건장제(健壯劑)다.

비방. 생강계지환(生薑癸志丸)
─감기에 특효─

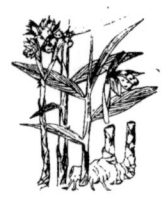 생강은 주로 뿌리(壞莖)에 의해 번식된다. 그러나 휴면은 하지 않고 항상 발아(發芽)한다. 옛사람은 말하기를 가을에 생강을 금하지 않으면 사람으로 하여금 기(氣)를 사(瀉)하게 한다. 대개 여름 더운 때에 먹으면 마땅히 땀을 흩어버린다. 그러므로 생강 먹는 것은 금하지 않는다. 매운 것은 기로 가고 폐를 사(瀉)한다.

생강을 쓰는 데는 네 가지가 있다. 반하(半夏)·후박(厚朴)의 독을 억제하는 것이 그 하나요, 풍한(風寒)을 발산시키는 것이 그 둘이며, 대추와 함께 쓰면 신온(辛溫)하여 비위의 원기를 늘리며 속을 덥게 하며 습(濕)을 없애는 것이 셋이요, 작약과 함께 쓰면

경맥을 따뜻하게 하고 차가움을 흩어버리는 것이 넷이다. 고방에서 말하기를,

　＜생강은 번민을 흩어버리고 위기(胃氣)를 열어준다. 즙을 달여 마시면 모든 결기(結氣)와 가슴에 찬 악기에 신효하다. 마른 생강은 가루를 내어 술에 타서 먹으면 풍을 다스린다＞

　「생강계지환」은 심한 기침을 다스린다. 생강을 썰어 말려 가루를 낸다. 이것을 찹쌀풀로 환을 만든다. 공복에 1돈씩을 하루에 3회를 미음으로 먹는다. 또 위통(胃痛)에는 생강을 돼지 순대 속에 넣고 삶아 먹으면 효험이 크다.

비방. 구자나미즙(韭子□ 米汁)
—신(腎)이 허한 것을 다스린다—

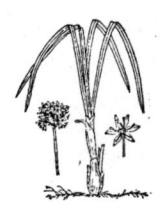

부추는 달래과에 딸린 다년생 풀로 아시아가 원산이다. 『명의별록』에는 기양초(起陽草)라는 이름이 있는데, 이것은 부추가 오장을 도와주기 때문이다. 이시진은 말한다.

　＜부추는 떨기로 난다. 긴 잎은 푸르다. 가히 뿌리는 분리하고 씨는 심는다. 잎의 길이가 3치쯤 되면 깎는다. 깎을 때엔 한낮은 피해야 한다. 씨를 채취하고 한 번은 더 깎는다. 8월에 꽃이 피고 떨기를 이룬다. 이것을 거두어 반찬을 하는 데 장생하는 것이 부추인데 생으로나 익히거나 김치로 만들어 오래 두고 먹는다＞

　부추의 약용적인 면을 살펴보면 다음과 같다. 부추는 무엇보다 간의 채소이다. 그러므로 심장에 좋고 위를 보한다. 신기를 보하며 위의 열을 없애준다. 어디 그뿐인가. 어혈(瘀血;멍든 피)을 없

애며 담(痰)을 제거하기도 한다. 그러나 많이 먹으면 정신이 아뜩
해 지는 어지러움증을 수반한다.

「구자나미즙」은 신기가 허한 것을 다스린다. 재료는 부추씨 1
되, 찹쌀 2되, 그리고 파.

만드는 법은 먼저 부추씨를 물에 끓이다가 중간에 찹쌀을 넣고
파는 조금만 썰어넣는다. 이것을 끓인 즙을 3되 가량 만든다. 이
즙을 하루에 1되씩 몇번을 마시면 효험이 크다.

6. 십육천마(十六天魔)와 쌍수법(雙修法)

어느 왕조에나 마찬가지지만 나라를 망친 원순제(元順帝) 또한
황음무도 하기는 어느 황제 못지 않았다. 명재상 탈탈(脫脫)은 황
제의 음행을 걸주(桀紂)에 비교하여 탄핵하였다. 그에 대한 보답
으로 원순제는 탈탈을 모든 관직에서 물러나게 한 다음 운남으로
유배시켰다. 한 걸음 먼저 사자를 보내 그가 도착하는 즉시 독살
시키라는 명을 내릴 정도로 색도에 흠뻑 젖어 있었다.

서역에서 온 라마승들은 많은 궁녀 가운데 열 여섯 명을 가려
뽑아 십육천마에 임명하고 그녀들에게 밀교의 비술을 가르쳤다.
또한 그녀들로 하여금 해괴하게도 부처님을 찬양하는 춤을 추게
하였다. 이 부분을 『원사(元史)』는 다음같이 적고 있다.

<…황제는 서역에서 온 중들에게 조서를 내려 그들을 사도(司
徒)로 삼고 서번승으로 하여금 대원 국사를 삼더니 양갓집 규수
수십 명을 골라 그들의 처소로 밀어 넣어 음독(淫毒)의 재물로 삼
게 하였다 이런 것을 모두 공봉(供奉)이라 불렀다….>

이때로부터 해를 입은 민간의 여자는 수를 헤아릴 수 없을 정
도였다. 자연 궁안은 어지러워졌다. 황제의 인척들도 무엄한 행위

를 장소에 구애 없이 거침없이 저질렀다. 다시 당시의 기록을 살펴보자.

<…금련(金蓮)이 반쯤 일어나면 해당(海棠)은 신홍(新紅)을 닦는다. 옥체는 완전히 시들어 버리고, 작약(芍藥)은 비바람에 젖는다….>

여기에서 말하는 금련은 전족을 한 발을 뜻한다. 또한 해당이니 작약이라는 말은 중국식 은유로 '소녀'를 가리킨다. 또한 신홍은 첫관계에서 흘리는 피를 말하는 것인데, 이것만으로 상황을 짐작할 만하다.

당시 라마승들은 쌍수법을 사용했다고 한다. 이것은 소녀경의 기본 체위인 아홉 가지를 '비벼 내어(雙修)' 애용했다는 데서 유래를 찾을 수 있다.

비방. 촉개탕(蜀芥湯)
—복부가 몹시 차가울 때—

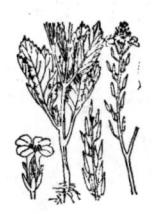

겨자(白芥)는 겨자과에 딸린 1년생 풀로 4월 경에 누런 꽃이 피고 씨는 맵고 향기로운 맛이 있다. 양념과 약재로 쓰이는 데 줄기는 식용하며 맛은 쓰다. 촉개(蜀芥)란 겨자의 다른 이름이다. 이러한 겨자는 어느 특정한 장소에서 키우는 것이 아니다. 어느 곳에서든 심는다. 보통은 8~9월 경에 파종을 하는 데 겨울에 생것을 먹는다. 이러한 겨자의 약리 작용을 보면, 겨자탕은 주로 허리의 통증에 사용된다. 혈관을 확장시키기 위해서는 겨자를 이용한 목욕을 하고 골반이나 내장의 염증을 없애는 데 큰 몫을 차지한다.

『명의별록』에는 다음과 같이 적고 있다.

<겨자씨는 땀을 나오게 한다. 가슴이 막히고 상기(上氣)하는 것과 얼굴이나 눈의 붉고 누런 기운을 다스린다. 또 씨를 갈아서 초에 개어 종기의 독에 바른다. 능히 나쁜 기운을 막고 사지의 통증을 다스린다>

「촉개탕」은 사지가 몹시 차가울 때에 쓰는 비방이다. 겨자씨 1되를 약간 볶아서 가루로 낸다. 그것을 탕에 담가 떡같이 만든다. 이것을 다시 콩알 남짓한 크기로 만들어 한 번에 10알씩을 생강탕으로 먹는다.

비방. 군달즉어산(莙蓬鯽魚散)
—치루(痔瘻)로 인한 하혈을 다스림—

군달이란 '근대'다. 근대는 명아주과에 딸린 2년생 풀이다. 근대는 잎이 긴 난형(卵形)으로 다육성(多肉性)이다. 이러한 근대가 우리나라에서는 본래 여름 채소로서 각광을 받았으나 지금은 언제든지 슈퍼에 가면 구할 수 있는 채소가 되었다. 이시진(李時珍)은 말한다.

<1~2월에 파종하는 근대는 숙근(宿根)에서 스스로 돋아난다. 그 잎은 청백색인데 흰배추와 비슷하다. 생으로 또는 익혀서 먹는다>

이러한 근대의 약용성을 분석하면, 풍과 열을 푸는데 즙을 내어 먹으면 아주 효험이 있다. 이러한 근대를 짓찧어서 즙을 먹으면 이질을 다스리며 피를 그치게 한다. 또 근대를 달여 탕을 마시면 위를 트이게 하고, 심격(心膈)을 통하게 하므로 여성들에게 이롭다.

「군달즉어산」은 치루로 인한 하혈을 다스린다. 근대씨와 형개씨·상치씨·순무씨·무우씨·파씨 등을 등분한다. 또 큰 붕어 한 마리를 비늘과 내장을 버리고 뱃속에 넣어 봉한다. 그것을 그릇에 넣어 볶는다. 이것을 모두 분말하여 한 번에 2돈씩을 미음으로 하루 2회 복용한다.

비방. 월강초환(越江草丸)
—허리의 통증을 다스림—

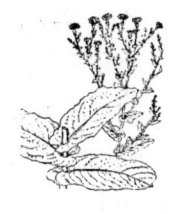

상치는 엉거시과에 딸린 1년생 또는 2년생 풀이다. 이시진은 말하기를 '상치는 1~2개월에 파종한다. 가장 비옥한 땅이 좋다. 잎은 길쭉하고 색은 약간 푸르다. 꺾으면 흰즙이 나오는데 손에 들러붙는다. 4월에 장다리가 올라오는데 3~4척이나 된다. 껍질을 벗겨 생식한다'는 것이다.

민간에 알려지기로는 상치를 많이 먹으면 잠이 많아지고 구미(口味)를 돋군다고 했다. 고방의 서적에는 상치가 불면증·빈혈증·디프테리아·신경과민 등에 생식한다. 일반적으로는 정혈제(淨血劑)로서 특효가 있다. 그런가하면 기타의 타박상에는 환부에 생잎을 짓찧어 즙을 내어 바르면 효과가 있다.

「월강초환」은 허리의 통증을 다스린다. 흰상치씨를 볶아 3냥, 흰좁쌀을 볶아 한 줌, 유향(乳香)·몰약·오매육(烏梅肉;매화의 열매 씨)을 각각 반냥으로하여 함께 가루로 낸다. 그것을 꿀로 경단 크기로 환을 만들어 한 번에 1개씩 술로 씹어 먹는다.

그런가하면 상치는 유즙이 부족할 때도 비방으로 사용된다. 상치씨 1홉·감초 3돈·찹쌀·멥쌀을 각각 반홉으로하여 함께 죽

을 쑨다. 그것을 자주 먹으면 좋다. 「다산방」에는 어린애가 자주
놀랄 때에는 상치줄기를 태워 그 재를 꿀이나 젖에 타 먹인다.

7. 하희(夏姬)의 소녀채전지술(素女採戰之術)

진(陳)나라 영공에겐 무척 총애하는 두 대부가 있었다. 공녕(孔
寧)과 의행부(儀行父)였다. 두 대부는 군왕에게 어진 정치의 바른
법을 간하기보다는 주색잡기를 비롯하여 괴이한 변설을 늘어놓
기를 좋아했다. 이 당시 대부 벼슬에 있는 다른 사람이 있었는데
이름이 하어숙(夏御叔)으로 조부는 사마직(司馬職)에 올라 있었
다. 그의 식읍은 주림이었고, 나이 들어서는 정나라 목공(穆公)의
딸 하희(夏姬)를 아내로 맞아들였다. 그런데 이 하희는 미색이 뛰
어났지만 달기나 서시처럼 음탕하기 짝이 없었다. 하희의 모습을
한 번 본 사내들은 어찌나 황홀한 지 넋을 잃을 정도였다.

이러한 그녀에게는 괴이한 사연이 숨어 있었다. 그녀의 나이
열다섯 살 때, 어느 날 밤 꿈을 꾸었다. 꿈속에서 오색 구름이 일
어나더니 별성관을 쓰고 새깃을 꽂은 장부가 나타나 그녀에게 옷
을 벗으라 했다. 너무 훤한 모습이라 하희 역시 옷을 모두 벗고
그 사내에게 매달렸다.

"나는 하늘에서 온 신선이다. 내 너에게 사내의 정기를 빨아먹
는 법을 가르쳐 주마. 그렇게 함으로써 스스로의 음을 보충할 수
있느니라. 점차 시일이 지나 사내의 정기를 많이 흡취하면 너는
더욱 아름답고 사랑스러워질 것이다."

바로 이 법이 「소녀채전지술」이었다. 사실 그녀는 시집을 오기
전에 진영공의 이복형인 만(蠻)이라는 공자와 정을 통했었다. 공
자는 하희와 관계한 지 세 해만에 앙상하게 뼈대만 남은 채 정기

가 말라죽었다.

나라에선 쉬쉬하여 하어숙에게 시집을 보냈고, 그녀는 징서(徵
舒)라는 아들을 낳았다. 하어숙 역시 지나치게 색을 탐하는 하희
의 몸부림을 다독거리다 탈맥되어 죽고 말았다. 처지가 이렇게
되자 공녕과 의행부라는 두 대부는 하희를 손에 넣기 위해 눈에
쌍심지를 돋우게 된 것이다. 하희의 마음이 의행부에게 기울자
공녕은 엉뚱한 계책을 짰다. 어차피 자신은 틀린 것이니 차라리
진영공에게 밀어 주는 계책을 꾸민 것이다. 공녕은 영공과 단둘
이 있을 기회를 잡자 하희에 대해 꺼내 들었다. 그러나 영공의 관
심은 시들했다.

"여자의 나이 마흔에 아이까지 낳은 부인이니 무슨 묘미가 있
겠는가. 시든 복숭아 정도가 아닐는지…."

공녕은 눈가에 미소를 몰아지었다.

"그게 아니옵니다. 소신이 알아본 바로는, 하희는 방사를 치르
는데 신묘한 수법이 있다 합니다. 그런 탓에 어느 누가 보더라도
고작 스물이 될까 말까로 보고 있습니다. 만약 하희와 상관하여
특별한 즐거움이 없다면 그것으로 만나지 않으면 그뿐입니다. 그
러니 한 번 찾아보시지요."

이렇게 하여 영공은 하희의 집으로 가게 되었다. 과연 듣던 대
로 마흔 나이의 여인이라고는 믿어지지 않을 만큼 모든 것이 젊
음을 그대로 유지하고 있었다. 영공은 하희의 몸이 처녀와 다름
없다는 사실에 놀라움을 금치 못했다.

"아니 이 어찌된 일인가? 어찌하여 그대는 처녀와 다름없는 몸
이란 말인가?"

하희가 말했다.

"소첩은 빨아들이는 재주가 있사옵니다. 그로 인해 젊음을 유

지할 수 있사옵니다."

영공이 물었다.

"이렇듯 좋은 몸을 가지고 있으면서 어찌 혼자 사는고?"

"소첩은 얼마 전 의행부라는 대신과 은밀히 정을 나누었습니다. 이제 마마와 인연을 맺었으니 그분과는 다시 어울리는 일이 없을 것입니다."

"하하하, 맛있는 것은 먼저 맛을 보고 어른에게 올리는 법. 과연 의행부는 짐에게 맛있는 과일을 안겨주었도다."

영공으로 하여금 바람을 피우게 했던 의행부나, 먼저 침질을 하려고 꿍꿍이속을 태웠던 공녕은 그제야 안심하는 듯 싶었다. 영공은 오히려 한수 더 떴다.

"자, 어떤가. 우리 모두가 죽림으로 가는 것이! 그곳에 가서 3남 1녀의 놀이판을 한 번 벌려 볼거나!"

옛시인은 이같은 조정 풍토를 놓고 자못 근심하며 진나라의 장래를 우려하였다. 이것은 비장한 탄식이었다.

정나라가 어찌나 음탕한 지
옛교화는 자취도 없구나
사내와 계집이 마구 놀아나니
한결같이 밤낮을 가리지 않네
사내들은 담을 뛰어넘고
서로 수단을 가리지 않누나

동문밖 갈대밭의 사랑이여
들에는 풀이 우거져 있어
치마 벗기가 어찌 그리 좋은가

수레는 어디로 갔는가
그 사내는 내 마음을 사로잡고
그 일만이 시간 가는 줄 모른다 하네

비바람 몰아치는 밤에도
서로 교묘하게 만나는데
남이 알까 봐 이런저런 핑계 대는데
도가 지나치면 발각되고
꼬리 길면 밟히는 법이니
황음무도한 놀이가 어찌 오래 가리.

비방. 대력자산(大力子散)
―월경의 불통을 다스림―

우엉(牛蒡)은 엉거시과에 딸린 1년생 풀이다. 고온성 식물이기 때문에 섭씨 20~25도의 비교적 춥고 더운 곳에서 저항력이 강하다. 그러므로 우리나라의 전국 어디에서나 재배가 가능하다. 이시진은 말한다. '우엉은 옛날 사람들이 씨를 비교적 비옥한 곳에 심었다. 싹을 잘라 물에 헹구어 나물로 한다. 뿌리를 취하여 삶아서 말린 다음 포(脯)로 만든다'.

우엉의 약용이 되는 부분은 뿌리와 잎과 씨다. 민간에서는 몸에 종기가 있을 때에 먹으면 종처가 아물지 않는다 하였고, 또한 종기가 곪았을 때에 씨를 먹으면 빨리 터져 고름이 나온다고 했다. 궁안에서는 고기 중독이 있을 때엔 궁비(宮婢)들이 생우엉이 뿌리를 달여 먹었다는 기록도 있다.

『소송(蘇頌)』이라는 고서에는 이런 내용도 있다. 마음에 두지 않은 임신, 특히 궁안에서 예기치 않게 아이를 갖게 되었을 때, 은밀히 우엉이 뿌리를 잘 다듬어 여인네의 질내(膣內)에 집어넣어 낙태를 시켰다.

「대력자산」은 월경의 불통을 다스린다. 우엉 뿌리 2돈을 짓찧어 3번을 찌고 3번을 말려 비단자루에 넣어 술 5되에 담근다. 5일이 지나 식전에 한잔씩 한다.

비방. 향소환(香蘇丸)
―모든 냉기를 다스림―

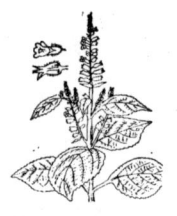 차조기(紫蘇)는 꿀풀과에 딸린 1년생 풀이다. 봄철에 씨를 뿌려 심는 약초인데 식용으로 먹기도 한다. 줄기는 네모이며 성긴 털이 있고, 잎은 꼭지가 길며 가장자리는 톱니 모양이다.

차조기의 약용적인 면을 살펴보면, 흥분·발한·진해·진정·진통·이뇨제로 쓴다. 그밖에 방향성 건위제로 되며 건뇌(健腦)·출혈 등에 좋으며 담을 없애고 천식 등에 응용된다. 특히 뇌의 질환에는 잎을 말린 가루를 밥에 쳐 먹기도 한다. 또는 20그램 정도의 말린 잎을 2홉 남짓의 물에 달여 그것이 반량으로 졸아들면 마신다.

피를 토할 때에는 차조기 4그램에 검은콩 1홉을 넣고 달여서 마신다. 기침을 할 때마다 피가 조금씩 섞여 나올 때에는 차조기 4그램에 무씨 4그램을 넣고 물 2홉에 달여 반량으로 졸아들면 마신다. 차조기 잎을 달여 차를 대신하여 마시기도 한다.

「향소환」은 모든 냉기를 다스린다. 차조기씨·고량강(高良薑; 생강의 한 종류) 등이다. 여기에 귤 껍질을 등분하여 꿀로 환을 오동씨 크기로 만든다. 한 번에 10알씩을 공복에 술로 복용한다.
또한 천식과 기침에는 차조기씨를 물에 불려 갈아서 즙을 낸다.
거기에 멥쌀을 넣고 죽을 쒀 하루 3번 먹는다.

비방. 감과사퇴탕(甘瓜蛇退湯)
―복막염으로 인한 복통을 다스림―

참외는 박과에 딸린 1년생의 만초다. 고서에는 원산지가 인도
(印度)라고 밝히고 있으나 추정일 뿐 정확하지는 않다. 이러한 참
외는 2~3월에 씨를 심는다. 그러면 쭉쭉 뻗어나가 5~6월에는
노란색 꽃이 피고 6~7월에 익는다. 이러한 참외의 종류는 아주
많다. 둥근 것을 비롯하여 길쭉한 것, 뾰족한 것 등등이 그것이다.
중국의 고전『박물지(博物志)』에는 아주 흥미로운 부분이 실려
있다.
<사람이 냉수를 무릎까지 담그면 참외를 수십개 먹는다. 목까
지 담그면 더 많이 먹는다. 물이 전부 과기(瓜氣)를 만든다. 즉 물
에 잠기면 참외를 소화시킨다. 이것은 물성(物性) 때문이다. 참외
가 가장 꺼리는 것은 사향과 술이다. 참외를 많이 먹고 어지러울
때는 술이나 물로 사향을 먹으면 바로잡는다>
「감과사퇴탕」은 복막염 등으로 인한 통증을 다스린다. 복통이
일어나고 대변이나 소변이 잘 나오지 않을 때에는 참외씨 1홉, 당
귀를 볶은 것 1냥, 사퇴피(蛇退皮;뱀의 허물) 1개를 함께 짓찧어
한 번에 4돈씩을 물 한공기에 넣어 반공기로 달여 식전에 마시면
효과가 있다. 자꾸만 머리털이 빠져 대머리가 될 때엔 참외잎을
짓찧어 즙을 내어 자주 바르면 머리털이 나온다.

제2절 안기(安氣)

세계 4대문명의 발상 이전인 지금으로부터 5천만년전. 태평양 한가운데 남북 미주(南北美州)와 맞먹는 넓이의 대륙이 있었다. 이름하여 무(母) 제국. 푸른 바다와 우거진 숲, 넘쳐흐르는 풍요, 무엇 하나 부족함이 없는 지상 낙원이 바다 깊숙이 침몰해 6천4백만의 주민이 수장되어 버렸다. 지금으로부터 1만 3천여년 전의 일이었다.

1. 신이 남긴 지문, 무(母) 제국

1931년. 인도에 주둔해 있던 영국군 장교 제임스 치워드 대령은 세상이 놀랄 쇼킹한 뉴스 거리를 제공했다.

<…인도의 모국(母國)은 태평양 상의 무 제국이다. 그들은 5천만년 전, 지구의 전역을 지배하였다.>

그는 이런 주장을 하게 된 배경을 설명했다. 1868년 6월의 어느 날, 힌두교 사원을 방문한 그에게 주지(住持)는 사원 지하실에 아주 오래된 점토판(粘土板)이 비장 되어 있다고 귀띔했다. 제임스가 본 두 개의 점토 원반(圓盤). 그것은 무 제국의 문자였다. 심혈을 기울여 해독한 결과 다음 같은 확신을 갖게 되었다.

무 제국. 그곳은 인류의 고향이며 황제는 '라아 무'라는 제관이다. 태양의 제국으로 자칭한 무 제국은 7만년 전부터 세계 여러 나라에 식민 활동을 해 왔으며, 그들은 무 제국의 자손임을 나타나기 위해 태양의 아들이라 불렀다. 제임스는 신의 지문을 찾는 역사 추적에 빠져들었다. 무 제국의 유적지를 찾아 남태평양·남미·북미 대륙을 여행했다. 그는 이 역사 탐험에서 보고 듣고 조사한 기록들을 한데 모아 발표하기에 이른다.

<…오래 전 태평양 상에는 무 제국이 있었으며 6400만 명의 백성이 생활하고 있었다. 지구의 대부분을 지배한 무 제국은 곳곳에 식민지를 경영했다. 세계 각지에 흩어져 있는 고대 문명의 공통성은 무 문명을 원천으로 하기 때문이다. 이러한 무 제국이 지금으로부터 1만3천여년 전에 대지진과 분화구의 폭발로 바다 깊숙이 가라앉았다.>

이를 증명하는 자료들을 제임스는 제시했다.

첫째, 폴리네시아 각처에 흩어져 있는 석조 건물과 이스터 섬에 있는 석상이었다.

둘째, 많은 섬에 전해 오는 대이변과 홍수와 분화구의 폭발로 지진이 일어나 땅이 침몰했다는 전설이다. 당시 화를 면한 주민들은 현재 자신들이 살고 있는 곳으로 이주해 왔다.

셋째, 세계 도처에 흩어져 있는 문화 유적의 공통점, 즉 문화의 닮은꼴이다.

이러한 여러 정황들을 종합해 볼 때 '무 제국'의 존재는 윤곽을 드러낸 셈이다. 이렇게 보면 세계 4대 문명의 발상지는 처음부터 다시 써야 할 것이다. 제임스가 본 점토에 씌어진 문자. 그것은 나아칼의 비문(碑文)으로, 「성스러운 형제들」이란 내용이었다. '라아 무'와 '라아신(太陽神)'! 바로 이 기록을 추적해 가면 중국의 고대 신화와 연결된다.

2. 불사(不死)와 장수에 이르는 길

1만3천여년 전에 지각변동이 일어나자 백성들은 탈출을 시도했다. '무 대륙'은 침몰되고 대홍수가 천하를 휩쓸었다. 중국 대륙의 비옥한 땅은 사막(고비 사막)으로 변하고, 조산 운동으로 히말라야가 솟아올랐다. 이러한 천지개벽에서 살아남은 인물들. 무 대륙으로부터 탈출한 신관(神官)들이 중국 고대 인물들이다.

무 제국에서 중국으로 이주한 제왕 중에 황제(黃帝)라는 인물이 있었다. 황제는 무 제국이 침몰되자 공정(空艇)을 타고 모성인 헌원성(軒轅星)으로 갔다가 뇌정(雷艇)을 타고 24개월만에 황하의 물길이 바꿔진 갈림길 언덕 은행나무(公孫樹) 아래 내려왔다. 그곳에서 궁실 · 그릇 · 의약 · 화폐 등의 제도와 철리(哲理)를 전해 주고 110년만에 다시 공정(용으로도 해석)을 타고 헌원성으로 돌아갔다고 중국 신화는 기록한다.

황제 헌원이 정사를 보았던 곳. 그곳을 명당이라 한다. 그는 이곳에서 제비가 앉은 듯한 모습으로 여러 신하들과 정사를 논했고 불사(不死)와 장수에 대해 강론을 펼쳤다. 그가 지었다는 『황제내경(黃帝內經)』에는 다음 같은 내용이 눈길을 끈다.

황제가 왕사인 기백(岐伯)에게 물었다.

"태고적 사람들은 나이를 백세나 먹어도 쇠퇴하지 않는다 들었소. 그런데 지금 사람들은 나이 오십만 되면 벌써 동작이 둔해 지는데 그 이유가 무엇이오?"

기백이 대답했다.

"태고적 사람들은 양생의 법칙을 알았었지요. 천문 역수를 헤아려 사계절의 자연 변화에 조화하고 음식에 절도가 있었으며 눕고 일어남에 규칙을 세워 함부로 몸을 피로케 하지 않았습니다. 그러므로 몸과 마음이 조화를 이루어 백년의 수명을 누릴 수 있었습니다."

다시 황제가 물었다.

"사람이 늙어지면 자식을 낳지 못하는 까닭은 무엇인가. 자식을 생산할 종자(種子)를 소비하였기 때문인가, 그렇지 않으면 하늘의 뜻인가?"

기백이 대답했다.

"먼저 여성에 대해 말하겠습니다. 여성은 7세가 되면 겨우 신기(腎氣)가 형성되어 그에 대한 표현으로 영구치가 생기고 모발의 숱이 많아지고 길어집니다. 14세가 되면 생식 능력이 생기며 임맥(任脈)이 완전히 유통됩니다. 혈해가 성대하여 월경이 정기적으로 내리므로 아이를 잉태할 능력이 완비됩니다. 21세가 되면 신기가 전신을 균등하게 돌아 사랑니가 나고 그제야 완전히 치아가 갖춰집니다. 28세가 되면 근골이 단단하게 되어, 자연 모발도 많아지고 신체가 여성으로서 완전하게 됩니다. 35세가 되면 얼굴에 주름이 잡히기 시작하며 약간씩 모발이 빠집니다. 42세가 되면 충분히 안면을 영양할 수 없으므로 얼굴에는 주름이 많아지고 머리엔 백발이 섞입니다. 49세가 되면 월경이 끝나고 생식 능력도 없어집니다."

다음에는 남성에 관해 말했다.

"남성은 8세가 되면 모발의 숱이 많아지고 영구치가 생깁니다. 16세가 되면 생식 능력이 갖춰지며, 24세가 되면 근골이 단단해지므로 사랑니가 돋고 치아가 완전히 갖춰집니다. 32세가 되면 남자로서 가장 완전하게 됩니다. 40세가 되면 신기가 허해져 모발이 빠지고, 48세가 되면 흰머리가 희끗거립니다. 56세가 되면 생식 능력이 결핍되고, 64세가 되면 치아와 모발이 빠지고 다시 돋지 않습니다."

3. '짝'을 맞춰 보며

태초에 남녀는 고리(環) 처럼 서로의 등이 붙어 있었다는 것이 희랍 신화가 보는 관점이다. 남녀는 굴렁쇠처럼 원하는 곳으로 굴러다니며 유유자적이었다. 너무나 정겨워 보이자 귀신이 시샘했다. 어느 날 귀신은 도끼를 휘둘러 남녀로 나눠 버렸다. 그러다 보니 사람은 귀신을 무서워하게 되었고, 귀신 또한 사람 앞에 나타나는 것을 꺼리었다.

이런 관점에서 출발하면 결혼이란, 등이 갈라진 '짝'을 찾기 위한 행위에 불과하다는 등식이 성립한다. 그래서 '결혼은 잃어버린 짝을 찾기 위해 하는 것'이고, 이혼은 '맞춰 본 짝이 본래의 것이 아니기 때문에 무르는 것'이라 할 수 있다. 이러한 '짝 맞추기'! 지구 곳곳에 살고 있는 지구인들의 총체적인 얘기가 아니라 중국인의 사랑에 대해 『천금방』은 지적하고 있다.

방사를 통해 '죽지 않고 오래오래 사는 법'을 깨우친다는 황제 헌원씨의 후손들이라는 자부심을 인정하며 그들이 깊이 숨겨 둔 사랑의 실마리를 밝은 곳으로 꺼내 놓고 싶은 것이다.

'살아서는 여인의 몸이, 죽어서는 좋은 땅'이 명당이라는 말이 있다. 여인의 몸과 좋은 땅. 서로 겹쳐질 수 없는 이 말들은 어떤 관계가 있는 것일까?

4. 명당은 곧 여인의 몸이다

황제 헌원 씨가 정사를 본 명당. 제왕의 자리에 대해 술가들은 이렇게 그려낸다.

<…조종산(祖宗山)에서 주춤거리고 내려온 줄기는 두 개의 봉우리로 정기를 모으고 다시 아래로 내려와 평평한 땅과 우물을 만든다. 여기에서 기운이 뭉치니 좌청룡 우백호로 따르게 하고

슬쩍 팔마형(八馬型)의 태(胎)를 이룬다. 입수(入首) 끝을 살짝 들어 잉(孕)을 만들고 월훈(月暈)을 양편으로 가르고 그 난간에 육(育)을 그어 물을 떨궈 내리고 좌우로 상수(相水)를 내어 혈토(血土)를 맺으니 자손이 꿇어앉을 전대(前臺)를 널찍하게 마련한 것이다. 인목(印木)으로 하여금 혈자리를 감싸게 하였으니 이 모습이 바로 명당이다….>

언뜻 생각하기에는 복잡하기 이를 데 없어 보이지만 내용은 상당히 단조롭다.

조종산이라 부르는 땅의 머리는 여인네의 머리 부분이다. 아래로 내려오면 작은 줄기가 두 개의 봉우리를 만들어 놓는다. 그 밑에 평야와 우물이 있고 다시 뭉치면 주봉(主峯)에 해당하는 불두덩이다.

그곳에서 좌청룡 우백호인 양쪽 다리를 만나 공작새처럼 날개를 펴 따르게 하고, 팔자(八字)로써 태를 이루고 입수(入首;음핵) 끝을 살짝 들고 잉(孕)이라는 요도구를 만든다.

월훈(月暈;대음순)을 양편으로 가르고 그 난간에 소음순이라는 육을 그어 물을 떨궈 내리며 상수(相水;전음순교련)를 내고 그 밑에 혈토(血土;질구)를 맺어 자손들이 꿇어앉을 전대(前臺;대전정선)를 마련하고 인목(印木;후음순교련)으로 하여금 혈자리를 감싸니 이것이야말로 명당인 셈이다.

풍수법에서는 사상(四象)을 와겸유돌(窩鉗乳突)이라 한다. 이러한 네 가지를 음양의 발전설에 접목시켜 여인의 은밀한 곳(陰貝)을 나타내는 것이 국(局)이다.

첫째는 '와'니 더러는 얕거나 기우는 모습이고

둘째는 '겸'이니 간혹은 횅하게 열리거나 다물고 있으며, 죄임새가 강하거나 주름져 있다.

셋째는 '유'니 길쭉하게 내밀거나 경사가 심해 두두룩한 모습이며,

넷째는 '돌'이니 높거나 낮게 또는 나지막이 솟아 있는 유형이다.

여기에서 다시 부분적인 해석으로 들어가 보면 다음과 같이 약술할 수 있다.

1) 와(窩)의 형상

①심와(深窩)…벌린 입속이 깊고 오목하다.

②천와(淺窩)…벌린 입속이 얕고 평평하다.

③활와(濶窩)…벌린 입속이 넓다.

④협와(狹窩)…벌린 입속이 좁다.

2) 겸(鉗)의 형상

①직겸(直鉗)…좌우 안벽이 똑바르다.

②곡겸(曲鉗)…좌우 안벽이 둥글게 굽어 안쪽으로 싸안는다.

③장겸(長鉗)…좌우 안벽이 모두 길다.

④단겸(短鉗)…좌우 안벽이 모두 짤막하다.

⑤쌍겸(雙鉗)…좌우 안벽이 쌍으로 가지를 쳤다.

⑥변곡변직겸(邊曲邊直鉗)…안벽이 한쪽은 곧고 한쪽은 구부러졌다.

⑦변장변단겸(邊長邊短鉗)…한쪽이 길고 한쪽이 짧다.

⑧변단변쌍겸(邊短邊雙鉗)…한쪽은 짧고 한쪽은 두껍다.

3) 유(乳)의 형상

①장유(長乳)…안벽의 중간에 유방 같은 것이 늘어져 있는 것

②단유(短乳)…안벽의 중간에 유방 같은 것을 짧게 늘어뜨리는 것

③대유(大乳)…안벽 중간에 큰 유방 같은 것을 늘어뜨리는 것

④소유(小乳)…안벽 중간에 짧은 유방 같은 것을 늘어뜨리는 것

⑤쌍유(雙乳)…안벽 가운데에 한 쌍의 유방 같은 것을 늘어뜨리는 것

⑥삼수유(三垂乳)…안벽 중간에 세 개의 유방 같은 것을 늘어뜨리는 것

※여기에서 '유방'이라고 하는 것은 성의학에서 말 하는 용이 물고 있는 여의주를 뜻한다.

4) 돌(突)의 형상

①대돌(大突)…돌기가 높고 큰 것

②소돌(小突)…돌기가 작은 것

③쌍돌(雙突)…두 개의 돌기가 가지런한 것

오도인(悟道人)은 이러한 사상(四象)을 응용하여 「땅」을 상징하는 십이지(十二支)에 접목시켜 「성사십이품(性史十二品)」을 만들어 냈다. 이것은 여인의 몸(陰貝)을 열 둘로 나누고, 사내들에게 어떤 여인이 가장 좋은가(이를 鼎이라고 함)를 순차적으로 나타낸 것이다. 중국인들은 상대를 선별할 때 이 기준을 따랐으며, 때로는 인위적으로 명품(그들은 名器라고 함)을 만들어 왔다.

오도인이 『성사(性史)』의 제10집에 기술해 놓은 품격은 다음 같다(이 부분에 대한 자세한 해설은 자칫 사도로 흐를 수 있으므로 생략한다).

제1품은 용이 구슬을 다투는 모습이다.

제2품은 승천하는 용의 모습이다.

제3품은 원숭이의 앞발 같은 모습이다.

제4품은 독수리의 발톱 같은 모습이다.

제5품은 우렁이와 같은 모습이다.

제6품은 자배기(둥글넓적하고 아가리가 벌어진 질그릇)와 같은 모습이다.

제7품은 대나무 통 같은 모습이다.

제8품은 봄이 와서 강이 풀리는 모습이다.

제9품은 꿩닭의 모습이다.

제10품은 물오리 주둥이 같은 모습이다.

제11품은 굴조개 같은 모습이다.

제12품은 양의 창자와 같은 모습이다.

위의 십이품(十二品)에서 상위 3품, 즉 1, 2, 3품만이 명기의 대열에 낄 수 있다. 이러한 품격의 여인은 남녀가 사랑을 했을 때 상대에게 즐거움을 준다고 오도인은 분석했다.

그렇다면 나머지 4품에서 12품까지는 사내들에게 냉대 받을 수밖에 없는가? 물론 이론상으로는 그렇다. 그러나 이러한 품격의 여인들도 '명기'의 반열에 들 수 있는 묘수를 오도인은 찾아냈다. 바로 전족(纏足)을 이용한 몸 만들기였다. 그러나 엄밀히 따진다면 여인의 속집은 '명기'로서 사내를 즐겁게 해주는 것보다 '명당'으로서 편안한 인식을 준다는 생각이 옳은 관점일 것이다.

제3절 이장(利藏)

사내의 심벌에 대한 비유는 여러 가지다. 중국의 성의학 교전에는 '귀두(龜頭;거북이 머리)'를 비롯하여 '대망(大蟒;큰 구렁이)' 또는 '밀운 속의 용(龍)'으로 풀이한다. 여기에서 밀운(密雲)이란, 사내의 심벌을 감싸는 여인의 질 내부의 성스러운 계곡의 주름 무늬를 뜻한다. 그런 이유로 사내가 힘있게 여인의 몸에 진입하는 것을 중국의 호색 문학에서는 '용이 여의주(如意珠;자궁)를 물고 있는 모습'으로 풀이한다. 용이 사납게 치달아 오르며 화를 낼 때엔 불길을 마구 토해 낸다. 용은 어지간한 일엔 화를 내지 않는다. 그러나 단 한가지만은 도저히 참지 못한다.

바로 '역린'이다. 이것은 누군가가 용의 수염을 건드리는 일이다. 사내들에게 있어 '역린'은 무엇인가? 그것은 결코 재물이나 관직이라 할 수는 없을 것이다. 우선은 '용의 수염(사내)'의 상대인 '밀운(여성)'에 대해 분석해 볼 필요가 있다.

선도(仙道)의 여러 유파 가운데 동파의 행법은 삼봉파 · 남파 · 밀교의 비법을 비벼 놓은 것으로 이해하면 무리가 없다. 동파의 행법은 수행하다 보면 다른 유파의 것보다 느낌이 강하게 오고, 또 그런 점에서 더욱 큰 자신감을 갖게 한다.

널리 알려진 사실이지만 어느 누구라도 쉽게 손에 넣을 수 있는 동파의 비법서는 『증도일관진기(證道一貫眞機)』를 비롯하여 『금단진전(金丹眞傳)』 · 『방호외사(方壺外史)』다. 선도를 수행하는 사람들은 이 세 권만 마스터하면 역량 있는 사내로 평가받기에 부족함이 없다. 먼저 『증도일관진기」에 대해 살펴본다.

이 책의 주요 포인트는 식이법(食餌法)이다. 어떤 음식을 어느 때에 어떤 방법으로 먹어야 하는가를 다루고 있다. 이를테면 선식(仙食)일 경우는,

봄에는 의이인(薏苡仁;율무쌀)이요
여름에는 낙안(落雁;녹두고)이며
가을에는 연육(蓮肉;연꽃 열매)이고
겨울에는 낙화생(落花生;땅콩)이다.

이런 명제에서 출발하여 체질에 따라 위의 음식을 어떤 분량으로 어떻게 복용해야 하는 지를 다루고 있다.

다음이 「금단진전」이다. 이 책은 장삼봉의 「단결(丹訣)」을 비벼놓은 것으로, 어떤 여인이 사내 몸에 이로움을 주는가를 세세히 분석해 놓았다.

이를테면 여타 소설가들이 많이 써 먹는,

미청목수(眉淸目秀)……눈썹이 맑고 아름다운 눈.

순홍치백(脣紅齒白)……입술은 붉고 치아가 고르고 단아한 것.

이런 내용들이다. 마지막으로 「방호외사」다. 이 책은 주로 '기'를 일으키고 그것을 사용하는 방법을 일목요연하게 설명하며 여러 방술서에 나오는 장점만을 가려 뽑아, 어떤 여인이 좋고 해로운가를 구분해 놓은 점이 눈길을 끈다.

이러한 세 권의 동파비록은 선도의 고전이다. 그러다 보니 현실적으로 믿음을 가지고 행하기엔 어쩐지 마음이 놓이지 않는다. 그래서 좀더 깊은 곳에 비장 되어 있는 비법들을 탐험해 본다.

1. 잠자는 용을 깨우는 무후주(武后酒)

당(唐)나라 황실은 흥미 있는 법도가 있었다. '맛있는 것은 나눠 먹는다'는 점이다. 이 점에 대해 아랫것들이 우선 음식을 맛보고 그것이 정작 괜찮다고 느꼈을 때엔 지체없이 윗전으로 상납하는 형식을 취한다. 이렇게 해야만 또다른 즐거움을 도모할 수 있고, 거기에 대한 보상금도 받을 수 있다.

중국 역사상 공전절후(空前絶後)의 여제인 무후, 그녀를 호색녀(好色女)라는 괴물로 만들어 버린 것은 아무래도 그녀 곁에 황음한 사내들이 너무 많았기 때문일 것이다. 남자 4명, 여자 2명. 도합 여섯 명을 생산했지만 무후는 남편(고종)이 생존했을 당시엔 성적인 희락을 느끼지 못했었다. 그러나 금상의 자리에 오르면서 완전한 정복자 입장으로 바뀌자 생활 리듬이 달라졌다.

황포(黃袍)를 입고 일곱 종류의 보석 꽃을 머리에 꽂고, 3천여 명의 미희들이 꿈틀대는 후궁을 답보했다. 그러다 보니 시간은 남아돌았고, 천금 공주가 충분히 실습을 거친 풍소보라는 인물을 잠자리 손님으로 받아들였다.

천민이지만 체격이 좋은 이 인물이 측천무후의 염사(艶事)를 다룬『여의군전』에 거양(巨陽)의 인물로 등장한다.

<…무후의 밤시중을 드는 회의(풍소보란 이름을 버리고 설회의로 개명)는 조금도 부끄러움이 없이 궁안을 활보했다. 궁안 사람들이 그를 남첩(男妾) 또는 숫여우(男狐)라고 해도 전연 개의치 않는 표정이었다. 그는 독을 뺀 구렁이였다.>

설회의의 입장에서 본다면 한창 피가 끓는 나이다. 그러다 보니 무리하게 힘을 쓴다 해도 탈이 없을 터이지만 무후는 달랐다. 그녀는 벌써 쉰을 넘긴 할머니였다. 그러한 무후가 밤마다 설회의와 뒤엉켜 감미로운 환희를 맛본 데엔 어떤 비법이 있었을까? 바로 무후주(武后酒)였다.

중국에서는 무후주를 '취하(醉蝦)'라 부른다. 살아 있는 새우를 강한 도수의 술에 담갔다가 산 채로 먹는 방법이다. 새우는 팔짝 뛰고 난리 굿을 칠 것이다. 이때 뚜껑 있는 그릇에 담갔다가 하나씩 꺼내 껍질을 벗겨 먹으면 강정 효과에 그만이다.

2. 소망을 이루는 6월 24일의 전설

가을 식품인 연육(蓮肉)은 가을 석달인, 양력 9월 8일에서부터 12월 6일 사이에 먹는 강정 식품(선식)이다. 노란 색을 띤 연육은 특히 음위(陰萎;정력감퇴)나 신경쇠약 치료제로 애용된다. 이를

테면 신경이 불안정한 사람이나, 소갈증에 탁월한 효험이 있는
셈이다.

아주 오래 전. 사랑하는 남녀가 백년해로를 약속했으나 부모의
반대로 혼인이 어렵게 되었다. 물론 어느 한쪽이 기우는 결혼임
이 분명하다 보니 두 남녀는 이승에서 이루지 못할 사랑을 저승
으로 가져가자는데 의견을 모았다. 이를테면 정사(情死)를 하자
는 데 합의한 셈이다.

밤이 깊어지자 두 남녀는 손을 맞잡고 연못으로 뛰어들었다.
그런데 어찌된 셈인지 시체를 찾을 수 없었다. 연못의 물을 다 퍼
내도 찾을 수 없는 시체는, 일년이 지나자 연못에 처음 보는 꽃으
로 떠올라 하얗게 피어났다. 연꽃이었다. 그제야 사람들은 그 꽃
이 두 남녀의 화신(花身)이라 생각했다.

흥미로운 점은 혼인이 어려움에 빠진 남녀들은 연꽃이 피어난
6월 24일에 연 요리를 만들어 남녀의 영혼을 위로하고 자신의 소
망이 이루어지길 기원했다. 그러는가 하면 연꽃을 이용하여 음용
하는 연화주(蓮花酒)를 마셨다. 연꽃이 만개하기 시작할 때 그 안
에 술을 넣고 꽃잎을 안으로 모아 실로 묶는다. 그렇게 하룻밤을
놓아두면 연꽃 향기와 술이 어우러져 연화주가 만들어진다.

이것은 전설로서 가치 있는 것이 아니라 '연육'이 자양 강정제
로서 큰 효험이 있다는 사실이다.

3. 번데기 술의 효험

『동경몽화록(東京夢華錄)』에 이런 얘기가 있다. 송나라 휘종은
이따금 궁을 빠져나가 야행을 즐기더니 그것이 점차 버릇으로 굳
어져 버렸다. 언젠가 변장을 한 채 어느 유곽으로 들어갔다가 그

곳에서 이사사(李師師)란 여인을 만나 푹 빠져 버렸다.

하루 이틀도 아니고 밤이면 이사사를 만나기 위해 궁을 빠져나오다 보니 좋지 않은 소문이 나는 것은 당연지사였다. 휘종은 방법을 생각해 냈다. 그것은 운림사라는 절의 스님들을 이용하여 이사사가 있는 유곽에까지 땅굴을 파는 것이었다. 그곳을 통해 휘종은 어렵지 않게 이사사의 품을 찾아갈 수 있었다.

그 당시엔 모든 유곽들이 거의 처마를 맞댈 정도여서 땀을 흘리며 일하는 쪽보다는 접대부가 되어 사내를 후리는 것이 훨씬 더 수입이 좋았다.

궁안과 유곽. 나라 다스리는 것은 뒷전으로 미루고 밤낮으로 색을 밝혀도 지치지 않은 휘종 황제의 비결은 어디에 있는가. 그것은 번데기 술에 있었다. 어디서 내관들이 배워 왔는지 모르지만 만드는 방법이 독특했다. 번데기를 찐 후 볕에 말려 술로 걸러내는데, 대개 이런 공정은 세 번에서 다섯 번을 되풀이한다. 이렇게 해야만 쓴맛을 지울 수 있기 때문이다. 휘종이 지치지 않고 여인네의 침실을 찾아갈 수 있었던 것은 모두 이 술 때문이었다.

4. 메추리 술은 회춘(回春)에 특효

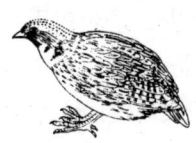

『여의군전』에 의하면 메추리를 이용한 강정 식품이 등장한다. 측천무후가 설회의에게 심한 모멸감을 느낄 무렵, 뜻밖에 어의 심남로(沈南璆)가 은총을 입는다. 물론 어의는 항상 가까이 할 수 있는 처지지만 그렇다고 '의원'이라는 신분 때문에 잠자리로 끌어들였던 것은 아니었다. 심남로는 드물게 보는 거양이었다.

그는 여인의 마음을 능란하게 읽었다. 몸안 구조에 대해 박식하였고 보니 스스로의 심벌이 휘저어 가는 방향과 그로 인해 반향되어오는 열락의 즐거움을 알게 된 것이다. 설회의와는 대조적인 즐거움을 안겨 주자 무후는 그 비결을 물었다.

"대저 방사라는 것은 학문이나 구술 시험 같은 태도로는 안됩니다. 그것은 상대하는 여인에 따라 몸을 어찌 써야 하는지가 결정되기 때문입니다. 이를테면 여인의 몸안 구조가 어떤 가에 따라 힘의 배분을 달리해야 효과가 있는 것입니다."

설회의가 묵직하게 내려찍는 타입이라면 심남로는 우직하게 밀어 가다 뜻밖의 방향으로 변환하는 타입이었다. 함부로 힘을 소모하기보다는 그 힘이 분산되지 않도록 결집시키는 능력의 소유자였다. 그는 방사가 시작되기 전이나 끝난 후엔 항상 호리병에 든 메추리 술로 입안을 헹구었다. 메추리 술은 회춘에 특효가 있다. 남자들의 역린, 즉 정력이 약한 사내들은 이 술을 1백일 동안 음용 하면 정력가로 탈바꿈 할 수 있다.

5. 잉어 수프를 좋아한 공자(孔子)

잉어는 범상치 않은 물고기다. 그런 탓에 어려운 관문을 통과는 것을 '등용문(登龍門)'이라 했다. 황하 상류에 있는 용문이라는 협곡은 급류를 거슬러 올라가야 했기 때문에 관문을 넘어가기가 매우 어려웠다. 이 협곡을 뛰어넘기만 하면 그 물고기(잉어)는 당장 용이 되어 승천한다는 전설이 있었다. 그런 이유로 죽기를 각오하고 난관을 돌파하려 했다. 그러나 결과는 실패였다. 그런 점에서 등용문의 반대 뜻을 가진 말로 점액(點額)이 생겨났다. '액'은 이마를 뜻하고 '점'은 상처 낸다는 뜻이다. 용문을 거슬러 올라

가다 이마에 상처를 냈다는 뜻이다. 관문을 돌파한 것이 아니라
격류에 휘말려 상처 입고 떠밀려 온 것이다.

난관만 돌파하면 당장에라도 '용'이 될 수 있다는 점 때문에 잉
어는 일반인들의 음식은 결코 아니었다. 공자께서 첫아들을 낳았
을 때 노나라 임금은 잉어를 하사했다. 그러자 공자는 아들의 이
름을 리(鯉;잉어)라 지었다. 얼마나 잉어가 귀한 물고기인지 판단
이 가는 대목이다.

광동지방에서는 오래 전부터 잉어를 수프로 복용하였다. 만드
는 방법이 간단하다. 잉어의 내장을 드러낸 후 구기자를 넣고 한
시간 남짓 약한 불로 끓인다. 만들기가 간단해 보이나 그 효능은
어디에도 비교할 수가 없다. 왜냐하면 잉어 수프는 남자를 강건
한 용(龍)으로 만들기 때문이다.

6. 체력을 키우는 단목주(檀木酒)

양귀비의 재종 오라버니(從祖兄)인 양쇠(楊釗)는 후일 누이의
덕분으로 어사 대부(御使大夫;요즘의 검찰총장)에 임명되어 국충
(國忠)이란 이름을 현종으로부터 하사 받은 인물이다. 그의 모친
은 측천무후의 잠자리 시중을 들던 장역지(張易之)의 누이로, 어
려서부터 시중 잡배들이나 하는 짓에 능하고 흙탕물 같은 집안
영향을 받아 잘하는 것이 주색잡기였다.

그는 수단과 방법을 가리지 않고 출세할 방법을 모색했다. 이
쪽 저쪽으로 줄을 대 보았으나 뾰족한 수가 있을 리 없자 문득 한
생각에 골몰했다. 그것은 어찌되었건 양귀비의 마음을 얻어야 된
다는 결론이었다.

기다리고 있던 그에게 기회는 늦지 않았다. 가족들이 모인 자

리에서 양귀비가 본댁으로 다니러 온다는 귀뜸을 받은 것이다.
저마다 그녀의 환심을 사기 위해 요란한 선물을 가져올 것이란
생각이 들자 가만히 있을 수 없었다. 끌어 모을 수 있는 돈만큼으
로 선물을 마련해 찾아갔다.

　이윽고 잔치가 벌어졌다. 모두들 양귀비 곁에 모여들어 술잔을
기울이며 인사를 올렸다. 많은 사람들이 왁자하게 떠드는 동안
잔치는 어둠이 깔리며 막을 내렸다. 양쇠는 결코 찾아온 기회를
놓쳐서는 안되겠다는 생각에 다른 사람 눈을 피해 귀비의 방으로
스며들었다. 방은 불이 꺼져 있었다. 양쇠는 발소리를 죽여 귀비
의 침상으로 다가가 이불 속으로 파고들었다. 코끝에 다가서는
여인의 체취를 맡는 순간 비로소 꿈꾸어 오던 일들이 이뤄지고
있다는 생각에 젖어 들었다. 그때 복도에서 언니를 부르는 소리
가 들려 왔다.

　"아뿔사, 이거 잘못 찾아왔구나."

　황급히 일어나는 순간 여인이 상대의 몸을 손으로 눌렀다.

　"일어나면 안돼, 귀비가 눈치채잖아."

　여자는 둘째 언니 각국 부인이었다. 귀비는 문을 열고 안을 들
여다보더니 언니가 잠들었다 생각하고 문을 닫았다. 부인이 속삭
였다.

　"당신, 양쇠지요."

　"알고 있었어요?"

　"조금 전 나를 바라보는 눈길이 심상치 않았다는 것을 느꼈거
든요. 자, 우선 이것 좀 마셔 봐요."

　양쇠는 각국 부인이 건네준 술병을 거꾸로 입에 찔러 넣었다.
알싸하게 목젖을 타고 넘어가는 맛이 달콤하기 이를 데 없었다.
여인은 그 술을 단목주라 했다. 보통은 초겨울에 만드는 것을 최

상품으로 치는데, 만드는 방법이 어렵지 않다. 초겨울이 오면 아름드리 박달나무의 등을 파내어 그곳에 먼저 두어 되 가량의 물을 부어 둔다. 그러면 아무리 초겨울이래도 파릇한 새순이 돋아난다. 사흘쯤 지나 술을 부으면 돋아난 싹은 말라죽고 그 대신 박달나무의 진액과 술기가 엉켜 거무스름한 액체가 고인다.

여기에 체질에 맞게 한약을 넣어 연한 불을 가하면 달착지근한 단목주를 얻을 수 있다. 이날밤 각국 부인이 내놓은 술은 자양 강정제를 넣어 훈탕한 것인데, 방사 후 체력이 떨어진 것을 채우기에는 더없이 안성맞춤이었다.

이날 밤의 인연으로 양쇠는 일약 시랑(侍郎)으로 발탁되었고, 이어 호부상서(戶部尙書)를 거쳐 어사 대부로 승차되었다.

7. 음양가들이 마시는 대조주(大棗酒)

『열선전(列仙傳)』에 의하면 서주(西周) 땅 목왕(穆王)의 심부름으로 팽조를 방문한 채녀(采女)는 괴이한 처방 하나를 일러주었다. 나이가 열 여섯 남짓의 여자를 구해 와 잘 익은 대추를 그녀의 국부 안에 넣어 퉁퉁 불린다. 이것은 여인네의 음기를 대추에게 전도시키는 것으로, 대개 사흘에서 일 주일 동안 집어넣은 그대로 소변을 보게 하였다. 음양가들이 대추를 먹는 방법엔 두 가지가 있다. 하나는 위의 예처럼 여인네의 국부 안에 대추를 넣어 퉁퉁 불린 다음 그것을 씻지 않고 음용 한다.

대추는 노화를 방지하고 내장을 강화시키는 데 탁월한 효험이 있다. 동진 시대 저술된 『습유기(拾遺記)』에는 서왕모(西王母)라는 여선인이 자신의 국부 안에 대추를 넣어 불린 다음 목왕에게 주어 기력을 회복시켰다는 기록이 있다.

이것은 음양가들이 음기가 강한 여인을 찾아내어 비법대로 만들어 먹은 것이다. 대추를 국부 안에 넣어 불편함을 참고 명약을 만들어 내는 여자를 「목밀녀(木蜜女)」라 했다. 즉 대추받이 여자라는 뜻이다. 다르게 먹는 방법은 자양강정주를 만드는 경우다. 사용되는 약재는 육종용·석종유·사상자·원지·속단·산약·녹용 등의 일곱 가지 약재를 같은 분량으로 하여 퉁퉁 불린 대추와 함께 술을 담궈 마신다.

효험을 높이기 위해서는 중국 북부 지방에서 서식하는 적록(赤鹿;누렁이)의 뿔을 사용해야 한다. 이유는 자명하다. 보통 적록(수사슴) 한 마리가 2백여 마리의 암사슴을 수정시키는 능력이 있는데, 교미는 잠깐 동안이면 끝난다. 바로 이 적록이 뿔갈이를 할 때 떨어져 나온 것을 약재로 사용한다.

제4절 강골(强骨)

지난 96년 6월 7일. 감숙성(甘肅省) 돈황(敦煌)의 석실 속에서 1천 1백 가지의 처방집이 발견되자 중국 의학계가 발칵 뒤집혔다. 이른바 전설로만 알려졌던 『천금방(千金方)』의 실체가 드러난 것이다.

이 책을 완성하기 위해 수당(隋唐) 연간에 동원된 인력만도 수십만에 이르고, 특히 방술사·도인·방외기인 등이 참가하여 수많은 실험실습을 통해 성의학서를 집대성한 것이 마침내 실체를 드러낸 것이다.

땅 위에 숨쉬는 동물이나 생물, 또는 풀을 비롯하여 각종 어패류까지도 연구 대상을 삼은 것이니 연구 범위가 얼마나 지대하였

는지는 짐작하고 남음이 있다. 대개 이런 부류의 실험 · 실습에
동원된 여자들은 민간의 처녀들이 대부분이었다. 그러나 때로는
궁안에 들어온 여염집 여인들의 수효도 적지 않고 보면 굳이 민
간의 여자라고만 보기에는 적합치 않다는 점이 수긍된다.

민간의 처녀와 여염집(벼슬아치의 딸들) 여인들. 수당 연간에
는 이들을 상음(上淫)과 하음(下淫)으로 분류하여 설명했다. 물론
이러한 기준이 수당 대에 생긴 것은 아니다. 그보다 훨씬 이전에
독립된 명칭으로 자리 잡았지만, '황음무도한 황제'라는 의미의
수양제(隋煬帝)가 상서롭지 못한 짓을 자행하였기 때문에 비로소
이 무렵에야 새로운 명칭으로 떠오른 것으로 여긴 것이다.

1. 들어맞은 허부(許負)의 예언

기원전 3세기. 진왕조가 무너지자 야심가들은 일어났다. 진승 ·
오광을 필두로 유방 · 항우 등도 이에 합세했다. 그러다 전국시대
를 형성하여 열국이 난립하는 형상을 유도했다. 어수선한 틈새를
노려 왕궁에 침입한 장수들은 왕족의 여인들을 겁간하고 물러가
니 좋은 밭에 떨어진 씨가 움트지 않을 리 없었다.

서한 왕조 제5대 황제인 유항의 모친 박황후(薄皇后) 역시 누
구의 씨인지도 모르는 사내를 아버지로 하여 태어났다. 다만, 후
세의 역사 기록을 남길 때, 황제의 어머니가 그 아비를 모른다면
말이 되느냐고 우기는 바람에 편의상 역사가들은 그 전말을 이렇
게 적어 넣었다.

<…박황후의 부친은 강소성 오현 사람으로 용맹이 넘치고 문
사가 뛰어난 인물이었다. 위(魏)나라 왕족의 딸이 그를 흠모하여
궁으로 불러들여 정을 나누니 마치 하늘의 달을 따온 듯한 미모

의 딸을 낳게 되었다….>

어찌 되었건, 위나라 왕족의 딸은 장성하여 그 미색을 천하에 알리게 되었다. 당시는 위나라 왕자 위표(魏豹)가 몰락한 나라를 재건하여 어느 정도 기반을 잡았을 때였다. 왕족의 딸은 박씨를 국왕에게 바쳤다. 그녀를 본 관상가 허부의 눈이 왕방울만큼이나 커졌다.

"대왕, 이 여인은 머잖은 장래에 반드시 천자(天子)를 낳을 것입니다."

천자가 어느 자린가. 위표의 마음은 날아오를 것만 같았다. 그는 허부를 불러 암중모색했다.

"지금 천하는 두 사람의 손아귀에서 놀고 있네. 유방과 항우, 그대는 누가 중원의 임자가 되리라 보는가? 장차 천하를 손아귀에 쥘 인물이 누구인가 그 말일세."

허부는 유방을 찍었다. 성질이 급한 항우보다는 비교적 측근들의 말을 잘 듣는 유방 쪽에 비점을 찍은 것이다. 그렇게 하여 유방에게 모든 것을 의지했다. 그런데 사태는 날이 갈수록 항우 쪽으로 기울었다. 그래서 이번에는 허부의 만류도 모른 체 하고 항우에게 추파를 던졌다. 그가 이렇게 한 이유는 항우와 유방을 싸우게 하여 서로가 지치면 그때 가서 양쪽을 몰살시켜 버린다는 야무진 계획을 흉중에 품었기 때문이었다.

생각은 무성한 수풀처럼 더없이 좋았지만, 그에게는 뒤를 받쳐줄 군사가 없었다. 결국 그의 계획은 주먹을 쥐었다 펴는 탁상공론으로 일관하다 유방의 대군에게 생포 당하는 수모를 겪게 된다. 이렇게 되자 박씨는 노예 신세가 되어 강제노동소에서 일하는 신세로 전락했다.

당시 박씨와 강제노동소에 있던 여인 중에 관부인(管夫人)과

조자아(趙子兒)가 있었다. 그들은 어려운 처지에 있으면서 장차
서로에게 좋은 일이 생기면 상대를 도와주자는 약조를 나누었었
다. 그 무렵 두 여인은 천하를 거머쥔 유방의 눈에 들어 부귀를
누렸지만, 박씨는 강제노동소에서 일을 하지 않으면 안되는 신세
였다.

어느 날 강제노동소를 방문한 유방은 단번에 박씨를 집어냈다.
즉시 그녀를 황궁으로 데려가라는 명을 내렸으나 황궁으로 돌아
온 후 박씨의 존재를 잊어버렸다. 그러던 어느 날이었다. 유방은
관부인과 조자아가 서로 마주보며 웃고 있는 것을 발견했다. 사
마천의 『사기(史記)』에는 박희(薄姫)와의 약속이 생각나 웃었다
고 씌어 있지만 이것은 사실과 다를 것이다. 자신들은 황제의 사
랑을 받고 있지만, 박희는 왕족의 딸이면서도 총애를 받지 못한
다는 데에 비웃은 것이 분명했다.

유방은 두 총비가 웃은 이유를 물었다. 그녀들은 사실대로 말
해 주었다. 유방은 갑자기 연민이 발동하여 박씨를 침실로 불러
들였다. 찾아온 기회를 박씨가 놓칠 리 없었다.

"폐하, 소첩이 어젯밤 꿈을 꾸었사온데 용 한 마리가 내 가슴
위로 올라오지 않겠어요."

유방은 흐뭇했다. 그 말이 사실인지 아닌지를 굳이 규명해야
할 이유가 없었다.

"허허허, 그 용은 바로 짐이로다. 너는 분명 상서로운 꿈을 꾸
었도다."

한 번으로 기회를 잡는다는 것처럼 이날밤 같이 한 잠자리로
인해 박씨는 황사를 회임했다. 바로 서한 왕조 제5대 황제 유항이
었다. 마침내 허부의 예언은 적중했다. 그러나 위표는 이미 저승
사자를 따라간 후였다.

비방. 백출신국환(白朮神麴丸)
—몸이 마르며 머리가 어지럽고 입맛 없을 때—

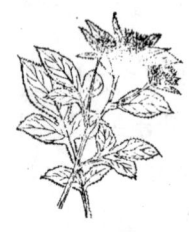 삽주(朮)는 엉거시과에 딸린 숙근초(宿根草)로 온 산야에 있다. 잎은 타원형으로 톱니가 있으며 복엽(複葉)이다. 가을에 꽃은 백색이나 담황색으로 핀다. 『신농본초경(神農本草經)』에는 약용적인 부분에 대해 이렇게 설명한다.

<삽주(白朮)는 풍한과 습비를 다스리고 땀을 그치며 열을 없앤다. 음식을 소화시키는 데는 달여서 먹는다. 오래 먹으면 몸이 가벼워지고 장수한다>

오래 전부터 황실에서는 「호고탕액(好古湯液)」을 애용하여 왔다. 삽주를 끓여 먹는 것인데, 그 효능에 대해 속을 다스리고 비장을 도우며 간의 풍허를 보하고 구역과 몸이 무거워지는 것과 심하급통(心下急痛)이나 배꼽 근처가 아픈 것(제복통)을 다스린다고 하였다. 「백출신국환」은 머리가 어지러우며 몸이 마르고 입맛이 없는 것을 다스린다. 백출 3근, 누룩 3근을 짓찧어 가루로 만든다. 그것을 술로 환을 오동씨 크기로 만들어 한 번에 20알씩 먹는다. 하루에 3번 복용한다. 또 사지에 종기가 나기 시작할 때는 백출 3냥을 썰어 한 번에 반냥을 물 한잔 반에 대추 3개와 함께 달여서 따뜻한 술로 복용한다. 하루에 서너차례 복용한다.

비방. 두문방(斗門方)
—눈병으로 시력이 약해졌을 때—

쑥은 엉거시과에 딸린 다년생 풀이다. 잎은 깃모양으로 약간 째지고 윗면은 녹색이며 뒷면은 흰털이 덮여 있다. 가을에 잎 사이에는 화경(花莖)이 돋아나와 연자주빛의 두상화(頭狀花)가 이삭 모양으로 핀다. 이러한 쑥을 의초(醫草)라고 『명의별록』에서 도홍경이 지칭한 것은 그 만큼 약리성이 많고 강하기 때문이다. 이시진은 다음과 같이 말한다.

<쑥은 곳곳에 있다. 초봄에 땅에서 싹이 돋는다. 잎은 등이 희다. 5월 5일에 잎을 채취하여 말린다. 오래 묵은 것이 사용하는 데 좋다>

이러한 쑥은 서리가 내리고서야 비로소 마른다. 채취하는 시기는 5월 5일이다. 말려서 잎을 따면 되는데 닭이 울기 전에 따야 효험이 큰 것으로 알려져 있다. 이날에 쑥잎을 따면 사람에게는 좋고 독기를 없앤다는 설명이 붙어 있다.

「두문방」은 눈병으로 인하여 시력이 약해진 것을 다스린다. 쑥을 태우는 연기에 그릇의 뚜껑 같은 것을 대고 있으면 당연히 뚜껑바닥에는 그을음이 끼게 된다. 이 그을음을 긁어내어 물에 탄다. 그것으로 눈을 씻으면 시력이 좋아진다. 또 갑작스러운 위통에는 쑥잎을 삶아 마시면 신묘하게 효험을 본다.

비방. 마제결명산(馬蹄決明散)
—청맹과 야맹증을 다스림—

초결명(草決明)은 차풀과에 딸린 1년생 풀이다. 잎은 우상복엽(羽狀複葉)으로 작은 잎은 서너개씩 대생(對生)하며 잎 사이에는 선체(腺體)가 있다. 이러한 결명에는 두 종류가 있다. 하나는 마제결명(馬蹄決明)인데 줄기와 높이는 3~4척이고 잎은 거여목(苜

菽)과 같다. 낮에는 벌어졌다가 밤이면 오므라든다. 길이는 5~6
촌으로 눈에 넣으면 가장 좋다. 다른 하나는 강망결명(茳芒決明)
이다. 싹과 줄기는 마제결명과 비슷하고 잎이 적고 끝이 뾰족하
다. 차를 대신하여 먹는다.

중국의 황실 여인들은 이러한 초결명의 전초를 욕탕에 넣어 목
욕을 했다. 그렇게 하면 혈액 순환이 원활하여 정신 또한 맑아진
다. 따라서 완화강장제로서 각광을 받았다. 차의 재료로 쓰이며
눈을 맑게 하므로 초결명을 장복하면 시력이 좋아지는 것은 확실
한 얘기다.

「마제결명산」은 청맹과 야맹증을 다스린다. 초결명씨 1되와 지
부자(地膚子;대싸리 씨) 2되를 술 5되에 달여서 말린다. 그것을
가루로 만들어 한 번에 2돈씩 따뜻한 술로 하루에 2번 먹는다. 민
간요법에서는 이(齒)가 쑤시는 데엔 초결명을 달여 그 탕을 입에
물고 있으면 통증이 그친다.

2. 점성가 요옹(姚翁)이 흥분하다

이번에는 전기 소설의 주인공으로 등장하는 상음 여인에 대해
기술하고자 한다. 아무래도 이 얘기는 기원전 3세기, 즉 90년대로
거슬러 올라간다. 서한 왕조를 세울 당시 개국 공신 중에 장도(臧
荼)라는 인물이 있었다. 유방은 그를 연왕(燕王)에 책봉하고 봉지
를 지금의 하북성 북부로 수도는 계성(薊城)으로 정해 주었다. 그
러나 그는 얼마 후 반란을 일으켰으며 그 직후 중앙 정부에서 파
견된 병사들에 의해 봉국은 몰수되고 작위는 취소되었으며 하나
뿐인 목숨까지 잃게 되었다.

그후 장도의 가족들은 뿔뿔히 헤어졌다. 그의 손녀 가운데 한

사람인 장아(臧兒) 역시 천민으로 격하되어 장안의 조그만 위성
도시인 괴리 지방의 왕중(王仲)이란 사람에게 시집갔다.

장아는 여기에서 1남 2녀를 낳았다. 사내는 이름이 왕신(王信)
이고, 계집아이는 왕지와 왕식후였다. 잠시 전에 위에서 말한 전
기적인 인물이란, 바로 왕지를 가리킨 말이었다.

장아는 남편이 세상을 떠나자 곧 전선생(田先生)이라는 위인에
게 출가하여 전승(田勝)과 전분(田蚡)이라는 두 아들을 낳았다.
이렇게 시일이 흘러가는 중에 왕지는 당시의 조혼 풍습에 따라
김왕손(金王孫)에게 출가하여 딸을 낳았다.

사실 여기까지만 놓고 본다면 지극히 평범한 가정사를 쓰고 있
는 것처럼 단조롭다고 할 수 있다. 그런데 뜻밖에도 입술이 얇은
점성가가 일을 복잡하게 엮어버렸다. 어느 날 점성가 요옹은 왕
지의 얼굴을 무심히 바라보더니 가뿐숨을 몰아쉬며 말했다.

"당신의 따님(왕지)께서는 아주 귀한 몸이 될 것입니다. 필시
머잖은 장래에 천자를 생산하실 것입니다."

뒤이어 다른 자녀들의 관상도 살펴보았다. 이 당시 요옹은 점
성가로서 장안에 이름을 날리고 있었다. 그의 말 한 마디는 무엇
하나 적중되지 않는 것이 없었기 때문에 자연 장아의 마음에 파
문을 일으켰다. 그러나 한편으로 생각해 보면 너무 뜬구름 잡는
듯한 말이었다. 어떻게 일개 평민으로 전락된 몸이 황후가 되어
천자를 생산하게 된다는 것인지 이해가 되지 않은 것이다. 그런
데 괴이한 일은 이 직후 일어났다. 때마침 유계가 황태자로 책봉
되어 자신의 시중을 들어줄 양가 규수를 물색 중이라는 소문이었
다. 장아는 하늘이 내려준 절호의 기회로 여겼다.

"흐음, 딸을 태자궁으로 보내 황태자와 하룻밤만 같이 하게 한
다면 분명 요옹의 예언이 이뤄질 수 있을 게야."

어머니의 꼬드김을 받은 왕지는 남편과 자식들을 버리고 궁으로 들어갔다. 그곳에서 열 여덟 숫처녀로 가장하여 태자를 모시는 행운을 잡은 것이다.

일이 이렇게 되자 장아는 딸의 남편인 김왕손을 찾아가 헤어질 것을 강력히 요구했다. 김왕손은 펄쩍 뛰었다. 다른 것은 다 양보해도 그것만은 할 수 없다고 버티었다. 마침내 장아는 회유책이 먹히지 않자 본색을 드러냈다.

"그래? 그렇다면 어디 힘겨루기를 해보자. 네가 만약 내 말을 듣지 않는다면 어떤 일이 벌어지는지 기대해 보아라. 옛날에야 너의 재물이 많았기에 내 딸을 준 것이지만, 지금은 그것이 얼마나 부질없는지 네가 알 것이다."

왕지가 태자궁에 들어가 정력이 왕성한 유계를 휘어잡자 뛰어난 테크닉에 맛들인 태자는 왕지를 보물 단지처럼 여기게 되었다. 밤이 되면 유계는 오로지 왕지만을 찾았다. 일이 이렇게 되자 장아는 왕식후까지 유계에게 바쳤다.

이후 왕지는 평양공주와 남궁공주를 낳았다. 대부분의 역사서에는 이들 두 공주의 이름은 기록되어 있지가 않다. 그러나 마지막으로 낳은 사내 아이, 바로 이 사내에 대해선 많은 역사서에 뒤죽박죽의 기록을 남기고 있다. 그는 기원전 157년 7월 7일에 태어났다고 씌어 있다. 그래서 처음에는 칠석이라 불렀는데, 유계의 조부 유방이 꿈에 나타나 이름을 유저(劉猪)라 짓게 하였다. 그러나 아무래도 멧돼지를 뜻하는 '저'자가 좋지않다는 생각에 마지막으로 이름을 유철(劉徹)이라 고쳤다. 바로 이 아이가 중국 역사상 그 이름도 요란했던 한무제(漢武帝) 그 사람이다.

비방.   백고탕(白篙湯)

—황달과 두통을 다스림—

사철쑥은 엉거시과에 딸린 다년생 풀이다. 산과 들에 자생하는
데 특히 산언덕의 모래땅에 많이 난다. 잎에는 흰털이 있고 맨끝
의 잎은 가늘게 째지고 봄에는 줄기 위에 푸른 빛을 띤 두상화가
핀다. 이러한 사철쑥은 옛날에는 사람들이 많이 심어 채소로 대
용하기도 했다. 그러므로 약에 넣는 것은 오로지 산에서 나는 것
을 쓴다.

이러한 사철쑥의 약용적인 면을 살펴보면 황달(黃疸)을 다스리
는 유일한 선약으로 알려져 있다. 물론 이외에 이뇨작용이나 해
열제로도 사용된다. 한방에서는 황달에 걸린 사람에게 1일 15그
램을 전복한다. 사철쑥은 황달에 관해서는 특효한 것으로 알려져
분석되어 있다. 「백고탕」은 황달을 비롯하여 두통과 풍열·학질
등을 다스린다. 또한 소변을 이롭게 한다. 재료는 약간의 사철쑥
만 있으면 된다. 이것을 잘게 썰어 국에 넣어 끓여 먹는다. 생식
을 해도 좋다. 그런가하면 눈동자가 붉어지고 안면이 붉게 물드
는 데에도 효험이 크다. 사철쑥·질경이씨(車前子)를 등분한다.
그것을 달여 탕에 차를 타서 약간씩 마신다. 이것은 「직지방(直指
方)」의 처방이다.

비방. 방풍동뇨탕(防風童尿湯)
—파상풍과 중풍을 다스림—

병풍나물(防風)은 미나리과에 속하는 3년생 풀이다. 중국이 원
산으로 우리나라에서는 주로 북쪽 지방에서 자생한다. 이시진은
말한다. '병풍나물은 2월에 여린 싹을 캐어 나물로 만들면 맵고

달고 향긋하다. 부르기를 산호채(珊瑚菜)라 한다. 그 뿌리는 거칠
고 씨를 심는다.'

　방풍의 약용적인 면을 살펴보면, 「신농본초경」에는 방풍은 풍
으로 머리가 어지럽고 아픈 것·악풍·풍사·눈이 보이지 않는
것·골절상 등을 다스린다.

　『원소(元素)』라는 고서적에는, '방풍은 풍을 다스리는데 통용된
다. 상반신의 풍사에는 뿌리의 중간인 몸을 쓰고 하반신의 풍사
에는 뿌리의 끝을 쓴다. 풍을 다스리고 습을 이기는 선약이다'.

　「방풍동뇨탕」은 파상중풍을 다스린다. 병풍·천남성 등을 가루
로 만든다. 한 번에 2~3 숟가락씩을 먹고 아이의 오줌 5홉을 달
여 4홉으로 졸여 몇 번에 나누어 복음한다.

　땀이 스스로 나고 멎지 않을 때에는 다음과 같은 처방을 한다.
병풍의 노두(蘆頭)를 버리고 가루로 만들어 한 번에 2돈을 참밀
의 쭉정이인 부맥(浮麥)으로 달여 탕으로 복용한다. 「주씨험방(朱
氏驗方)」이다.

비방. 발췌방(拔萃方)
―여인네의 혈병(血病)을 다스림―

　쇠무릎지기(牛膝)는 비름과에 딸린 다년생 풀이다. 산이나 들
에 자생하는데 높이는 1미터쯤 자라고 줄기는 네모졌다. 8월에
이삭 모양의 꽃이 피며 꽃이 진 뒤에는 가시 모양의 열매가 맺는
다. 곁을 지나가는 사람들의 옷에 들러붙는다.

　한방에서는 수렴·이뇨제로서 쓰고 기타의 임질·산후의 복
통·각기·수종·옹종·관절염 등에 전복(煎服)한다.

　고서적에는 쇠무릎지기의 뿌리는 요슬(腰膝)이 냉하고 약한 것

을 다스린다. 쇠무릎지기 뿌리와 육종용을 함께 술에 담가 먹으면 신(腎)을 보한다. 가시가 살에 들어갔을 때에는 쇠무릎지기를 씹어 붙이면 즉시 나온다.

「발췌방」은 여인네의 혈병(血病)을 다스린다. 월경불순을 비롯하여 월경폐지·산후 기혈의 부조화 등에 특효하다. 쇠무릎지기를 술에 담가 하룻밤이 지나 볶아서 말린다. 옻(漆)을 볶아 각각 1냥으로하여 가루를 만든다. 생지황즙 1되를 그릇에 넣고 연한 불로 천천히 달여 오동씨 크기 만큼의 환을 만든다. 한 번에 30알씩을 공복에 술로 복용한다. 그런가하면 부인의 음통(陰痛)에는 쇠무릎지기 5냥을 술 3되에 넣고 달인다. 그것이 반으로 졸아들면 3번으로 나누어 먹는다.

3. 금옥장교(金屋藏嬌)의 유래

기원전 3세기. 진왕조가 붕괴되었을 때, 안휘성 천장현 마을에서는 젊은 청년들이 현령을 시해하고 최말단직에 있는 진영(陳嬰)을 왕으로 추대했다. 그의 어머니는 이재에 밝은 분인지라 깊은 밤 아들을 불러 은밀히 타일렀다.

"얘야, 지금은 난세다. 이런 때엔 앞머리보다는 중간쯤이 좋다. 더구나 나는 너의 아버지에게 시집와서 집안 내력을 들었지만, 대대로 높은 벼슬을 한 사람이 없었다. 그런데 이제 와서 국왕이 된다면 머잖아 득보다는 손실이 많아질 것이다. 그러니 국왕 자리는 내어놓고 장군이 되어라."

진영은 노모의 충고를 받아들였다. 높은 자리에 앉은 사람은 한 번 일을 도모하였다가 실패하면 목숨을 잃을 것이 뻔하다. 그러나 중간 자리라면 일이 성공하면 봉지를 받을 것이지만, 그렇

지 않는다 해도 적당한 기회에 도망치면 목숨만은 구할 수 있다
는 계산을 한 것이다.

진영은 졸개들을 거느리고 일단 항우의 휘하로 들어갔다. 그러
나 싸움마다 연전연패하자 물고를 유방쪽으로 틀었다. 그후 유방
이 천하를 통일하고 서한 왕조가 세워지자 그는 모친의 예측대로
당읍후(堂邑侯;후작)에 책봉되었다.

이후 진영이 죽자 아들 진록(陳祿)이 뒤를 이었으며, 진록의 사
후에는 진오(陳午)가 계승했다. 바로 이 진오의 부인이 서한 왕조
6대 황제인 유계의 누님인 유표이며, 진교는 그들의 딸이었다.

유표는 오래 전부터 진교를 황태자에게 시집 보내지 못해 안달
할 정도였다. 언젠가 그녀는 조카 유저(劉猪;유철)를 무릎 위에
앉히고 이렇게 물었다.

"애, 돼지야. 너는 새색시를 얻고 싶지 않니?"

유저는 얻고 싶다고 대답했다. 그러자 유표는 얼른 진교를 가
리켰다.

"이 아이를 네 색시로 삼으면 어떻겠느냐?"

"좋아요. 아교(阿嬌)를 색시로 준다면 나는 황금 궁전을 지어
그곳에서 살게 하겠어요."

이렇게 하여 금옥장교(金屋藏嬌)라는 말이 생겨났다.

위의 호칭 가운데 '진교'를 '아교'라 부른 것은 일종의 애칭이었
다. 즉 이름자에 '아'를 집어넣어 상대를 부르는 것은 남다른 친밀
감을 나타내는 호칭이었다.

기원전 141년. 유저는 왕위를 계승했다. 따라서 이 무렵에 진교
가 황후가 되었을 것으로 추정한다.

이렇듯 모든 일이 잘 풀려 가던 그녀가 뜻밖에 고전에 빠진 것
은 두 가지 이유였다. 하나는 자식이 없었고, 다른 하나는 애정이

식기 시작했다는 점이었다. 이 두 가지는 그녀를 불행의 늪으로
이끌어 갔다. 훗날의 일이지만 그녀는 자신의 꿈을 이루기 위해
궁안에 금기시 되어 온 무당을 불러들여 푸닥거리를 벌인 탓에
완전히 황제에게서 사랑을 잃고 만다.

　여기에 한가지 흥미로운 사실이 있다. 예나 제나 자식을 얻는
데엔 금백을 아끼지 않는 것이지만, 진교가 자식을 얻기 위해 뿌
린 돈은 9천5백만전(錢)이라고 했다. 당시의 화폐 가치로 볼 때 5
인 가족이 중류 이상의 생활을 할 때 한달간 소요되는 비용은 1
천전. 그렇게 보면 1년에 1만2천전. 9천5백만전을 1년 생활비로
나눈다면 한 가정이 대략 8천년을 놀고 먹을 수 있다는 등식이
성립한다.

비방. 옥사피환(玉思皮丸)
―습관성 유산을 다스림―

　두중은 두중과에 딸린 낙엽교목이다. 높이는 20여미터쯤 자라
는데 느릅나무 잎과 비슷하다. 한가지 특기할만한 점은, 일반적으
로 한방에서 칭하는 두충(杜沖)은 두중(杜仲)의 잘못 표기라고 지
적한다. 『본초강목』 등에는 두충이 아니라 '두중'으로 표기되어
있다. 다시말해 '두충(杜沖)'이라는 것은 원래의 의서에는 없는 것
으로 '중(仲)'자가 '충(沖)'으로 잘못 표기된 것이다.

　두중 잎은 산뽕잎과 흡사하다. 그것을 잘라보면 껍데기와 마찬
가지로 명주실같은 것이 나온다. 이것이 '구타페르카'라는 성분이
다. 옛날부터 처음에 나온 두중 잎을 면(檰)이라하여 나물이나 가
루로 만들어 먹었다. 두중 잎차를 오래 마시면 간과 담낭의 기능
을 높인다. 특히 팔과 다리의 무력감을 없애고 몸이 가벼워지게

한다. 「옥사피환」은 습관적으로 유산이 되는 것을 다스린다. 두중 8냥을 찹쌀 삶은 물에 담가낸다. 그것을 볶아 실(絲)을 버리고 속단(續斷) 2냥을 술에 담가낸다. 다시 그것을 볶아 가루로 만든다. 또 산약 5~6냥을 가루로 만들어 한데 섞는다. 그것을 물로 환을 만들어 오동씨 크기로 하여 한 번에 50알씩을 공복에 미음으로 먹는다.

비방. 건시자유식(乾柿煮乳食)
—소화불량과 비허의 허약함을 다스림—

감은 감나무의 열매다. 감은 매실이나 배처럼 수분(受粉)을 하여 수정(受精)하지 않으면 자방이 성장하지 않는다. 따라서 수정을 하지 않은 감에는 씨가 없다.

고방에 의하면, 감은 이비(耳鼻)의 기를 통하고 장과 위의 허약을 다스린다. 감은 술독을 푼다. 위의 열을 누르고 목이 마른 것을 그치게 한다.

「본초비요(本草備要)」에 의하면 곶감은 비와 폐의 혈분약(血分藥)이다. 비를 강하게 하고 폐를 윤활하게 한다. 기침을 그치게 하며 숙혈을 없앤다.

「건시자유식」은 소화불량을 다스리고 비허와 허약을 보한다. 재료는 곶감(乾柿) 3근, 우유 1근, 꿀 반근 등이다. 만드는 법은 우유와 꿀을 함께 끓인다. 그것을 곶감에 넣고 다시 끓인다. 곶감을 옹기그릇에 넣고 매일 공복에 3~5개씩을 먹는다. 아주 효과가 높다. 또한 음식을 먹고 토하는 데에는 건시 3개를 꼭지채 짓찧어 술로 먹는다. 그런가하면 만성적인 구토에는 곶감과 밤가루를 등분하여 함께 반죽하여 떡을 만든다. 그것을 먹고 물을 마시지 않는다. 일주일을 먹으면 효력이 있다.

비방. 귤감탕(橘甘湯)
—기침이 심한 것을 다스림—

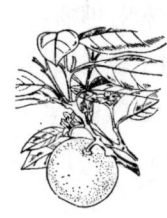 귤의 원산지는 아시아의 온대 지방과 열대 지방이다. 고방에 의하면, 밀감의 원산지는 인도지나이고 유자와 감자의 원산지는 중국의 양자강 유역에서부터 티베트의 고원지대다. 귤의 성분은 수분이 87%, 단백질 0.09%, 지질 0.3%, 탄수화물 11.4%, 회분 0.4%, 열량은 100그램 당 50칼로리이다.

고방에서는 진피(陳皮)를 보약으로 보한다. 윗속을 평하고 체한 것을 내려준다. 한방에서는 진피를 방향성 건위약이라 한다. 또 진해·딸국질을 다스리기도 하며 거담에 효과가 있다. 회의 용량으로는 2~4그램을 달여서 쓴다. 또 진피를 열탕에 넣어 쓰면 감기를 비롯하여 발한·산통·부종·어패류의 중독에 효과가 있다.

「귤감탕」은 기침이 심한 것을 다스린다. 귤피 4냥, 감초 1냥을 볶아 가루로 낸다. 그것을 백탕으로 먹는다.

『오과정종(吳科正宗)』이라는 고서에는 중이염(中耳炎)을 다스리는 비방을 소개한다. 진피를 비롯하여 등심(燈心)을 각 1돈씩으로하여 불에 태워 가루로 만든다. 그것을 조금씩 귓속에 불어넣는다. 또 어패류의 중독에는 귤피를 진하게 달여 공복에 한 공기를 마신다.

4. 수양제(隋煬帝)의 하음(下淫)

위의 세 가지는 주로 왕실과 그 주변을 다룬 상음의 여인들에
대한 애기를 다루었다. 역대 중국의 황제들은 호화스러운 격식을
차리는 교양 있는 여인들을 좋아했지만, 때로는 물미역 냄새나는
자연산(自然産) 그대로를 좋아하기도 했다. 이른바 하음의 여인
이다.

당송(唐宋) 연간에 집필된『미루기(迷樓記)』나 청나라 때에 완
성된『수양제염사(隋煬帝艶史)』에는 그가 총애한 대부분의 여인
이 한결같이 민간의 여인, 즉 하음임을 알 수 있다. 총애한 열두
명의 여인들, 특히 주오아(朱吳兒)・계랑(桂娘)・이보아(李寶兒)
・얼야아(孼冶兒)・표보아(表寶兒)・한준아(韓俊兒)・묘랑(杳
娘)・오강선(吳絳先)・금랑(金娘) 등을 꼽을 수 있다.

그가 보위에 올라 치정한 것은 13년이다. 서른 아홉에 살해될
까지 천하를 소동시킨 그의 행적은 참으로 가관인 것이 많았다.

특히 그는 미루 안에 네 가지 방을 만들었다. 이것은 성전용의
궁전이었다. 봄에는 산춘수(散春愁)에서 쉬고, 여름에는 야감향
(夜酣香), 가을에는 연추월(延秋月)에서, 그리고 겨울에는 취망귀
(醉忘歸) 전각을 전전하며 여인의 속살을 만지작거렸다.

이 전각 안에는 성전용의 수레가 통로를 따라 굴러다녔다. 또
한 황제가 지방으로 어행을 나갈 때엔 성전용의 수레를 조립식으
로 만들어 싣고 다녔다. 일단 목적지에 도착하면 즉시 싣고 온 물
건들은 조립이 되어 훌륭한 안방 침대로 둔갑했다.

그런 상태에서 하타(何妥)라는 이가 재미있는 수레를 헌상했
다. 어여거(御女車)였다. 수레의 모양은 앞바퀴의 폭은 넓고 큰
반면 뒷바퀴는 작았다. 더구나 느릅나무를 굽혀 못을 대용했기
때문에 운전을 자유자재로 할 수 있었다.

양제는 이 수레에 타는 여인을 어거녀(御車女)라 불렀다. 동서

남북 사방에 금방울과 은방울을 늘어뜨린 채, 통로를 따라 수레가 구르면 아름답고 경쾌한 소리가 울려 퍼졌다.

그러던 어느날 하타의 아들 하조(何稠)가 또하나의 수레를 진상했다. 이름은 어여동거(御女童車)였다.

『천금방』엔 오월(吳越)에는 미인들이 많이 있다고 했다. 그곳 민간의 집에서 가려뽑은 미인들을 어여동거에 싣고 처음 사내를 접하는 계집에게 실습했다.

이를테면 수레 안엔 오늘날의 소파와 같은 용도의 침대가 두 개 정도 놓여 있고, 일단 양제는 미인이 안으로 들어오면 사전에 귀띔을 받은 대로 기관 장치를 누른다. 순식간에 문어발 같은 것이 나와서 여인의 몸을 칭칭 감아 버리면 그제야 양제의 두 손은 바삐 움직인다. 수레가 구르는 중에 다른 기관 장치를 누르면 여인 쪽에서 몸을 흔들거나 보채는 동작으로 황제의 눈길을 즐겁게 만든다. 아무리 사내를 처음 상대한 여인이라 할지라도 그 행동이 대담무쌍해지는 것이다.

이외에도 수레는 전희(前戲)의 용도인 여의거(如意車)가 있었다. 미루 속을 이리저리 나아갈 때엔 절로 흔들리며 동작하게 되어 있는 수레였다. 이외에도 남녀가 방사를 나누면 수십 수백개의 모습으로 나타나는 만화경실이라는 거울방도 있었다. 수양제 때에 벌써 이런 용도의 기관이며 장치들이 있었던 것은 놀라운 일이다.

비방. 오과탕(吳果湯)
—오래된 기침을 다스림—

호도에는 무기질과 비타민 B1이 풍부해서 매일 먹게 되면 피부

가 윤택하여 진다. 호도를 하루에 3개씩을 먹으면 사람에게 필요
한 지방은 족하다.

호도의 약용적인 면을 살펴보면, 아주 심한 병앓이를 하고 난
후에도 호도를 계속하여 먹으면 병의 회복이 빨라진다. 그런가하
면 모발의 색깔도 병을 앓기 전보다 더 윤기가 흐른다. 그런 이유
로 『개보본초(開寶本草)』에는 '호도를 먹으면 사람으로 하여금
살이 찌고 튼튼하게 한다. 피부는 윤택하여 지고 수염과 머리털
은 검어진다. 많이 먹으면 소변에 이로우며 오치(五痔)를 없앤다.

한방에서는 호도인(胡桃仁)이라하여 자양강장제로 쓰인다. 또
는 진해제로 쓰인다. 폐결핵 환자들은 호도를 생식하면 몸에 크
게 이롭다.

「오과탕」은 오래된 기침을 다스린다. 호도육 50개를 삶아 껍질
은 버린다. 여기에 인삼 5냥, 행인 350개를 볶아 껍질을 버리고
함께 간다. 이것을 꿀로 버무려 환을 만드는 데 그것은 오동씨 크
기다. 날마다 공복에 10개씩을 씹어 인삼탕으로 넘는다. 그리고는
잠을 자기 전에 한 번 더 먹는다. 이것은 「소대윤방(蕭大尹方)」의
처방이다.

비방. 육행탕(肉杏湯)
—몹시 심한 기침을 다스림—

살구는 살구나무의 열매다. 살구는 벚나무과에 딸린 낙엽 활엽
교목이다. 이러한 살구는 곳곳에 있다. 일찍이 손사막은 『천금방』
에서 말한 바 있다.

<살구는 많이 먹으면 담열(痰熱)이 생기고 정신이 흐려진다.
산부는 더욱 꺼린다. 행인으로 탕을 만들어 덜 끓여 먹으면 기

(氣)가 막히고 몸에 열이 나며 너무 끓여 먹으면 냉기(冷氣)를 동한다>

민간요법에서는 말린 살구를 이용하고 있다. 이것은 통리성(通利性)이 있어 하제로서 사용된다. 『천금방』에 의하면 살구는 말려서 먹으면 갈증을 그치고 냉과 열독을 없앤다. 살구는 심장의 과실이다. 심장병에 먹는다.

「육행탕」은 심한 기침을 다스린다. 행인 3홉을 피첨(皮尖;알맹이 껍질과 알맹이 끝)을 버리고 누렇게 볶는다. 이것을 갈아서 꿀 1되에 넣고 끓여 식전에 조금씩 먹는다.

또한 풍충아통(風蟲牙痛)에는 행인을 1개씩 바늘 끝에 꽂아 등불에 연기가 나도록 구워 뜨거운 것을 아픈 어금니 사이에 끼운다. 이것을 일곱 번만 계속하면 통증이 그치고 어금니(풍치)가 빠진다.

비방. 백조산(白棗散)
―심한 기침을 다스림―

대추는 대추나무의 열매다. 대추나무는 속이 붉고 가시가 있다. 4월에 작은 잎이 나고 5월에 잔꽃이 핀다. 고서적인『제민요술(齊民要術)』에는 '모든 대추는 완전히 붉은 때에 날마다 나무를 흔들어 거둔다. 볕에 말리면 붉은 주름이 가고, 만약 반쯤 붉은 것을 거두면 살이 차지 않아 마르면 누르스름하게 변하며 붉은 색을 띤다.'

일반적으로 대추를 잘 먹는 법은 마른 대추를 썰어 볕에 말린 것을 조포(棗脯)라 하는데, 삶아 익혀 기름틀에 눌러 짠 것은 조고(棗膏)가 된다. 또는 조양(棗瓤)이라고도 한다. 쪄서 익힌 것은

교조라 하는 데 삼잎을 사용하여 함께 찌면 빛깔이 아주 곱다. 이
시진은 말한다.

<붉고 연한 대추를 취하여 마른 대추를 가마에 넣는다. 물을
붓고 삶는다. 잘게 갈아 즙을 취하는데 매회 한숟가락씩을 탕에
타서 먹으면 시고 단맛이 입맛을 되살린다. 이것을 미장(美漿)이
라 한다. 쌀이나 찐 보리가루를 버무려 쓰면 기갈을 면한다>

「백조탕」은 심한 기침을 다스린다. 큰 대추 20개의 씨를 빼고
우유 4냥에 넣고 연한 불로 천천히 달인다. 대추에 우유가 젖어들
면 건져낸다. 한 개씩 입에 넣고 삼키면 차도가 있다.

5. 최고의 서정시 상비죽(湘妃竹) 전설

요중화(姚重花)라면 황제(黃帝) 왕조의 7대 제왕인 여순제(慮
舜帝)이다. 당시는 기원전 2200년 경으로, 기원전 3세기 이전에는
최고 통치자를 제(帝) 또는 왕(王)이라 불렀고, 그 부인을 비(妃)
라 하였다. 사서(史書)에 의하면 요중화에겐 장님 아버지와 계모,
그리고 계모에게서 태어난 남동생 요상(姚傷)이 있었는데 한결같
이 두 얼굴을 지닌 음험한 인물로 역사서는 평가한다.

계모의 소생인 요상은 물론이려니와 부친까지 짝을 이뤄 요중
화를 살해하려고 혈안이 되었는데도, 부모에 대한 효행은 세상
사람들의 입에 널리 오르내리기에 충분했다.

소문은 이방훈(李放勳)이란 인물의 귀에까지 흘러들게 되었다.
그는 6대 제왕인 당요제(唐堯帝)인데, 산서성 평양 땅에서 스스로
고인(孤人)을 자처하는 군주였다.

"요중화가 그토록 효행이 깊은 인물인가?"

이방훈은 즉시 사자를 보내 요중화의 됨됨이를 조사케 했다.

기록상으로는 이같은 일을 「괴사(怪事)」라 적고 있다. 어느 시대나 표준 군주의 틀에 맞춰 끼우는 부록이 따르게 되는데, 그것은 바로 '칭송'이었다.

이방훈은 요중화의 품격을 높이 사 그의 두 딸을 시집 보내기에 이른다. 첫째는 이아황(伊娥皇)이고, 둘째는 이여영(伊女英)이었다. 요중화는 두 미인을 거둬들인 후 이방훈을 밀어내고 실권을 잡으려고 계책을 꾸며 나갔다. 그런데 행인지 불행인지 기원전 2258년에 이방훈이 서거하고 그의 아들 이단주(伊丹朱)가 보위에 오르자 급거에 난을 일으켜 그를 호북성 의도현의 단수(丹水)로 쫓아 버리고 제왕의 자리를 차지하였다. 이때는 이방훈이 세상을 떠난 지 만 3년만의 일이었다.

당시엔 궁중 법도라는 것이 엉망진창이었다. 예의 범절은 물론이려니와 유가(儒家)의 이론이란 것도 아직 정비되지 않은 터였기에 더더욱 그럴 수밖에 없는 입장이었다.

그가 보위에 올라 48년 간이나 천하를 다스렸던 기원전 2208년. 요중화의 나이 1백여 세가 되었을 때 중대한 사건이 발생했다. 치수법(治水法)을 응용하여 천하에 이름을 떨친 하부락(夏部落)의 사문명(姒文命)이 그에게 반기를 든 것이다.

여기에서 잠깐 치수법에 대해 잠깐 짚고 넘어간다. 요황제(堯皇帝) 때에 대홍수가 일어나 그 재난이 22년이나 계속되자 황제를 비롯하여 여러 신하들은 「곤」이라는 사람에게 황하의 치수법을 맡기게 되었다.

곤은 황제의 명을 받은 즉시 두 가지 방침을 세웠다. 하나는 '인'이라 하여 메우는 것이고, 다른 하나는 '장'이라 하여 가로막는 방법이었다. 즉, 물이 넘칠 만한 곳은 제방을 쌓았고 침수 가능 지역은 흙으로 메운 것이다. 그런데도 물길은 거침없이 제방을 밀어 버리며 도도히 흘러갔다. 이런 일이 9년 동안 계속되자 황제는 곤을 우산(羽山)에서 처형시켜 버렸다.

요황제의 뒤를 이어 순(舜)이 보위에 오르자 황제는 곤의 아들 우가 출중한 지혜를 가지고 있다는 말을 듣고 그를 불러내 사공(司空) 벼슬에 임명한 다음 치수 사업을 명했다.

우는 아버지 곤이 쓴 치수 사업을 바꿔 소와 도의 방법을 택했다. 소는 통과시키는 것이고, 도는 이끈다는 것으로 이를테면 거센 물길은 통과시켜 물길의 분산을 막았다. 바로 이 우가 하부락의 개조(開祖)인 셈이다.

하부락의 추장 사문명이 반기를 들고 일어나자 요중화는 48년 간이나 앉아 있던 권좌에서 밀려나 그의 두 부인과 함께 수도를 떠나 황량한 창오산(蒼梧山)으로 정처 없는 유랑의 길을 떠날 수 밖에 없었다. 아마도 이 무렵은 도망 길이었을 것이다. 비록 요중화의 사인이 분명하진 않지만, 그가 도중에 세상을 떠나자 두 부인은 서로 부등켜앉은 채 강물에 투신했다. 죽기 전 두 자매가 대나무 밭에 들어가 통곡한 탓에 이곳 대나무는 얼룩무늬 반점이 생겨났다. 그런 이유로 대나무의 이름이 상비죽(湘妃竹)이다. 굴원(屈原)은 「이소(離騷)」라는 글에 다음같이 쓰고 있다.

    천제의 딸이 내려왔구나
    하늘을 바라보며 수심에 찬 모습이여
    스산한 가을 바람이 불어오니
    동정호 위에 낙엽만 떨어지누나

    제자강혜북저(帝子絳兮北渚)
    목묘묘혜수자(目渺渺兮愁子)

요요혜추풍(嫋嫋兮秋風)
동정피혜목엽자(洞庭彼兮木葉子)

후세의 사가들은 권력 투쟁으로 인하여 참사를 입은 중국 황후의 첫째로 이아황과 이여영을 꼽는 것은 아마도 애닯은 상비죽 전설이한몫 거든 탓이다.

비방. 산조복령산(酸棗茯苓散)
─잠을 잘 때 식은 땀이 나는 것을 다스림─

멧대추(酸棗)는 대추 가운데 가장 신맛이 난다. 일반적으로 대추 가운데 신맛이 나는 것은 가장 작은 것으로 고방에서는 '진짜 대추' 대접을 받는다. 『소송(蘇頌)』이라는 옛서적에는 '멧대추는 들에서 난다. 모양은 대추나무와 비슷하나 껍질이 얇다. 나무의 심(心;속)은 붉은색이다. 줄기와 잎은 함께 푸르고 꽃은 대추꽃과 비슷하다. 8월에 열매가 맺으며 자홍색이다. 맹자는 말하기를 멧대추가 몸을 양(養)한다'고 하였다.

이러한 멧대추는 한방에서 건위·진정·불면증 등에 쓰인다. 「석약험(石藥驗)」에 이르기를 잠이 잘 오지 않을 때에는 산조인 생것을 쓰고, 잠이 오지 않은 데에는 볶아 익혀 쓴다고 했다. 그런가하면 산조인(仁)은 근골풍(筋骨風)에 볶아서 탕으로 먹으면 효험이 있다. 특히 골증(骨蒸;결핵열)으로 잠이 안 오고 마음이 심란할 때에는 산조인 1냥을 물 2잔에 갈아서 즙을 낸다. 그 즙에 멥쌀 3홉을 넣고 죽을 쑨 다음 지황즙(地黃汁) 1홉에 넣고 다시 끓여 먹는다.

「산조복령산」은 잠을 잘 때에 식은땀이 나오는 것을 다스린다.

인삼을 비롯하여 복령 등을 가루로 내어 한 번에 1돈씩을 미음으로 먹는다.

비방. 단약백즙(丹若柏汁)
—소변이 자주 나오는 것을 다스림—

석류에는 시고 담(淡)한 두 종류가 있다. 열매 속에는 붉은 잔가지가 많고 가을이 지나 서리가 내리면 스스로 터지고 씨는 수정과 같다. 신맛이 나는 것은 약에 넣는다. 한방에서는 첫째, 조충을 구제하는 데에 마른껍질 10그램 가량을 온탕에 약 12시간을 담가 그 물을 마신다. 둘째, 천식이나 백일해에는 과피와 감초를 약간 넣고 달여 마신다. 셋째는 자궁내막염에는 꽃을 전복하고 충을 구제한다. 넷째는 음위에는 근피 5그램을 하루의 양으로하여 달여 먹는다. 다섯째, 입에서 냄새가 나는 경우에는 근피를 달인 물로 양치한다. 여섯째, 심장병·감기 등에는 근피 또는 과피를 전복(煎服)한다. 한가지 주의할 것은 근피의 줄기는 다량으로 복용하면 중독을 일으킨다는 점이다.

「단약백즙」은 소변이 자주 나오는 것을 다스린다. 석류를 약간 태워 재를 사용한다. 측백나무의 흰껍질을 썰어 볶아 4돈을 달여 즙 한잔에 석류재 3돈을 넣고 다시 달여 공복에 복용한다. 또 병을 앓고 난 뒤에 귀가 잘 들리지 않을 때에는 8~9월에 석류 1개를 위쪽에 구멍을 크게 뚫고 미초(米醋)를 채운다. 다음에는 원피(原皮)로써 덮고 밀가루를 반죽하여 한두 방울을 떨어뜨린다. 이렇게 3일간을 하면 효험이 있다.

비방. 회급고(會及膏)

—신기(腎氣)가 허약함을 다스림—

오미자에는 특이한 방향과 신맛이 있다. 그러므로 잘 익지 않은 열매는 맛이 좋다. 고서에 의하면 오미자는 기를 늘리며 기침과 천식·노상(勞傷;지나치게 이성을 밝혀 생기는 질환)·쇠약증을 다스린다. 그러나 오미자는 속을 다스리며 기를 내리는 한편으로 허로를 보한다고 하였다. 오미자는 눈을 밝게 하고 신장을 덥게 한다. 근골을 더욱 굳게 하며 풍을 다스리고, 음식을 소화시킨다.

한방에서는 오미자를 식전에 내복하면 자양강장을 비롯하여 거담·진해·수렴제로 사용되어 정(精)을 증진하고 내분비액을 촉진시킨다고 하였다. 이러한 오미자는 붉게 익었을 때에 채취한다. 그것을 갈아 즙을 내어 끓인다. 그것이 고약같이 되면 시고 달다. 여기에 꿀을 넣어 그릇에 보관한다. 폐가 허하거나 몸이 찬 사람이 먹으면 좋다.

「회급고」는 신기가 허한 것을 다스린다. 오미자 1근을 물에 담가 깨끗한 물로 씻어 건져낸다. 좋은 겨울꿀 2근을 넣고 연한 불로 천천히 끓여 그것이 고약같이 되면 5일간 병이 보관시켜 화기(火氣)를 내보낸다. 이것을 공복에 1~2 숟가락씩을 끓는 물로 먹으면 된다.

6.. 매미는 날아오르고

기원전 7세기. 주나라 왕실은 내궁 자체가 완전히 외부와 단절되어 있었다. 왜 이런 서문을 먼저 펼치냐 하면 그것은 주왕조 20대 제왕인 희정(姬鄭)이 나이가 연로했기 때문이었다. 이에 대한 얘기를 풀어 가자면 우선은 주왕실을 반쯤 들어먹은 포사(褒姒)라는 여인의 주변 상황을 설명하는 게 순서일 것 같다.

희궁날이라는 정신 빠진 제왕이 여산(驪山)에서 봉화 놀이를 하다가 나라를 망치자, 주왕실의 수도 호경(鎬京)은 크게 파괴되어 부득이 낙양(洛陽)으로 천도할 수밖에 없었다. 이때부터 주왕실은 다른 봉국에 비해 명목상 한수 위였지만 사실은 천하 각지 봉국들을 통치할 능력을 잃고 있었다.

이렇게 되자 여러 봉국들은 자연스럽게 주왕실에 등을 돌렸다. 어떤 봉국들은 드러내놓고 싸움질을 하여 중재권이 약해진 주왕실의 입장을 아주 난처하게 만들었다.

이런 이유로 주왕실의 희정은 이적 부락인 적국(翟國)에 원병을 청하여 말을 듣지 않은 여러 봉국들을 빗자루질 해 버렸다. 그런데 이 무렵은 왕후가 될 희정의 부인을 간택하는 중이었기에, 마침 적국에 신세진 일도 있고하여 그곳 추장 딸을 부인으로 맞아들였다. 바로 이 여인이 세상을 또한번 뒤집어 놓은 하음(下淫)의 여인 적숙외(翟叔隈)였다.

희정에게 시집온 그녀로서는 여간 불행한 일이 아니었다. 왜냐하면 당시 그녀는 남편과 나이 차이가 엄청나게 벌어졌기 때문이었다. 처음에는 나이 든 남편과 오순도순 이마를 맞대고 정담을 나누었지만, 날이 갈수록 부부 싸움이 잦아져 급기야 서로를 바라보는 눈길엔 원망과 조소가 배어 났다. 이렇게 되고 보니 희정의 침소에는 밤만 되면 한숨 소리가 새어나왔다.

이제는 밤이 되면 무섭고 두려웠다. 혹여 왕후인 적숙외가 들어올 새라 은밀한 곳에 잠자리를 정하고 마주치지 않으려고 피해 다닐 정도였다. 그러다 보니 희정은 답답한 마음 이루 말할 수 없었다. 젊은 아내를 다독거려 주지 못한 자신의 무능함(?)이 얼마나 안타까웠겠는가. 아침부터 밤까지 눈치 싸움을 벌이던 희정에게 어느 날 황후는 사냥할 것을 요구했다.

"나는 이제까지 폐하의 그늘만 밟고 다녔기에 쓸쓸한 마음 이루 말할 수 없습니다. 이렇게 살다간은 가슴에 옹아리가 맺힐 것 같사오니 모처럼 병사들을 이끌고 황궁 근처로 나가 말을 달리고 싶습니다."

왕은 적숙외의 부탁을 흔쾌히 들어주었다. 동생 희대(姬帶)에게 왕후를 보살피라는 배려를 잊지 않고 내려 주었다.

일단 허락이 떨어지자 적숙외는 자신의 뛰어난 기마술을 젊은 미공자 희대에게 아낌없이 보여주고 싶었다. 순식간에 몇 개의 능선을 지나쳐 오며 말채찍을 휘두르자, 어렵게 뒤를 쫓는 사람은 희대 뿐이었다. 적숙외는 은근한 눈길로 희대를 바라보더니 나직이 속삭였다.

"내일 아침 궁에 들어와 태후께 문안 인사를 드리세요. 그러면 좋은 일이 생길 거예요."

적숙외는 주위를 휘둘러보고 나서 왕궁을 향해 다시 말채찍을 세차게 휘둘렀다.

다음날. 희대는 국왕을 배알한 후 곧장 생모가 거처하는 태후궁으로 갔다. 기다리고 있던 적숙외가 은밀히 눈짓을 보내 왔다. 희대가 태후에게 형식적인 인사를 올리고 밖으로 나오자 기다리고 있던 적숙외가 별실로 안내했다.

"어서 오세요, 공자!"

적숙외는 희대의 품을 파고들었다. 누가 먼저이고 나중이 없었다. 둘은 육욕에 굶주린 맹수처럼 상대의 몸을 탐닉하여 으르렁거렸다. 그녀는 유달리 매미가 날아오르는 선부(蟬附)라는 체위를 좋아했다. 서로 체위에 대한 연구가 있었던지 둘은 해가 질 때까지 엉겨 붙어 떨어질 줄을 몰랐다.

마침내 기원전 637년. 그들의 애정 행각이 들통나자 희정은 적숙외를 지하 감옥에 구금해 버렸다. 소식을 들은 희대는 재빨리 심복을 이끌고 적국(翟國)으로 도망쳤다. 당시 희대의 심복 가운데 말 잘하는 두 사람이 있었는데, 퇴숙(頹叔)과 도자(桃子)였다. 둘은 적국에 도착하자마자 헛바람을 일으켜 희대의 억울함을 토로했다.

"…지금 왕께서는 모르고 계시오나 지난날 저희가 이곳에 왔을 당시엔 현재의 황후를 희대 공자와 맺게 하라는 명을 받았습니다. 그런데 신부의 자색이 너무 고운 것을 본 늙은 황제는 신부를 공자에게 출가시키지 않고 모든 궁중 법도를 무시한 체 자신이 차지해 버렸습니다. 연전에 태후궁으로 문후 인사를 갔다가 현 황후를 배알했는데 몇 사람의 궁인들이 두 사람을 모살코자 갖가지 유언비어를 퍼뜨렸습니다. 그 말을 듣고 귀가 얇은 왕은 왕후를 지하 감옥에 구금하고 희대 공자를 죽이기 위해 혈안이 되었습니다. 그러니 이보다 통분할 일이 어딨겠습니까. 원컨대 대왕께서는 대군을 휘몰아 가서 왕후를 구출하시고 비록 늦었다고는 하나 희대 공자와 왕후 마마가 백년해로할 수 있도록 도와주시옵소서!"

적국의 왕은 두 사람의 충정스런 탄원을 받아들여 대군을 휘몰아 낙양성으로 밀고 들어갔다. 급보를 받은 희정은 뒷문을 열고 정나라로 도주했다. 이렇듯 어수선한 시기에 중병을 앓고 있던 태후가 세상을 떠나자 희대는 자연스럽게 주나라 21대 제왕으로 취임하게 된 것이다.

보위에 오른 희대는 수도를 낙양에서 황하 이북에 자리한 온성(溫城)으로 옮겨갔다. 그런 다음 천하의 소동이 가라앉았다고 생

각하여 일단 병사들을 적국으로 돌려보냈다. 이날부터 희대와 적
숙외는 만사를 제쳐놓고 서로의 몸을 즐기기 시작했다. 두 사람
이 밤낮으로 서로의 몸에 욕정의 불을 당기고 있을 때, 각 봉국의
군대가 서서히 집결하기 시작했다.

　이 당시 진나라의 왕 희중이(姬重耳)는 절호의 기회라 여기고
전임 황제 희정을 돕는다는 구실로 군사를 이동시켰다. 우선 병
사들을 둘로 나누어 일대(一隊)는 정나라에 보내 희정을 모셔오
게 하고 다른 한쪽은 온성에 있는 희대를 공격했다.

　이렇듯 위태로운 상황 속에서도 희대는 날밤을 세우며 적숙외
의 살내음에 취해 갔다. 희대의 백성들은 왕의 패륜적인 행동에
혐오감을 느끼고 은밀히 성문을 열어 진나라 병사들이 쉬 입성하
게 만들었다. 희대는 이름 모를 병사의 창끝에 목줄이 꿰뚫리고
말았다. 육욕의 껍질이 단단한 것 같지만 독가루처럼 자신을 살
상하게 되는 지를 희대가 몰랐던 것이 불행이었다.

비방. 송자고(松子膏)
—기침을 다스림—

　잣은 해송자(海松子)다. 산속에서 자생하는 데 우리나라 곳곳
에서 볼 수 있다. 잣은 오래전부터 자양강정에 효험이 있는 식품
으로 알려져 환자의 병후 회복을 돕는 죽(粥)으로 애용되거나 식
욕을 잃었을 때에 애용되어온 식품이다.

　한방에서는 잣이 모든 풍을 다스리는 데 귀한 약재로 사용되기
도 한다. 고방에 의하면, 잣은 골절풍과 머리가 어지러움증을 다
스리고 좋지않게 풋살이 오르는 것을 흩어버린다고 하였다. 그런
가하면『의설(醫說)』에는, '양고기와 잣을 함께 먹으면 좋지가 않

다'고 했다.

『본초강목』에는 잣은 폐를 활발하게 하고 기침을 다스린다고
하였으며, 모든 풍을 다스리기 때문에 오래도록 먹으면 몸이 가
벼워져 장수한다는 식품이다.

「송자고」는 기침을 다스리는데 아주 효험이 있다. 잣 1냥·호
도 2냥을 갈아 고약같이 하여 꿀을 끓여 반냥을 넣는다. 한 번에
2돈씩 식후에 끓는 물에 타서 먹는다.

특히 담이 나오는 기침에는 잣나무의 속껍질을 짓찧어 즙을 낸
다. 그것을 밀가루로 반죽하여 달걀만큼의 크기로 떡을 만들어
매일 새벽에 2~3개씩을 먹는다.

비방. 신선복식방(神仙服食方)
—이질이나 손발의 마비 증상을 다스림—

오디(桑實)는 뽕나무의 열매다. 이시진은 고서를 이용하여 다
음같이 말한다. '오디는 뽕의 정영이다. 오디를 채취하면 약간 갈
아 헝겊으로 즙을 짠다. 그것을 옹기그릇에 넣고 달여서 고약같
이 되면 여기에 약간의 꿀을 넣고 달인다. 이것을 저장해 두었다
가 매회 1~2돈을 식후에 자기 전에 끓는 물에 풀어 먹는다. 이렇
게 하면 입이 마른 증세를 잡을 수 있다. 일찍이 도가(道家)에서
는 이것을 햇볕에 말려 가루로 낸 다음 꿀에 버무려 환을 만들어
술로 먹어 장생불사를 꾀하였다'는 것이다. 그만큼 오디는 자양강
정에 특효가 있는 식품이다.

「신선복식방」은 4월에 뽕이 무성할 때에 그 잎을 채취한다. 그
런가하면 10월의 서리가 내린 뒤에 3분의 2분이 떨어지고 3분의
1에 해당하는 잎사귀가 남은 것을 신선엽(神仙葉)이라 부른다. 이

것을 즉시 채취하여 먼저의 잎과 함께 음지에서 말려 가루로 낸
다. 즉시 그것을 가루나 환(丸)으로 만들어 먹는다. 또는 물에 달
여 차를 대신하여 먹는다. 서리가 내린 뒤에 잎을 삶아 그 탕으로
손발을 씻으면 마비를 온전히 물리칠 수 있다. 또한 약간 구워서
뽕나무의 껍질과 함께 달여 마시면 이질이나 금창, 또는 모든 손
상을 다스린다.

비방. 금수전(金髓煎)
─기가 장(壯)하고 몸이 가벼워진다─

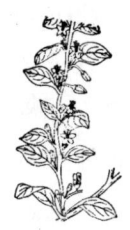

구기자는 구기나무의 열매다. 구기자나무는 가지과에
딸린 낙엽의 고관목으로 우리나라에서는 곳곳에 분
포되어 있다. 높이는 보통 2~3미터이며 줄기는 4~5
미터에 이른다. 구기자나무의 특징은 한 해에 잎도
두 번 돋고 꽃도 두 번 피며 열매도 두 번 열린다는
점이다. 이러한 구기자나무의 약용적인 면을 살펴보
면 다음과 같다.

<구기자의 여린 잎은 밥에 쪄서 먹기도 하고 된장국에 넣어 먹
기도 한다. 또 나물로 만들어 먹기도 하는데 대단히 풍미가 있다.
열매는 생식을 하며 맛도 약간 달착지근하다. 잎과 열매는 구기
자차로 만들어 마시고 구기자나물은 구기채(枸杞菜)라하여 강장
제로 쓰이며, 구기자죽은 보신제로 먹는다>

오래전부터 구기자에 대한 민간적인 전설은 많은 편이다. 이
나무가 있는 곳의 샘물(水源)을 먹고 장수하였다는 기록은 곳곳
에 있다. 그만큼 불로장생의 영약으로 알려져 온 셈이다. 약에 관
한 성격을 분석한 옛서적에는 다음과 같이 쓰여 있다.

<구기는 정기가 부족한 모든 것을 보한다. 능히 안색을 좋게 하고 흰머리털을 검게 하고 눈을 밝게 하며 정신을 안정시킨다. 사람으로 하여금 오래 살게 한다. 잎은 양고기와 함께 국을 끓여 먹으면 아주 유익하다. 능히 풍을 없애고 눈을 밝게 한다. 고갈과 열변을 그치게 하며, 그 즙을 눈에 떨어뜨리면 눈이 흐린 것과 아픈 것을 다스린다. 지골피(地骨皮;뿌리껍질)를 가루로 만들어 밀가루와 반죽하여 삶아서 익혀 먹는다>

특히 한방에서는 잎이나 근피를 강장제·폐·신장의 하혈을 없애는 데에 사용한다고 했다. 하루의 양을 16그램으로 하여 달여 마신다. 그런가하면 열매로 술을 빚는 방법도 소개한다. 구기 열매를 헝겊 자루에 넣어 술독에 담가둔다. 그 비율은 1.8리터에 구기자 600그램이 적당하다. 그것을 밀봉하여 2주간을 두면 구기주가 된다. 이러한 구기주를 매일 작은 잔으로 한두 잔씩을 마시면 건강에도 좋고 얼굴빛이 좋아지며 살이 찐다. 그러나 한 번에 많이 마시는 것은 좋지 않다.

또 구기차를 마시면 위장이 튼튼해지고 얼굴색이 좋아지며 허열(虛熱)을 없앤다. 폐결핵을 비롯하여 신장·간장에도 대단한 효험이 있다. 뿌리와 껍질 5~7그램을 물 5홉에 넣고 연한 불로 달여 반냥으로 졸아들면 허열을 내리고 기침과 담이 그치며 두통이 낫는다. 「금수전」은 몸이 가벼워지며 기(氣)를 장(壯)하게 한다. 재료는 구기자이다. 우선 구기자를 잘 익은 것으로 많고 적고를 불문하고 술에 담가 밀봉하여 공기가 들어가지 않도록 한다. 이러한 기간은 약 두 달이 필요하다. 구기자를 건져내 짓이겨서 즙을 취하고 같은 술에 담근다.

이것을 은(銀) 남비 속에 넣고 연한 불로 달이면 고약이 된다. 숟가락을 대면 엿같은 느낌이 온다. 이것을 깨끗한 병속에 넣어 밀봉해 두고 매일 아침에 데운 술로 한 숟가락씩을 먹는다. 또 밤에 잠을 자기 전에도 먹는다.

제5절 조맥(調脈)

중국 호색 소설의 대표 주자는 『금병매(金瓶梅)』를 비롯하여 『여의군전(如意君傳)』 『치파자전(痴婆子傳)』 『육포단(肉蒲團)』 『이화천(李花天)』 등을 들 수 있다. 물론 이외에도 금서 목록에 드는 『승니얼해(僧尼孽海)』 같은 책이 없는 것은 아니지만 대체로 호색소설을 논할 때엔 손가락으로 꼽을 수 있을 정도다.

중국의 호색 소설에는 은유적인 표현이 짙다. 이를테면 모(母) · 문(門) · 빈(牝) · 묘(妙) · 마(魔) 등은 한결같이 여인의 음패(陰貝)를 비유하여 만들어낸 상형어라 할 수 있다. 호색 소설이라 부르는 위의 소설들은 도대체 어떤 내용들인가? 몇권의 면면을 살펴보자.

1. 『금병매』 비록

금병매 가운데 남편을 아주 형편없이 다루는 여인이 있는데 바로 한도국의 아내 왕육아(王六兒)다. 이 여인은 오로지 색과 욕이라는 두 가지에 의해서만 서문경에게 빠져든다. 처음 한도국 부부가 서문경의 집에 초대되어 갔다가, 연회가 끝날 무렵 한도국이 가게로 돌아가자 두 사람은 곧 방으로 들어가 문을 걸어잠그고 육탄전을 펼친다. 호색 문학에서는 이런 경우에는 누군가가 반드시 엿보게 마련이다. 한 번은 나이 어린 호수(胡秀)라는 종이 잠을 자다 이웃방에서 들려오는 야릇한 소리에 판자벽 틈을 찢고 안을 들여다 보았다.

방안에는 불이 환히 켜졌고 소리는 그곳에서 들려왔다. 한동안 눈여겨 보았더니 서문경과 주인 마누라가 열심히 즐거움을 나누고 있는 게 아닌가.

마누라의 두 다리는 칭칭 감아놓았다. 이것은 전족을 한 천으로 천장에 매달려 있고, 서문경은 아랫도리를 홀랑 벗은 체 침상 모서리에 걸터앉아 있었다. 나이 어린 종 호수가 본 바로는, 두 사람은 한 번 가고 한 번 돌아오는 놀이에 열중하고 있었다. 그러는 중에도 둘의 입에서는 음탕한 말들이 쉬지 않고 새어나왔다.

얼핏 듣기에는 뜸을 뜨고 싶다는 것 같았다. 그러자 서문경은 약간 의아로운 낯으로 되물었다.

"네 서방이 그것을 보면 좋아할까? 괜한 짓을 하는 것 아냐?"

"괜찮아요, 어차피 이 몸은 당신 것이에요."

서문경은 왕육아의 배꼽 아래와 대문과 미려에 뜸을 놓았다.

서문경은 아직도 약기운이 풀리지 않았던 지 집으로 돌아오자 이번에는 이병아의 방으로 들어갔다. 그러나 몸이 편치 않다는 말을 듣고 다시 금련의 방으로 들어갔다.

둘은 서로 얼굴을 보자마자 상스러운 소리를 지르며 서로에게 말을 건네다가 침상으로 올라갔다. 금련은 평소대로 서문경의 물건을 소리내어 빨아대자 그것이 순식간에 일어났다. 집안에서는 어느 누구도 따르지 못할 피리 불기의 명수였다.

이윽고 서문경은 금련의 몸 뒤에서 밀어넣고 두 손으로 여인의 허벅다리를 안고 앉아 서서히 움직이면서 스스로의 모양을 지그시 내려다 보았다.

이렇게 전개되는 『금병매』라는 책의 제목은 금련을 비롯하여 이병아·춘매의 이름에서 한자씩 따왔을 정도로 얘기의 중심축은 이들 세 여인에게 집중되어 있다.

『금병매』의 작가는 어떤 여인이 세상 사내들에게 유혹되기가 쉬운가를 지적한다.

첫째, 남편에게 원한을 가진 여자.

둘째, 남편에게 미움을 받은 여자.

셋째, 남편의 출신 내력이 천하고 부인이 높은 신분일 때.

넷째, 남편의 어리석음을 말하는 여자.

다섯째, 아무 때나 남편의 부당성을 따질 수 있는 여자.

여섯째, 별다른 실수가 없는 데도 남편에게 구박 받은 여자.

일곱째, 장기간 남편이 집을 비운 여자.

여덟째, 질투심이 강한 남편(의처증)의 아내.

아홉째, 불결한 남편의 아내.

열째, 아둔한 남편의 아내 등이다.

2. 『여의군전(如意君傳)』은 측천무후의 애정을 다루고

당나라 때의 호색녀라면 측천무후와 양귀비다. 이 가운데 측천무후는 당나라 초기에 퇴폐와 풍기 문란의 원흉이 된 인물이다. 그러한 측천무후가 당황실을 한손에 쥐고 흔들며 바야흐로 『여의군전』의 막을 올린다.

『여의군전』의 등장 인물 가운데 아무래도 설회의가 주역을 차지할 것이다. 중이 아닌 자가 궁에 들어와 중의 행세를 하게 된 그의 속명은 풍소보(馮小寶)다. 이 자는 궁에 들어오기 전까지는 길거리에서 돼먹지않은 약을 팔며 사기 행각을 벌이던 인물이다.

그의 타고난 재치와 탄력있는 몸이 천금공주의 눈에 들어 궁안에 들어오게 되었다. 『이목기(耳目記)』에는 괴이한 내용이 씌어 있음을 볼 수 있다.

 <…당황실의 어느 공주는 남편이 바람을 피우자 그 여인을 붙잡아와서 귀와 코를 베어버리고 음부를 깎아 얼굴에 올려놓고 사람들에게 구경시켰다….>

 이만큼 잔인무도하다는 얘기다. 다른 쪽으로는 너무 질투심이 심하다고나 할까. 길거리에서 창봉술의 묘기를 펼치던 풍소보가 천금 공주의 눈에 들었다는 것은 다른 쪽으로는, 오랫동안 풍소보는 천금공주의 거미줄같은 시선에 걸려 있었다는 얘기가 된다. 일단 물건의 성능이 어느 정도인지를 시험해 보고 나서 천금공주는 풍소보를 추천한다. 이 부분을 『여의군전』은 다음과 같이 묘사한다.

 "옛성인의 말씀처럼 양기는 남자만 기르는 것이 아니라 여자도 길러야 합니다. 여자가 음기를 길러 방사에 있어 음양의 기운을 합하게 되면, 남자의 정액은 모두가 여인의 몸에 이로움을 주는 진액이 되어 들어오게 됩니다. 이렇게 되면 백가지의 질병이 모두 달아나게 되고 얼굴에서는 광채가 나며 오래도록 젊음을 유지할 수 있습니다."

 천금공주가 사설을 늘어뜨린 사내는 근육질인 풍소보라고 추천한다. 『여의군전』을 비롯한 중국의 역사기록에는 무후가 일흔 둘의 나이 때에도 이와 머리칼이 젊을 때와 조금도 변함이 없었다고 기록해 두었다. 그러나 천금공주가 풍소보를 소개할 때의 나이는 예순에 불과했다.

 『여의군전』의 작가는 풍소보를 이렇게 스케치한다.

 <…그의 살덩이는 자못 여물고 굵었으며 음약(淫藥)을 사용하여 매일 관계할 때마다 날이 새어도 싫어하는 빛이 없었다. 그러

므로 무후는 더할 나위없이 그를 사랑했고, 무후의 딸 태평공주의 남편 설소(薛紹)를 아저씨라하여 이름을 설회의라 고치고 궁에 머물게 하였다….>

이렇게하여 그는 중국 최초의 불사(佛寺)인 백마사의 주지가 되어 승려로서 최고의 지위를 누리게 된다. 무식했던 건달은 훗날 무후의 친정 조카들에게 말고삐를 잡게 하는 방자한 행동을 서슴치 않는다. 이렇듯 교만한 마음으로 인해 무후의 사랑은 의원 심남로(沈南璆)에게 옮아간다.

이 부분에 대해 작가는 조금도 물러서지 않고 날카롭게 비집어 들어간다.

<…심남로는 거양인데다 어의였기 때문에 여인의 은밀한 부위 가운데 어느 곳이 민감한 지를 알았으므로 쉽게 무후를 즐겁게 해주었다. 그는 여인의 급소를 정확히 알고 있었다. 그는 이 당시 거의 완성되었던 『천금방』의 내용을 빌어 무후에게 즐거움을 안겨주었다….>

이후 무후는 궁안에 있는 여러 사내들과 관계를 맺고 일흔 셋에 이승을 하직한다. 여기에 흥미로운 사실 하나가 있다. 그것은 풍소보를 비롯하여 심남로 등이 성의 체위나 기교를 설명할 때에 반드시 '옛성인이 말하기를….' 하는 대목을 낭송하듯 읊조렸다는 점이다. 그것은 자신들의 행동을 늘상 성인의 말씀으로 치환하려는 의도였다.

3. 『승니얼해(僧尼孼海)』는 궁안 스님들의 호색담

중국의 명나라 때에 완성된 당인(唐仁)의 작품인 『승니얼해』는 홍치 연간인 1488~1505년에 자료 수집하여 완성된 책이다. 그는 소주(蘇州)의 한 곳에 술집을 차려놓고 그곳을 출입하는 손님들과 술을 마시며 반사회적인 문인으로 활동했다.

　내용은 사문(沙門;중)·담헌(曇獻) 등의 도합 삼십이측으로 짜여져 있다. 남녀의 사랑을 '재앙의 뿌리'와 '재앙의 바다'로 풀어낸 인간의 본성을 파헤친 뛰어난 작품으로 인정받았다.

　담헌과 사랑 놀이를 즐긴 호태후(胡太后)는 제나라 무성제(武成帝)의 부인으로 천하에 둘도 없는 호색녀였다.

　담헌의 여자 다루는 기술이 특별하다는 말을 듣고 호태후는 직접 그를 찾아가 시험해 본 후 궁으로 데려왔다. 그들은 궁에 있으면서 새로운 연극 놀이를 창안했다. 이른바 '양위(陽偉)와 음미(陰美)'라는 연극놀이였다.

　평소 담헌의 설법을 듣는다는 구실로 1백여명의 중을 불러들여 그들을 양위라 부르고, 그 가운데 정력이 강한 자들을 골라 내전에 머물게 하였다. 한편으로는 궁녀 1백여명을 불러모아 그가운데 음탕한 놀이에 일가견이 있는 자들을 골라, 가려뽑은 중과 한자리에 모이게 하였다.

　굳이 『승니얼해』의 저자 당인의 설명을 빌리지 않더라도 양위는 사내의 심벌이 크다는 것을 뜻하고, 음미는 여인네의 은밀한 부위가 아름답다는 의미다.

　이들을 모아놓고 하는 연극은 특별한 것이 아니었다. 그곳에 모인 중과 궁녀들을 지휘하여 호태후가 옷을 벗는 것을 시작으로 모두가 옷을 벗고 뒹군다는 해괴한 내용이었다. 연극을 벌리던 중 일어나는 사단에 대해 작가는 이렇게 설명한다.

　<…연극이 무르익으면 호태후는 담헌에게 다가간다. 그러면 헌의 연장이 벌떡 일어나고(肉其昂然), 뜻이 간절하여 호태후의 음문으로 달려간다(意投后牝). 호태후의 암컷에서는 흘러나온 진

액이 달팽이가 침을 토하듯 떨어진다(牝中流盡 如蝸牛之吐涎). 이렇게 되면 담헌이 몸을 밀고 당기기를 수백회에 이르도록 내버려둔다(乃使獻縱身 任其抽送數百回).>

문장만으로 보면 너무 적나라하다. 그 다음은 이렇다.

<…담헌은 호태후로 하여금 그의 목을 껴안게 하고 두 손으로는 그녀의 허리를 받쳐들고 연장을 암컷 속에 끼우고 전(殿)을 돌듯 순행하며 궁녀와 중들이 서로 짝을 맞추어 음희(陰戲)하는 것을 보았다.>

이때의 정경을 후대의 문인들은 운치있는 글로 표현해 마지않는다. 즉, '꼬리 자루(鹿柄)로 암컷살(牝肉)에 꽂고 작약(芍藥) 난간을 돈다'는 것이다. 이러한 미친 소동이 끊임없이 일어나는 곳이 바로 궁안이었다. 호색문학은 그것을 꼬집고 있다.

『사문 유취(事文類聚)』에 '공자는 조수(鳥獸)나 초목(草木)의 이름까지도 잘 알았다'고 적고 있다. 그만큼 우주 자연의 모든 것을 꿰뚫고 있었다는 표현이다.

이름은 곧 어떤 사물의 본성을 대변한다. 그렇기에 우리의 조상이나 중국인들도 이름을 짓는 데에 이리저리 잣대를 돌려 인색한 결정을 한다. 옛로마인들은 이름이 좋은 사람부터 전쟁터에 내보냈으며, 시이저도 이름을 보고 부하들을 발탁할 정도였다. 아무런 공도 세우지 못한 '스키피오'를 지휘관으로 뽑은 것은 바로 이름 때문이었다. 그렇다면 아호(雅號)란 무엇인가? 이름이 필요없기 때문에 붙여진 것인가. 그건 아니다. 아호는 개인에게 있어 그 사람 자체를 나타내는 고유한 의미를 함축하고 있다. 두자미는 아호를 짓는 이유를 이렇게 설명했다.

<…아무리 천추 만세에 이름이 남을 지라도 죽고 나면 적막하

다(千秋萬歲名 寂寞身後事).>

그렇기 때문에 자신을 나타내는 좀더 강한 아호가 필요하였다. 이를테면 아호는 스스로가 자신을 나타내는 기호(이니셜)와 같은 것이다.

4. 충화자(冲和子)는 사내의 심벌에 대한 이름

일반적으로 음양가들은 사내의 심벌에 대한 비유를 쓸 때에 충화자(冲和子)란 이름을 빌어 설명한다. 여러 종류의 책에 충화자란 이름으로 여러 가지 남녀 관계의 기법이나 수법을 일러주기도 한다. 그런데 충화자는 아주 오랜 옛날에서부터 수백년 후에도 같은 이름으로 등장하며 독자들의 머리에 혼란을 일으킨다.

그렇다면 충화자란 어느 때 인물인가? 이렇게 묻는다면 답안 작성이 어렵다. 왜냐하면 '충화자'는 특정한 인물이 아니라 사내의 심벌을 대변하는 명칭인 탓이다. 즉, '돌진하여 화합을 이루는 놈'이 바로 충화자이다.

돌진하여 화합을 이루기 위해서는 어떤 상태가 되어야 하는가. 바로 이것이 충화자라는 이름이 갖는 속내다. 충화자가 되기 위해서는 반드시 오상(五常)의 기운이 넉넉해야 함을 『천금방』은 주장한다. 오상은 인의예지신(仁義禮智信)이다.

방술에 있어 인이란 사내의 심벌이 자연스럽게 발기되어 있는 형태다. 이것은 상대에게 사랑을 베풀기 위해서는 무엇보다 정기가 충분히 차 올라야 하기 때문이다. 사랑을 베풀기 위해서는 무엇보다 자신을 사랑하는 마음이 있지 않고서는 어렵다는 의미를 포함한다.

다음으로 의라는 것은 심벌의 중심부를 관통하는 공도(空道)

다. 이 부분은 항상 청결해야 하고 해악이나 이로움을 끼칠 수 있
는 물질이 통과되는 길이다. 음양가들은 의를 설명할 때에 '개별
적인 욕념을 버리고 비어 있는 상태를 유지하라'고 권면한다. 이
것은 말을 타고 달릴 때 멈추고 나아갈 수 있는 고삐로 비유되는
곳이다.

예라는 것은 몸통에서 마디에 이르는 거북이 머리(龜頭)의 잘
록한 부분이다. 움직이고 나아감, 또는 부딪치고 비켜남에 절도가
있어야 하기 때문이다. 절도를 따르지 않고 단기 돌입하는 준마
처럼 날뛰게 되면 낭패를 당하기 십상이라는 경고의 표시가 붙어
있는 부분이다.

지는 얌전하고 의젓하게 있는 모습이다. 수양을 쌓아 직립이나
앙각(仰角)을 취하여 원하는 바를 이룰 수 있는 만반의 준비 단계
에 해당한다.

마지막으로 신은 언제든지 출입구를 찾아 돌파할 수 있는 모든
준비가 충만하게 차 오르는 상태를 뜻한다.

이러한 다섯 가지의 덕을 지니고 있으면 사내로서 스타일이 구
겨지는 일을 만나지 않을 것은 자명하다. 돌진하여 화합을 이루
기 위해서는 반드시 이 다섯 가지 덕목이 사내의 심벌에 깃들여
야만 충화자라 별호 하는 데 부족함이 없다.

5. 척안녀(隻眼女)의 허와 실

중국인들은 특별한 취미를 가지고 있음이 분명하다. '대부분 음
을 좋아하는 자는 여인의 그곳에 털이 없다'는 것을 필두로, 방술
에 능한 여인은 발이 작아야 제격이다는 대목으로 넘어가다가 급
기야 눈이 하나 뿐인 여인이 은밀하고 성적인 묘미가 충만하다는

좀 엉뚱한 계산서를 뽑는다. 이에 대한 얘기 한 토막.

원생(猿生)이라는 이는 선천적으로 몸에 털이 많았다. 그래서 그의 부모들이 그런 이름을 붙여 주었는지 모르지만, 그의 화필(畫筆)은 너무 뛰어나 규방의 여인들이 즐겨 방안에 걸어 놓을 정도였다. 그는 기이하게 한쪽 눈만 있는 여인의 모습을 화선지에 담아 내고 있었다. 간혹은 한쪽 눈도 보이지 않는 그림, 이를테면 등을 보인 채 몸을 씻는 모습이 없는 것은 아니었다. 그러나 대부분 머리를 한쪽 눈으로 흘려 내린 체 교태를 짓는 모습이었다. 그런 이유로 어느 날 친구가 왜 한눈 뿐인 그림을 그리냐고 야유하듯 물었다. 원생의 대답이 그럴듯했다.

"자네는 백락천의 「장한가」도 읽지 않았는가. 정녕 이 세상의 아름다운 여인은 눈이 하나 뿐일세. 그 여인이 어떤 사내를 만나느냐에 따라 하늘로 오를 수 있는 것이야."

원생이 말한 「장한가」의 내용은 다른 것이 아니었다. 천보(天寶) 10년 7월 7일밤 장생전에서 현종은 양귀비에게 그런 말을 속삭였다. '하늘을 나는 새가 된다면 암수가 함께 하지 않고서는 날 수 없는 비익조(比翼鳥)가 되고, 땅에서는 두 나무의 가지가 서로 얽히어 한사코 떨어지지 않은 연리지(連理枝)가 되자'는 맹세였다. 이것은 생과 사를 눈앞에 둔 상태였으니 그 의미가 너무나 각별한 것을 알 수 있는 대목이었다.

다시 말해 원생의 지론은, '여자는 본시 눈이 하나 뿐인 척안녀인데 좋은 사내를 만나야 하늘에 오르는 즐거움을 누릴 수 있다'는 것이었다. 어찌되었건 그의 지론대로 그린 그림은 날개 돋친 듯 팔려 나가 세해 안에 천금의 재물을 모으게 되었다.

서둘러 주변을 정리하고 고향으로 돌아가는 길에 황학루라는 객점에서 쉬게 되었다. 달빛이 무척 고운 깊은 밤, 잠 못 이루고

객점의 누대(樓臺)에 나가 밤경치를 구경하고 있을 때였다. 그의
눈길은 객점 건너편 집에서 목욕하는 미인의 모습을 발견하였다.
반쯤 돌아선 채 몸을 씻고 있는 여인은 얼핏 보아 눈이 한쪽 뿐이
었다.

'내가 이제까지 찾아다니는 그런 미인이 아닐까. 저 여자를 찾
기 위해 이제껏 미인도를 그린 것은 아닐까?'

원생은 자문자답하며 어느새 미인이 목욕하는 곳을 향해 다가
가고 있었다. 몇 번이나 망설이다 자신이 누구이며 이곳에 온 이
유를 밝히자 뜻밖에 미인은 얼굴을 붉히며 돌아서더니 응할 듯
말 듯 태도가 불분명했다. 원생은 이때다 싶어 주머니에 있는 적
지 않은 돈을 그녀에게 내밀었다.

그녀의 이름은 도화(桃花)라 했다. 피부며 생김생김이 말갛고
특히 엉덩이의 갈라진 선이 복숭아의 그것처럼 매끄러웠다. 어쩌
다 만난 여인들과 방사를 나눈 적이 있었지만, 이날밤 처럼 요란
한 행위는 처음이었다. 처음과 끝을 모르고 잠시도 쉴 틈이 없는
데도 몸은 구름을 탄 듯 가뿐했다. 이렇게 시작된 놀이는 두달이
나 계속되었다. 그는 올 때마다 금액을 높게 지불했다. 그에 따라
도화는 숨겨 놓은 비술들을 하나 둘 포장을 뜯어 그를 즐겁게 해
주었다.

어느 날 도화는 방사를 치르고 나서 발가벗은 그의 몸을 꽁꽁
묶더니 준비된 채찍으로 내려쳤다. 그러자 이제껏 느껴 보지 못
한 쾌감이 그의 전신에 번져 나갔다. 꽁꽁 묶인 모습으로 술을 마
시고 다음날 일어났을 때엔 그나마 얼마 남지 않은 돈이 든 전대
와 미인은 사라지고 없었다.

"허, 이런 낭패가 있나."

소리소리 고함을 질러 이웃집의 사내가 달려와 묶인 끈을 풀어

주자 원생은 혼잣말처럼 중얼거렸다.

"생김생김은 영락없는 도화(桃花)인데 마음은 칼날을 머금은 도화(盜花)로세."

6. 미앙생(未央生)은 호색 남아의 대명사

중국 황실에는 예로부터 미앙궁(未央宮)이나 미앙전(未央殿)이 있었다. 「장한가」의 8구에는 현종이 안록산의 난리가 끝나 장안으로 돌아와보니 '태액지의 부용과 미앙궁의 버들도 그대로였다'고 한숨을 몰아쉬었다. 이를테면 양귀비는 고역사에게 액살 당해 이 세상에 없는 데 궁안은 예전과 다름없다는 탄식이었다.

태액지(太液池)는 한나라 때부터의 연못이며 미앙궁 역시 한나라 때부터 이어 내려온 궁전이다.

전각에 굳이 이런 이름을 붙인 것은 황제가 거쳐 하는 태극궁이나 서궁을 향해 무언의 청원을 하는 궁전이라는 의미를 갖는다. 즉 이곳 미앙궁에 있는 궁인은 아직 잠이 들지 않았으니 언제든지 폐하께선 걸음을 이쪽으로 돌려주십시오 라는 의미다. 그러고 보면 '미앙'이라는 말은 그 속뜻이 여간 심상치 않다.

이어(李漁)라는 학사가 호색본인 『육포단(肉蒲團)』을 쓸 때 주인공의 아호 미앙생(未央生)을 『시경(詩經)』에서 따온 것은 잔셈스러운 멋이 있다.

『육포단』 제2회에 이런 내용이 있다. 미앙생이라는 젊은이가 법력이 높은 고봉 스님을 찾아가 부처님께 예배하고 스님께 인사 올리고 자신의 이름을 말했다. 또한 자신이 앞으로 천하 절색의 가인을 찾아 나설 것도 은근히 내비쳤다. 고봉 스님이 이름을 물었을 때 그는 이렇게 대답한다.

"저는 멀리서 온 나그네로 이름을 미앙생이라 합니다. 생불이시라는 스님의 대명을 듣고 가르침을 받고자 왔습니다."

그러자 스님은 젊은이의 관상과 말하는 품새를 보고 다각도로 검토하기에 이른다.

젊은이가 이름을 물었는데 대답을 하지 않고 자호(自號)하여 대답한 것은 당시 글줄이나 하는 선비들의 유행이었다. 그가 미앙생이라고 한 것은 '색을 탐하여 낮보다 밤을 좋아하고, 또 밤은 자시(子時;열두 시)가 지나서 보다는 그 시간대의 앞뒤를 좋아한다는 뜻이었다. 이것은 『시경』에서 따온 말로, '밤이 아직(未) 깊지(央) 않았다.'는 말에서 유래한 것이다.

그는 고봉 스님의 권유대로 출가하지 않고 그곳을 떠난다. 세상의 온갖 호색함을 맛보고 결국은 고봉 스님이 기다리고 있는 산사로 돌아간다는 것이 기둥 줄거리다.

『육포단』이 반드시 호색 문학의 대명사라기 보다는 대다수 선비(사내)들의 마음 깊숙이 자리잡은 호색의 은근함을 밝은 곳으로 꺼내 놓은 것이라 할 수 있다.

7. 음덕(陰德)을 베풀면 '원박(元博)'

'박(博)'은 넓고 많다는 뜻으로 쓰이며, 때론 장기나 거문고의 의미도 있다. 그런데 박시(博施)로 쓰이면 '뭇 사람들에게 널리 사랑과 은혜를 베푼다'는 뜻으로 사용된다. 이런 의미에서 '원박'이라 할 때엔, 널리 사람들을 이롭게 하는 경우에 해당한다 『음덕전(陰德傳)』에 이런 얘기가 전한다.

유불기(柳拂基)는 절강성 동양현에서 제법 이름을 날리는 학사였다. 나이 스물 셋에 향시에 급제한 이후 가까운 산사를 찾아 천렵을 즐길 때였다. 근처에 있던 점쟁이가 유불기의 얼굴을 슬쩍 보더니 혀끝에 바늘을 달았다.

"쩟쩟쩟, 정말 안됐어! 저승 사자가 눈앞에 있구면."

한 마디로 유불기는 단명할 상이라는 것이다. 또한 파자를 한 답시고 이렇게 저렇게 꿰미를 쳤다. 불기(拂基)는 불기(不起)와 음이 같으니 한 번 쓰러지면 일어나지 못한다고 덧붙인 것이다.

유불기는 절에서 나와 강쪽으로 걸음을 옮겼다. 여러날 떠돌다가 하루는 허름한 객점에서 쉬게 되었는데, 밤늦게 여인네의 울음소리가 이 집 지하실에서 들려 왔다. 더듬더듬 그곳을 찾아가자 그늘에 몸을 숨긴 앳띤 여인의 목소리가 들려 왔다.

"소녀는 패옥(佩玉)이라고 부른답니다. 세해전부터 갑자기 몸에 기이한 병증이 스며들어 이렇듯 살이 썩어 가는 문둥이가 되었답니다. 원컨대 이 못난 것에게 자비를 베풀어주십시오."

패옥은 그런 부탁을 했다. 강가의 버드나무가 있는 통나무집에 눈먼 어머니와 나이 어린 두 동생이 살고 있는데, 아마 끼니를 이을 것이 없을 것이란 탄식이었다. 말을 듣고 유불기는 즉시 그곳으로 달려갔다. 과연 패옥의 말과 한 치의 틀림이 없었다. 머뭇거리며 패옥은 말문을 열었다.

"소녀는 평소 부모를 공경하고 위로 조상을 잘 모셔 왔습니다. 그런데 원인을 알 수 없는 흉측한 병마가 스며들었으니 어찌 마음 아프지 않겠습니까. 처녀가 시집가지 못하고 병으로 죽으면 필경은 원귀가 되어 구천을 헤맨다는 데, 선비 님께서 하룻밤만 천한 것과 지내 주십시오. 그리해 주신다면 이 몸 죽은 후에도 선비 님의 부귀공명을 위해 빌고 또 빌 것입니다."

유불기는 소녀의 청을 들어주었다. 함께 있다 보면 더러운 병마가 옮겨 붙지 않을까 싶었지만, 어차피 자신의 명운이 단명할

것이라는 점쟁이 말을 떠올리고는 담담한 심정으로 패옥을 안아
주었다. 괴이한 일은 그날 새벽 꿈에 일어났다.

머리에 치포관을 쓴 도인 한사람이 나타나 단잠에 떨어진 유불
기를 흔들어 깨웠다.

"참으로 고맙습니다, 선비님. 선비 님께서 내 딸아이에게 음덕
을 내리시어 얼마나 기쁜 지 모른답니다. 해서, 지난밤 자시에 천
제 님을 찾아가 선비님 운명이 기록되어 있는『천조록(天曹錄)』
을 이렇게 베껴 가지고 왔답니다."

서둘러 그 기록을 받으려고 허둥대다 잠이 깨었다. 누가 볼새
라 급히 묵고 있는 객관으로 돌아왔는데 야릇한 풍문이 바람결에
흘러들었다. 패옥이라는 문둥이 처녀가 어떤 연유인지 몰라도 간
밤에 지닌 병이 씻은 듯 사라졌다는 것이다. 그런데 더더욱 놀랄
일은 그날 정오 무렵이었다. 우연히 객관 앞을 지나가던 점쟁이
는 유불기의 얼굴을 보며 탄성을 터뜨렸다. 험악하기 이를 데 없
는 그의 관상이 활불처럼 바뀌어 크게 장수할 상이라는 것이다.
음덕이란 상대만이 아니라 자기 자신에게 베푸는 것이다.

8. 질백이(郅伯夷)는 치한의 대명사

하남성 임려산 기슭엔 역(驛)이 하나 있다. 이곳에 질백이(郅伯
夷)라는 사람이 살고 있다. 그런데 어떻게하여 이런 이름이 붙었
을까. 참으로 해괴한 일이 아닐 수 없다. 백이라는 이름은 수양산
고사리 나물만을 캐 먹고 죽은 고죽국의 왕자이다. 청렴결백하고
대의를 숭상한 그런 인물을 왜 하찮은 역사의 치한에게 붙여 주
었는가.

본시 임려산 기슭에 있는 이 역사(驛舍)는 통행하는 손님이 많

지 않은 곳이다. 재미있는 것은 이 역사에 대한 전설이다.

<···하남성 임려산 기슭에 있는 이 역사에는 밤마다 괴이한 무리가 모여든다. 어느 때인가 백이(伯夷)라는 선비가 그곳에서 하룻밤 쉬어 가게 되었다. 밤이 깊어져 가는데 어디선가 십여 명의 남녀 무리가 나타나 주사위 도박을 시작했다. 그들의 면면을 살피자면 한결같이 희거나 노란 색 옷을 입었는데, 경서를 날새도록 읽는 백이의 존재는 아랑곳하지 않았다. 그들이 도박하는 중 불빛에 드러난 그림자를 보니 영락없이 개(犬)의 모습이었다. 백이는 슬쩍 건드려 그들의 옷을 태웠는데 개털이 타는 듯한 고약한 냄새가 났다. 품에서 단도를 꺼내 가까이 있는 놈을 찌르자 그는 곧 개의 소리로 울다가 죽고 말았다. 무리들은 황망히 놀라 창문 넘어 도망가 버렸다···.>

그런데 언제부터인가 이 역사를 지나치는 여인들에게 좋지 않은 일이 벌어졌다. 이른바 치한의 습격을 받은 것이다. 나라에서 관원을 보내 잡고 보니 그는 뜻밖에도 학문 높은 선비였다. 심심파적으로 몇 번 그런 일을 했다고 변명했지만, 눈빛이 심상치 않아 중형을 선고받았다.

겉으로 보면 수양산에서 고사리를 캐 먹고 죽었다는 학문 높은 백이·숙제의 환생인데 하는 짓은 영락없이 개와 다름없다 하여 그 선비에게 '질백이'라는 아호를 붙여 주었다. 「백이와 다름없다」는 말이다. 그래서 양두구육(羊頭狗肉)이라는 말이 생겼는지는 알 수 없지만 약간 아이러니컬한 얘기다. 요즘에는 개가 보양 강정 식품이다 보니 별식으로 먹는 양고기 보다 더 비싼 값에 팔리는 것은 어쩔 수 없다.

개는 천방지축 날뛴다. 역대 왕(王)들이 황음무도 하게 날뛰면 반드시 개 견(犭)을 붙여 '광(狂)'으로 썼다. 뒷감당을 할 재간이 없다는 글자다.

9. 사내의 몸을 회춘시키는 채녀(采女)

중국 황실의 궁중 제도는 거의 비슷한 면면으로 이어오다 수당
(隋唐)에 이르러 골격을 드러낸다. 이를테면 좀더 확실하게 후궁
의 수를 정해 놓고 있다는 점이다. 황후가 있고 그 아래로 귀비
(貴妃)·숙비(淑妃)·덕비(德妃)·현비(賢妃) 등 네 부인이 있으
며, 이들은 품계가 정1품이었다.

다음으로 소의(昭儀)를 비롯한 9빈(嬪)이 있었다. 이들의 품계
는 정2품이었다. 다시 그 아래로 정3품에 해당하는 아홉 명의 첩
여(婕予)가 있으며, 정4품에 해당하는 4명의 미인(美人), 정5품에
해당되는 5명의 재인(才人), 정6품인 27명의 부림(寶林), 정7품인
26명의 어녀(御女), 정8품인 27명의 채녀(采女)다.

이렇게 되면 공식 인원수만도 113명이다. 비첩이랄 수는 없지
만, 상궁을 비롯하여 상복·상식·상침·상공이라 부르는 6국
소속의 궁인들도 있었다.

그런데 여기에서 무엇보다 눈길을 끄는 것은 정7품에 해당하는
'어녀'와 다음 품계인 '채녀'다. 어녀는 상약국에 기거하며 군왕이
나 후궁들의 몸에 이상이 있을 때 진맥을 하고 약첩을 조제하여
내리는 부서다. 그러나 대부분의 일은 수어의(首御醫;어의의 우
두머리로 대부분 남자이다)의 지시를 받아 약첩을 운반하고 진맥
을하여 침을 놓는 경우가 고작이다.

그 다음 품계가 채녀다. 정8품이라면 서열상 높지않다고 볼 수
있지만, 이 역시 만만치 않은 자리다.

중국 고대문학이나 선도서에 의하면, 소녀를 비롯하여 현녀와

채녀가 등장한다. 전설적인 신모(神母)라기 보다 소녀(素女)는 성
에 초보적인 여자. 다음으로 현녀(玄女)는 나이 여든에 산상 도인
(山上道人)으로부터 옥영(玉英)을 먹고 나이 열 여섯 쳐녀로 환골
탈퇴해버린 변동현(卞洞玄)이다. 성의학에서 현녀를 얘기할 때는
어느 정도 성적인 경험이 풍부한 여인을 뜻한다.

　다음으로 채녀(采女)다. 성의학적으로 볼 때엔, 성의 기교가 가
장 완숙된 경지에 접어든 여인을 뜻한다. 즉 선도서나 음양서에
나오는 여러 비술을 행하며, 그로 인해 언제까지 젊음을 유지한
다는 고급 여성이다. 이같은 여인이 왜 궁안에서 내명부의 가장
하위 품계를 받은 것일까. 이에 대한 설명을 하기 전에 우선 한편
의 시를 음미해 보자. 이백의「첩박명(妾薄命)」마지막 구절이다.

　색으로 남을 섬기는 자(以色事他人)
　좋은 시절이 얼마나 가랴(能得幾時好)

　몸을 던져 영달을 꾀하는 자리는 양의 동서를 떠나 비참한 결
론으로 매듭지어 왔다. 그런 점에서 이백은 참담한 시구를 읊조
린 것이다. 대체로 이런 자리는 당뇨(糖尿)라는 진단이 내리기 전
까지 단 것을 많이 먹는 현대인들의 뇌구조와 별반 다름없어 보
인다.

　몸을 던져 영달을 꾀하려다 보면 언제나 좋지 않은 결과가 황
제에게 따른다. 병을 얻은 황제(또는 황후 등의 황실 척족)의 몸
을 감찰하고 치료하는 여인이 여어(女御). 그런데 재미있는 착상
은 바로 이어진다. 여어가 치료하지 못한 환자를 비장의 무기(히
든 카드)로 치료하려고 대기하고 있는 부서가 바로 채녀(采女)였
다. 이를테면 기력이 쇠한 황제의 몸을 육탄 공격으로 회춘시키

는 품계인 셈이다.

10. 정력이 절륜하면 청우(靑牛)

『천금방』에 의하면 청우(靑牛)라는 이름은 수대에 만들어진 취망귀(醉忘歸)라는 전각에서 그 연유를 찾을 수 있다. 수문제 이후 장안성엔 네 전각을 만들었었다. 그 가운데 '취망귀'라는 전각이 있었는데 이곳 현판을 내리고 대신 공학부(控鶴府)라는 명칭을 걸었다.

수나라 때엔 이곳이 성의 체위만을 전문적으로 연구하는 관청이었다. 후한의 방중팔가(房中八家) 이래 궁안에서는 체계적으로 연구해야할 필요성을 느끼게 되었고, 그런 이유로 공학부는 탄생되었다. 그러나 이 관청은 수나라의 멸망과 함께 없어졌다가 당나라의 측천무후에 의해 부활되었다. 당시에는 주로 도인들이나 스님들의 출입이 빈번했고, 그곳에서 방술 교육을 받은 젊은이들이 배출되어 밤마다 측천무후의 잠자리 시중으로 불려 갔다. 수나라 때엔 원기가 부족함이 없고 정력이 절륜하면 청우(靑牛)라는 애칭을 사용했다.

이처럼 아호라는 것은 당시 시대상을 대변하는 경우도 있고, 또는 당사자의 품격을 나타내기도 한다.

제6절 축혈(蓄血)

중국 여인들은 왜 발을 가리는가? 『천금방』에는 그 이유를 전족(纏足) 때문으로 풀이한다. 중국의 춘화도에는 여인이 허벅지를 드러낸 체 전족한 두 발을 남자에게 맡기고 있는 모습을 볼 수 있다. 이렇게 함으로써 남자에게 즐거움을 줄 수 있다는 믿음 때문이다. 전족이라는 기이한 풍습이 생긴 것은 송나라 말엽 장방기(張邦基)의『묵장만록(墨莊慢錄)』에 의하면, '전족은 북송 때에 시작되었다'고 씌어 있다. 남당(南唐)의 이후주(李後主;후주란 망한 나라의 마지막 군왕) 때에 시작하여 송말까지 이르러, 이후에는 없어졌다고 했다.

1. 오리 걸음(鳧步)의 내막

전족은 나이 어린 계집의 두 발에 기다란 천을 칭칭 감아 발가락을 조이는 것으로 알려져 있다.

한 걸음 더 나아가 전족이란, 엄지발가락 이외의 발가락을 모두 발바닥 쪽으로 접어 넣어 조그맣게 만드는 것임을 알 수 있다. 그런 연후에 더 이상 자라지 못하도록 작은 헝겊 신으로 고정시키는데 이것은 '발을 감싼다'는 전족의 어원처럼 더 이상 발이 자라는 것을 막은 셈이다. 이렇게 하여 2년여가 지나면 모든 발가락은 엄지발가락을 향해 죽순처럼 뾰족하게 되고 발바닥 안쪽이 오목하게 변하면 마지막으로 꼬부려 붙이는 손질이 필요하다. 이때 가장 알맞은 길이를 세치(三寸)로 보고 있다. 죽순 같은 뾰족뾰족한 모양, 그 모습을 요령시라는 시인은『채비록(采菲錄)』에서 이렇게 노래한다.

옥처럼 하얀 죽순이 뾰족뾰족하여(玉筍尖尖)
살에 닿으면 찌를 것 같은데(觸膚如刺)
그 기묘함은 따를 바 없네(其妙無極)

뾰족뾰족한 모양이 되면 당연히 걸음은 부자연스러울 수밖에 없다. 발을 칭칭 감아 놓았으니 바로 서기가 곤란하고, 원하는 곳으로 가기 위해서는 허리와 엉덩이 그리고 다리를 사용해야 하는 어려움이 따른다.

이렇듯 오리걸음을 걷게 하는 전족이 된 발. 그 모양이 죽순처럼 뾰족하여 예로부터 문인들은 「삼촌금련(三寸金蓮)」 또는 「신월(新月;초생달)」이라 불렀다. 「금련」이라고 불렀던 것은 궁안에서 춘화를 그려 이름이 높았던 남조(南朝)의 제폐제(齊廢帝)와 동혼후(東昏候)·소보권(蕭寶卷)이 황금으로 만든 연꽃 위를 반비로 하여금 걸어가게 한 데서 유래를 찾을 수 있다.

그런 이유로 후대에 와서 사뿐히 걸어가는 모습을 「금련보(金蓮步)」라 하였고, 나중에는 전족을 하여 조심스럽게 걷는 모습을 「금련」이라 부르게 되었다. 그러나 옛문인들이 「삼촌금련」이라고 했던 것은, 반드시 전족한 발이 아니었다. 이를테면 후대에 와서 전족했을 때처럼 발의 모습이 초생달처럼 작고 가는 것을 뜻했다. 전족을 하게 되면 허리·엉덩이·다리의 삼박자가 맞아야 뒤뚱거리는 걸음(鳧步)이 가능해진다.

중국 역사의 대표적인 미인으로는 전한 성제(成帝) 때의 비연(飛燕)을 들 수 있다. 허리가 워낙 가는데다 발이 작아 손바닥 위에서 춤추는 것 같았다고 전한다. 육조 시대 씌어진 『비연외전(飛燕外傳)』에 의하면, 성제가 만년에 이르러 정력이 감퇴했을 때 비연의 전족한 발을 보고 갑자기 기력이 솟구쳤다고 했다. 그러고 보면 전족은 사내의 성력(性力)과 상관관계가 있음을 알 수 있다.

중국의 고대 방중술은 거의 구전으로 내려오다 수당(隋唐) 시대에 이르러 집대성됐다. 중국인들이 전통적으로 발이 작은 여인을 좋아하게 된 것은, 성의학서에 씌어 있는 다음 같은 기록 때문이다.

<…여인의 음호를 옥문(玉門) 또는 옥호(玉戶)라 부르는 것은 그 출입문이 괄약근이기 때문이다. 대개 명기(名器)라 부르는 여인들은 이 괄약근의 수축력이 강하다….>

이런 이유로 후대에 와서 전족이라는 괴이한 풍습이 생겨난 것이다. 괄약근의 수축력은 발이 작은 여인일수록 강하다. 비연처럼 발이 작은 여인이 춤을 추면 허리와 배에 힘이 들어가 자궁의 수축력이 강해진다. 또한 노래를 부르고 춤을 추면 호흡을 길게 하거나 짧게 조정할 수 있으므로 여인의 속집을 오므리는 힘이 강하다. 이런 이유로 오도인(悟道人)은 「성사십이품(性史十二品)」에서, 속칭 문어발이라 부르는 용주(龍珠)를 제 1로 쳤다. 이로 인해 중국인들은 전족을 하지 않은 여인은 아무리 미색이 뛰어나도 '절세미인'이라는 등급엔 올려놓지 않는다. 그런 이유로 '연벽(蓮癖)'이 있다는 말이 생겨났다. 지나치게 전족한 여인을 밝힌다는 뜻이다. 그러나 반드시 전족한 여인을 좋아하는 사람만 있는 것은 아니다.

2. 명승지에서 만난 신혼 부부

서호(西湖)의 경치는 참으로 각별하다. 가끔은 귀신이 나타나 장난을 친다는 풍문이 없는 바 아니지만, 명승지라면 그 정도의 걸걸한 입담은 넉넉하다.

왕강(王康)이라는 사내 역시 그런 점에서 서호가 좋았다. 곱게 단청한 화방(畵舫;놀잇배)을 띄우고 둥근 달이 호수 속으로 내려와 뱃전을 희롱하는 모습을 지켜보노라면 어느새 신선계에 들어와 있는 것처럼 정신이 아뜩해 진다.

때는 구월 중양절. 조상의 무덤에 참배하러 가기 위해 호수를 가로지르는 배를 탄 신혼부부가 머쓱한 대화를 나누고 있었다.

"도대체 당신은 왜 그리 발이 작은 게요. 이거 성묘하러 가는데 일 주일은 족히 걸리겠소."

이것은 아내의 발이 작아 걸음을 더디 걷는 데에 대한 불평이었다. 다시 말해 남편은 아내의 전족한 발에 대해 별로 좋은 기분이 아니었다. 곁에 앉은 왕강이 놀란 표정으로 말했다.

"그 무슨 말씀입니까. 이렇게 훌륭한 부인과 함께 살면서 발이 작은 것을 나무라다니오. 이렇듯 귀여운 발은 천에 하나 만에 하나 있을까 말깝니다."

이제껏 시무룩하던 새색시의 얼굴이 밝아졌다.

"것봐요! 다른 분들은 내 발의 진가를 알아주잖아요."

이렇게 보면 전족한 것을 오히려 흉측하게 여기고 있음을 알 수 있다.

3. 전족의 운치

전족을 한 여인들은 방사를 치를 때에 상대하는 사내에게서 붉은 신을 신는다. 이것이 만(挽)으로 첫날밤 의식으로 삼고 있다. 그런 다음 남녀가 침상에 오르면 사내는 즐거운 마음으로 여인의 전족한 발에 묶은 붉은 띠를 풀어 준다. 이것이 탈(脫)이다.

그 다음은 준비된 깨끗한 물로 발을 씻어 주는 데 이 의식을 세(洗)라 한다. 뒤 이어 발톱을 깍아주고 엉겨 붙은 군살을 밀어내는 것이 마(磨), 씻은 다음 향기로운 분가루를 뿌려 주는 것이 식(拭), 발톱 등에 아름다운 색깔을 입히는 것이 도(塗)다.

여기에서 잠깐 『근염기(觀艶記)』에 나오는 이화원(梨花園) 정원의 정경을 더듬어 볼 필요가 있다.

이화원은 청명절(淸明節)을 앞두고 시골에서 올라온 사람들이 묵는 곳이다. 이곳에서 얼마간 머물며 벌이를 하였다가 고향으로 돌아가는 일종의 정거장 같은 곳이다. 오늘날로 풀이하자면 집단 투숙장이라고나 할까. 남편이 일하러 간 사이 시골에서 올라온 아내는 해먹(Hammock;두 기둥이나 나무 사이에 메달은 침상용 그물) 위에서 낮잠 자는 모양이었다. 그 발이 어찌나 귀엽고 예쁜지 하간(河侃)은 뚫어지게 바라보며 침을 삼켰다.

하간의 직업은 요즘으로 말해 '소설가'였다. 그럴듯한 얘기책을 써서 시간이 많이 남은 한심한 작자들에게 비싼 값으로 팔았는데, 주로 소재는 「전족일화(纏足逸話)」였다. 그래서인지 하간은 그 여인의 이모저모를 수탐했다.

여인의 이름은 설향운(雪香雲)이었다. 그녀의 어머니가 은가루를 뿌린 듯 하얀 눈이 내릴 때 태기를 느꼈고, 난탕(蘭湯)에서 목욕하다 딸을 낳았다는 사연이 있었다. 괴이한 것은 태어난 후 그녀의 피부에서 향기가 풍겨 향운이라 이름 지었다. 해먹에 누워 흔들거리고 있는 미인은 과연 눈처럼 하얀 피부였다.

'색깔은 그렇다 하지만 과연 피부에서 향기가 나는 것일까?'

하간은 그 점이 궁금해 견딜 수 없었다. 하루 이틀 지나면서 날씨는 더욱 쌀쌀해졌다. 벌이가 신통치 못한 그녀의 남편은 방 한쪽에 놓인 침상을 다른 사람에게 임대하겠다고 공고했다. 하간은 즉시 그 침상을 계약했다.

하간과 그들의 잠자리 사이에는 휘장이 둘러쳐 있었다. 낮일에 피곤해진 사내의 코고는 소리를 들으며 하간은 슬그머니 향운의 침대를 파고들었다.

캄캄한 어둠 속에서 향운의 젖가슴에 코를 대고 킁킁거려 보았다. 분명 '어떤 향기다' 하고 말할 수는 없었지만 그녀의 몸에선 냄새가 은은하게 피어올랐다. 하간은 이곳 저곳을 지분거리다가 돌아눕는 남편의 서슬에 쫓겨 얼른 자기 침상으로 돌아왔다.

다음날은 더욱 추웠다. 이날은 코를 고는 소리도 들려 오지 않았다. 아마도 그녀의 남편은 야간 작업에 들어간 모양이었다. 하간은 얼른 그녀의 침상으로 다가가 아래쪽에서부터 밀고 올라갔다. 얼마 전에 보았던 전족한 발의 아름다운 모습이 생각나 더듬거렸다. 죽순처럼 뾰족한 발, 금방 성욕이 일어났다. 이리저리 희롱을 하다가 그녀의 깊은 곳으로 밀고 들어갔다. 뜻밖에 향운은 사내의 심벌이 쉬 들어올 수 있도록 길을 열었다. 날이 훤히 새도록 하간은 꿈길에서 노는 듯 정신이 오락가락했다.

다음날은 청명절이었다. 아침 일찍 일터에서 돌아온 남편은 향운에게 짐을 꾸리게 하였다. 이제 웬만큼 돈을 모았으니 시골 마을로 돌아가려는 듯이 보였다. 잠깐 남편이 방을 비운 사이 향운은 하간을 바라보며 눈물을 글썽였다.

"이제 헤어질 때가 되었군요. 정말 아쉬워요. 우리네 시골 사람들은 도시 사람들을 신선이라 부른 답니다. 그것은 전족한 발을 알아주기 때문이에요. 그러고 보면 나는 지난밤 신선의 품에 안겨 구름 타는 법을 배운 셈이군요."

그녀는 창밖으로 시선을 뿌린 체 쓸쓸히 미소지었다.

4. 사랑의 기본 스텝

『천금방』에는 이렇게 소개한다. 남녀가 일단 침상에 오르면 아무래도 여인 쪽에서는 상대의 마음을 자극시키는 수법을 쓴다. 사내는 즐거운 마음으로 여인의 발을 찾아 이쪽저쪽을 더듬는다.

이것이 색(索)이다.

이윽고 여인의 발을 찾으면 번쩍 위로 올리게 되는데 이러한 행위가 거(擧)이며, 그것을 자신의 다리 위에 올려놓는 것이 승(承)이다. 사랑스런 전희(前戲)가 계속되는 동안 숨소리는 거칠어지고, 이에 따라 여인은 두 다리를 사내에게 올려놓는다. 기다렸다는 듯이 사내는 두 다리를 가슴 쪽으로 당기는데 이것이 추(推)다.

이따금 좌우로 두 다리를 벌리고 그 사이로 몸을 밀어 넣는 것이 도(桃)이며, 한쪽 다리만을 어깨 위에 올리고 희롱하는 것을 연(捐)이라 한다. 여인이 전족한 두 발로 사내의 목을 죄면, 사내는 벌겋게 달아오른 얼굴로 발에 입을 맞춘다. 바로 여기까지가 기본 스텝이다.

여인의 두 발바닥이 사내의 양경을 끼고 위와 아래로 움직이는 것이 완(玩)이다. 전족한 두 발을 맞대면 약간의 둥그런 공간이 생기는데 그곳에 요상한 짓거리를 하는 것을 농(農)이라 한다. 춘화도에 자주 나오는 모습처럼 줄이나 헝겊을 이용해 전족한 두 다리를 천장에 메달아 두기도 하는 데 이것은 현(縣)이다.

전족을 예찬하는 글에 삼상(三上)과 삼중(三中)이 있다. 삼상은 전족을 어느 곳에 놓고 보았을 때 가장 아름답게 보이는가이다. 첫째는 손바닥 위이며 둘째는 어깨 위, 셋째가 그네 위다.

이에 반해 삼중은 전족한 발을 어느 곳에 놓고 보아야 아름다운 가를 가리는 것으로 첫째가 이불 속이요 둘째가 등잔불 속이며 셋째가 눈(雪) 속이라 했다.

중국인들은 전족을 감상하는 데 있어 네 가지의 아름다움을 따졌다. 첫째는 모양의 아름다움, 둘째는 질의 아름다움, 셋째는 자세의 아름다움, 넷째는 신(神)의 아름다움이다.

모양에 있어서는 어떤 발이 아름다운가를 따졌다. 차례를 적어
보면, 섬(纖;가늘다) · 예(銳;뾰족하다) · 수(瘦;여위다. 또는 파리
하다) · 만(彎;활처럼 굽다) · 평(平;편편하다) · 정(正;바르다) ·
원(圓;둥글다) · 직(直;곧다) · 단(短;짧다) · 착(窄;좁다) · 박(薄;
얇다) · 교(翹) · 칭(稱)의 순이다.

이 가운데 '교'라는 것은 엄지발가락이 갈퀴 모양으로 되어 있
어 위로 펼 수 있는 모습이다. 또한 '칭'이라는 것은 발가락의 비
례가 균형 잡힌 것을 뜻한다.

다음으로 질의 아름다움이란, 경(輕;가볍다) · 결(潔;맑다) · 백
(白;하얗다) · 윤(潤;빛나다) · 온(溫;따뜻하다) · 연(軟;부드럽다)
등을 말한다.

셋째로 모습의 아름다움은 교(嬌;맵시 있다) · 교(巧;어여쁘다)
· 염(艶;곱다) · 미(媚;상긋거리다) · 온(穩;편안하다) 등이 있고

마지막으로 신(神)의 아름다움에는 유(幽;그윽하다) · 한(閑;여
유 있다) · 아(雅;우아하다) · 수(秀;빼어나다) · 운(韻;운치 있다.
또는 울리다) 등이다.

이러한 전족의 발상이나 형태론에 대해 주자(朱子)는 말한다.
"여인네들에게 유교적(儒敎的) 올가미를 씌워 도덕적으로 남녀
를 갈라놓기 위해 동원된 수법이다."

그에 대한 진위를 가리기 전에 전족은 여인들에게 크나큰 불행
을 안겨 주었다. 이를테면 끊임없이 일어나는 전란의 소용돌이
속에서 남자보다는 걸음이 더딘 여인의 희생자가 많을 수밖에 없
었던 점이 그것이다.

이러한 전족은 청조 말기 '자연의 발로 돌아가자'는 천족회(天
足會) 운동의 영향을 받아 슬며시 사라져 버렸다.

전족을 하지 않으면 정실이라도 첩의 눈치를 봐야 할만큼 고약

한 풍습. 이점은 민간이나 궁안도 마찬가지였다. '연벽(蓮癖)'이 있는 황제에겐 더 없이 즐겁고 황홀한 밤이었을지 모르지만, 그렇지 않은 쪽에서는 '질투'니 '투기'니 하는 고약한 상황을 유발시켰다.

제7절 익액(益液)

중국의 역사는 북방 민족과의 투쟁사라 할 수 있다. 그러다 보니 남녀 관계의 폭력 사태 역시 사건 규모가 큰 것은 어쩔 수 없었다. 중원 진출을 꿈으로 삼던 북방계 군주들은 중국 여인에게 약한 탓에 전리품으로 얻은 미인으로 인해 폭력 사태가 비일비재했다. 동진(東晉)의 역사가 간보(干寶)는 『진기총감(晋紀總鑑)』에서 말한다.

「귀족 가문의 여자들은 재봉을 비롯하여 요리에서 화장에 이르기까지 모두 종들에게 시키고 자유·연애 결혼을 꿈꾼다. 며느리는 시부모를 거역하고 심한 질투로 첩을 죽인 본처가 갈수록 많아졌다.」고 했다. 그런가 하면 동위(東魏)의 『진문(秦文)』에는,

「요즘의 딸 가진 부모들은 시집 보낼 때 질투하는 방법을 가르친다. 남편을 깔아뭉개는 것이 부덕이고 질투가 여인네에게 얼마나 중요한 것인가를 알 수 있게 한다.」고 씌어 있다.

1. 사람 돼지로 변한 절세 미녀

사람은 한 번 죽기 마련이지만 척희(戚姬;또는 戚懿)만큼 비참하게 목숨을 빼앗긴 여인도 드물다. 그녀는 중국 역사상 첫 번째

참사를 당한, 서한 왕조 제1대 황제 유방(劉邦)의 작은 부인이다. 모든 역사서에는 그녀를 척희 또는 척부인이라 하였다. 척희는 산동성 정도현 태생이다. 이곳은 음양 오행으로 따져 수토(水土)가 좋아 성인을 비롯하여 미녀가 많기로 유명한 고장이다.

유방이 목숨을 내놓고 항우와 일전을 벌이던 기원전 3세기. 그를 따르는 수하들을 이끌고 산동성으로 진격해 들어갈 때 이곳에서 척희를 만났었다.

척희는 용모가 절색이었지만, 평민인 탓에 가문에 대한 족보가 없다. 그녀는 욕심도 없었다. 피비린네 나는 전투가 일어나는 곳마다 그림자처럼 좇으며 유방의 외로움을 달래 주었다. 그러던 그녀가 아들(劉如意;용이 물고 있는 여의주에서 이름을 따 와 장차 황제의 자리에 오를 수 있음을 은밀히 과시하였다.)을 낳고부터 야심을 품기 시작했다. 그녀의 소생 유여의는 총명하여 황제의 사랑을 한 몸에 받자 기회를 놓치지 않고 늙은 남편에게 하소연했다.

"이제 당신은 늙었는데 갑자기 상서롭지 못한 일이 생긴다면 우리 모잔 누굴 믿고 살아야 합니까. 사갈같은 여치(呂雉;유방의 정실)가 우리 모자를 그냥 둘성 싶습니까?"

일리가 있었다. 평소 여치의 잔학성은 누구보다 잘 아는 유방이었다. 유방은 첫단계로 유여의를 조왕(趙王)에 봉했다. 그런 다음 자신이 보위에 있을 때에 유여의를 황태자로 만들고 싶다는 뜻을 넌지시 비쳤다. 문무백관들은 아연실색했다. 특히 말더듬이 재상 주창(周昌)은 당치않은 일이라고 엄중 항의했다. 회의가 진행되는 동안 옆방에서 엿듣고 있던 여치는 자기의 동생 여석지(呂釋之)에게,

"장량을 찾아가 계책을 물어 오너라. 굳이 애걸할 필요는 없다.

만약 그 자가 따르지 않는다면 목을 가져오너라."

여치는 그런 여인이었다. 한달음에 달려온 여석지의 달갑잖은 행보에 장량은 자신이 나설 수 없는 이유를 설명했다.

"내가 여러 말을 했을 때는 폐하께서 곤경에 처한 탓에 그리한 것이오. 지금은 천하가 통일되었는데 어찌 내 말을 듣겠소. 더구나 황태자를 바꾸는 문제는 개인적인 애증(愛憎)에서 그리하는 것이므로 제3자가 개입해선 안되는 것이오."

여석지가 쉬 물러 갈 인물이 아니라는 것을 장량이 모를 리 없었다. 한숨을 몰아쉬던 장량은 마지못해 방책을 흘려 냈다.

"이것은 세 치 혀를 나불거려 해결할 수 있는 것이 아니오. 그러니 내가 좋은 사람을 추천하겠소. 폐하가 천하를 얻게 되자 많은 사람들은 아첨하였지만 오로지 네 명의 늙은이만은 황제의 오만 무도한 태도에 혐오감을 느끼고 산 속에 숨어 버렸소. 죽으면 죽었지 폐하의 신하는 되지 않는다고 고집 피운 것이오."

세상에서는 그들을 상산 사호(商山四皓)라 했다. 장안성 남쪽 상산에 은거한 당선명 · 최광 · 주술 · 기리계였다. 장량의 계책은 그런 것이었다. 이들 네 노인에게 금은 보화를 아끼지 않고, 황태자의 정중한 편지를 함께 보내 모셔 오게 한 것이다. 장량의 계책은 곧 시행되었다.

얼마후 상산 사호가 황태자 가까이 내려와 있을 무렵, 황제는 척희의 처소를 찾아가 자신의 심정을 털어놓았다.

"나는 본래 무능한 황태자를 바꿀 작정이었으나 상산 사호가 유영을 날개처럼 보호하고 있으니 어찌해 볼 도리가 없소. 앞으로 여치 는 당신의 주인이 될 것이오."

척희는 절망의 눈물을 흘렸다. 이미 대세는 만회하기 어려울 정도로 변해 있었다. 이날밤 척희는 초나라의 향토 춤을 추었고,

유방은 노래를 불렀다.

외롭던 기러기 단번에 천리를 나는 구나
깃털이 자라니 사해(四海)를 굽어보고
사해를 굽어봐도 어찌할 수 없으니
활이 있다 해도 어딜 쏘아야 할꼬

절망과 비탄이 깃들인 노래였다. 유방이 황태자를 폐위시키지
않은 이유를 그들의 정사(正史)엔 '네 늙은이의 출현'으로 풀이했
다. 그러나 다시 한 번 검증해 보면 과연 네 늙은이 때문에 황제
가 그런 결정을 내렸으리라곤 믿어지지 않는다. 아무리 중신들이
반대해도 황태자를 바꾸는 문제는 황제 스스로의 판단에 의해 결
정된다. 그런 점에서 본다면 상산 사호가 출현하여 황태자의 폐
위가 보류되었다는 것은 인정할 수 없다.

가장 큰 문제는 척희의 전략에 있었다. 그녀는 아들을 앞세워
황태자의 자리를 찬탈하려는 목적을 늙은 남편에게 하소연했을
뿐, 다른 중신과는 유대 관계를 맺지 못했다. 이에 반해 여치는
자신의 촉수를 궁안 곳곳에 심어 놓았으며 황후이면서도 자신에
게 이로움을 준 조정 대신에겐 무릎을 꿇을 만큼 수완이 뛰어났
다. 유방은 척희로 하여금 초가(楚歌)를 끊임없이 부르게 했다.
10여년 전 항우를 죽음의 길로 가게 한 노래를 날마다 부르게 한
것은 자신의 사후 다가올 살겁에 대한 불안이었다.

유방의 예측은 현실로 나타났다. 기원전 193년. 유방이 죽고 황
태자 유영이 보위에 올랐다. 여치는 척희에게 받은 정신적인 고
통에 대한 대가를 지불 받기 위해 고심했다.

우선 그녀를 잡아들여 황실 특별 감옥인 영항(永巷)에 가둬 버

렸다. 머리를 빡빡 깎은 다음 쇠사슬로 목을 묶고 붉은 수의를 입혀 하루 종일 쌀을 찧게 했다.

멀리 조왕에 봉해진 유여의를 불러들여 짐새(鴆鳥)의 독으로써 독살시킨 다음 척회의 양손과 양발을 자르고 두 눈을 뽑았다. 그것도 부족하여 연기로 그녀의 귀를 멀게 하였으며 벙어리가 되는 아약(啞藥)을 먹여 뒤주 안에 넣어 '인간 돼지(人猪)'라 불렀다.

황제의 사랑을 받은 천하의 미녀가 형체를 알아볼 수 없도록 변한 채 꾸물꾸물 움직이고 있었으니 이 얼마나 불쌍하고 가련한 일인가. 여치의 잔혹성은 거기에서 끝난 것이 아니었다. 하루는 아들(劉盈;혜제)을 뒤주 앞으로 데려와 연체 동물처럼 후물거리는 자신의 작품을 구경시켰다. 유영은 질겁했다.

"아, 이것은 인간으로서 도저히 할 수 없는 일이다. 이 어찌 사람의 심성으로 할 수 있는 일이냐. 나는 황제로서 어머니를 어찌지 못하지만 이같은 끔찍한 만행을 보고 어찌 천하를 다스릴 수 있단 말이냐."

크나큰 상심과 충격으로 유영은 괴로움을 이기지 못하고 시름시름 앓더니 기원전 188년 세상을 떠났다. 유영의 죽음은 여치와 그의 측근들에게 8년간의 부귀영화를 안겨 주었다. 그러나 여치의 죽음 이후 그녀를 따르는 무리 역시 모두 도살당하는 운명에 처하고 말았다. 삼류 소설가의 언사처럼 '운명의 수레바퀴는 돌고 돌기 때문인가.'

사마천이 『사기(史記)』에서 혜제의 본기를 만들지 않은 것은 황제로서 아무 것도 이루어 놓은 것이 없기 때문이었다.

2. 독고 황후의 기투(奇妬)

수나라를 세운 문제(文帝)의 부인이 독고 황후다. 문제는 원래
의 중국인과는 달리 선비족(鮮卑族) 출신이었기 때문에 자식이나
부형의 아내까지 자유스럽게 손을 대는 다혈질이었다. 남달리 피
가 뜨거운 종족이다 보니 황제가 된 후에는 알게 모르게 궁안 여
인들의 치마폭을 들추었다. 소문은 기다렸다는 듯이 중궁전의 독
고 황후에게 날아들었다. 이럴 때엔 빙그레 웃고 말았지만, 황후
의 머릿속은 온갖 살의를 품은 비수들이 번뜩였다.

어떻게 하면 황제를 괴롭힐 수 있을까. 어떻게 하면 늙은 남편
의 살 냄새를 맡은 요망한 계집을 물고낼까에 골몰했다. 이러한
고민은 급기야 삭일 수 없는 질투로 발전하였다. 그러다 보니 하
룻밤 단꿈에 취했던 궁인은 싸늘한 시체로 발견되거나 감쪽같이
사라져 버리는 경우가 많았다. 그런 탓에 황제는 아내의 기색을
탐색하면서도 궁안 곳곳에 특별한 장소를 마련하여 은밀히 잔재
미에 취하곤 했다. 그러나 이런 장소 역시 독고 황후가 깔아 놓은
촉수들의 손길을 벗어나진 못했다. 황후의 눈 밖에서 어떻게든
끌끌한 여흥을 맛보려 했으나 결과는 언제나 비참한 연극으로 막
을 내렸다. 좋지 못한 풍문이 떠돌자 황후는 내명부의 모든 후궁
들을 모아 놓고 일대 설법을 펼쳤다.

"나에 대해 이러쿵저러쿵 말이 많은 모양인데 그건 옳지 않은
일이야. 내가 황후의 신분이 아니라 해도 그런 것은 눈감아 줄 수
없으니까. 사내가 계집을 만나 만만한 여흥에 빠지는 것은 조물
주가 내려 준 화선지에 그림을 그리는 것이라 할 지 몰라. 허나
나는 그런 것은 믿고 싶지 않아. 이를테면 손해 날 흥정은 두고
보지 않는 성미야. 나를 속이고 황제의 속살을 만지작거리는 것
은 저승의 아래층에 이르렀다고나 할까."

황후는 으름장이 섞인 내명부 교지를 내렸다. 이것은 「내훈(內

訓)」과 같은 것으로 궁안 뿐만이 아니라 여염집 마나님이 첩실을 다스리는 도구로 애용되었다.

첫째, 사내와 계집은 한 사람으로 충분하다. 그런데 사내는 어찌된 셈인지 그것을 지키지 않으려고 기를 쓴다. 여자는 한 번 시집가면 다른 사내를 가까이 하지 않는데 남자는 아무렇지 않게 첩을 둔다. 이 얼마나 불공평한 일인가. 그것은 황후인 자신이 아니더라도 이 세상 여인들을 모욕하는 일이다. 그것을 두고 본다는 것은 도무지 내 생리엔 맞지 않다.

둘째, 시집 간 여자가 본 서방이 아닌 사내와 정을 통하면 집안을 망쳤다고 이 세상에 다시 없는 대죄의 굴레를 씌우고 때로는 죽임을 당하거나 혹형을 받는다. 그런데도 사내들은 다른 곳에 계집을 두고 은밀히 쥐구멍(臭鼠;여인의 음문을 빗대어 하는 말)을 기웃거리는 걸 사내 구실 톡톡히 하는 것으로 여긴다. 언감생심 그런 사내는 집에서 내쫓기거나 죽임을 당하던가 둘 중의 하나를 택해야 한다.

셋째, 남편이라는 작자들은 첩을 두기도 하고 홍등가 계집들에게 손을 내밀기도 하지만, 어찌된 셈인지 얼굴이 반반한 미소년들에게까지 손을 뻗친다. 이 얼마나 수치스러운 일인가. 아니, 아니! 이만저만 어처구니없는 일이 아니다. 이것은 아내의 즐거움을 빼앗고 쓸개를 짓밟는 일이다.

궁안에서 상영된 어떤 연극을 보면 사내가 남색(男色)을 즐긴 이후 염라대왕에게 엉덩이에 침을 맞는 벌을 받는데 그 정도의 천벌로는 어림없다. 은근 짭짤한 그 물건은 계집 쪽에도 갖춰 있기 때문에 정 필요하면 이쪽에서도 제공할 수 있다. 그런데도 남색이라는 걸 즐기는 걸 보면 우리 것보다 그쪽 물건에 특별한 맛이 있는 줄 아는 모양인데 이 얼마나 웃기는 일인가.

넷째, 여인에게는 아이가 생기기 때문에 바람을 피우면 싫든 좋든 열달 후엔 드러나 버린다. 그러나 현장을 붙잡기 전에는 사내의 바람기를 잡을 수 없지 않은가.

다섯째, 사내의 연장이라는 것이 자기 아내의 깊고 은밀한 곳에 침입할 때만 활동을 하고 다른 계집들을 만나면 고양이 앞의 쥐처럼 죽은 척 해야 하는데 어디 그런가.

얼굴이 반반하거나 눈꼬리가 어찌 처졌거나 말소리가 물기에 젖는 손님을 만나면 이건 어찌 된 셈인지 필요 이상으로 용감해져서 퉁퉁 불거진 것도 꼴볼견이지만 싸움이 시작되거나 하면 손오공이 휘두르는 여의봉처럼 단단해 지면서 필요 이상으로 좌충우돌 설치고 다니며 검붉은 대가리에 파란 힘줄까지 세워 가을 독사처럼 불끈불끈 하는 것이 꼭 동네 깡패 힘 자랑하는 것 같다. 그러면서도 매일 대하는 아내에게는 비실비실 대다 나동그라진다. 대가리는 축 늘어뜨리고 목에도 허리에도 힘이 없는 것이 마치 비맞은 솜처럼 젖어 가지고는 어서 빨리 자기의 덤불 속으로만 도망치려 한다.

여섯째, 아내의 손으로 첩과 미소년을 몰아내 버리면 그것으로 그만인가 하고 안심했다간 큰코 다친다. 잠시 한눈을 파는 사이 사내가 가지고 있는 다섯 개의 손가락으로 별 요사스러운 장난을 치고, 야호(夜壺;입구 폭이 좁은 요강) 주둥이를 계집이 보물같이 여기는 그 장소를 대신하기도 한다. 어디 그뿐인가. 죽부인(竹夫人)이나 탕파자(湯婆子) 같은 이름의 물건까지 침실에 갖춰 놓고 천한 잔재미를 즐기려 든다.

계집의 마음에 응어리를 만든 사내들의 행동이 이런 것으로, 여기에서 몇 개는 봐줄 수 있고, 한 번 시집왔으니 풀밭에 엎드린 자라처럼 그저 죽은 척 모르는 척 지나칠 수도 있다. 그러나 황후인 나의 처지로선 이중 어느 항목도 양보할 수 없으며 어느 누구라도 이 항목을 어겼다간 살아남지 못한다.

이같은 독고 황후의 「내훈」은 역사가 조익(趙翼)의 붓끝에서 달갑지 않은 내용으로 기록되었다.

<…옛날부터 궁중에서 이름난 황후 가운데 수나라의 독고 황후 이상의 사람은 없다. 자기 일로 질투하는 것만이 아니라 신하가 첩을 두는 것에까지 질투를 할 정도였다.>

그런 점에서 독고 황후는 질투의 경지를 벗어나 '기투(奇妬)'라고 불린 것이다.

3. 죽음을 부른 농담

궁안에 미녀들이 들끓다 보니 해괴한 사건이 꼬리를 물고 일어났다. 남송(南宋)의 광종(光宗)이 그 드라마의 주인공으로 심약하기 이를 데 없는 역을 맡았다. 대개 이런 경우는 부인(李氏)의 횡포가 심하여 질투라는 광풍에 휘말리기 마련이다.

어느 날 화장실에서 볼일을 마치고 손을 씻다가 돌아설 때였다. 수건을 들고 서 있는 궁녀의 하얀 손을 보고 욕정이 솟구쳤다. 광종은 그곳에 마련된 방으로 들어가 사랑해 주었는데 며칠이 지나 이황후가 선물을 보내 왔다. 덮여진 비단을 들어내니 그곳에는 궁녀의 하얀 손이 놓여 있었다. 이 정도면 병적이다. 만약 '기투'를 부리는 여인들을 한자리에 불러 모아 왜 그랬느냐 묻는다면 '사랑하기 때문'이라고 대답할 것이다. 바꾸어 말해 '사랑'과 '질투'는 종이 한 장 차이라는 뜻이다.

진(晉)의 효무제(孝武帝)가 보위에 올랐을 때 항상 시끄럽게 떠들어대던 재상 사안(謝安)이 세상을 뜨자 목에 걸린 가시가 내려간 듯 황제는 좋아라 했다. 이제껏 사안의 무서운 눈길 때문에 함부로 날뛰지 못했던 황제는 정치는 도자(道子)에게 맡기고 날마다 술과 방탕으로 세월을 보냈다. 그런데 이 도자라는 위인은 황제 버금가는 호색한이었다. 그 동안 태평성대를 누리던 조정은 중심부에서 기둥이 썩어 가면서 붕괴의 길을 걷기 시작했다.

여느 날과 다름없이 후원에서 주연을 베풀다가 황제는 곁에 있는 장귀비(張貴妃)에게 한마디 농을 던졌다.

"이젠 너도 물러날 때가 됐지 않느냐."

언뜻 던진 한 마디 농담이었다. 어쩌면 효무제는 농을 빙자하여 좀더 싱싱한 계집들을 상관하고 싶었는지 모른다. 그 순간 장귀비의 안색이 달라졌다. 이때까지 장귀비는 황제의 총애를 받고 있었으므로 궁안 여인이면 누구라도 두려워하지 않는 이가 없었다. 황제라 하면 예로부터 나이 열 넷이나 열 여섯쯤의 처녀를 좋아했다. 그러나 이 무렵 장귀비의 나이는 서른을 갓 넘긴 상태였다. 당연히 그녀는 불안으로 잠을 이루지 못했다. 누군지 모르지만 머잖아 그 계집으로 인해 자신의 자리가 위협받게 될 것이 뻔했다. 오로지 선수를 쳐야겠다는 생각뿐이었다.

며칠후 술에 만취하여 떨어진 효무제를 장귀비는 이불을 덮어씌워 죽이고 말았다. 그런 다음 시치미를 떼고 측근에게 주절거렸다.

"폐하께선 갑자기 신음 소리를 내시더니 숨을 거두시었다."

진상을 조사해야 할 도자도 호색한 이어서 이 사건은 흐지부지되고 말았다.

4. 곪은 곳은 반드시 도려내야 한다

질투는 남성에게 있어서는 약점으로 나타나지만 여성에게는 하나의 힘이 되고 있다. 이를테면 질투는 여성에게 있어 증오보다는 대담성을 유발시키고 있는 것이다.

명나라 헌종(憲宗) 때 만귀비(萬貴妃)라는 여인이 있었다. 이 여인은 헌종의 조모인 손황후의 시녀였다. 어느해 여름, 그녀는 동료 시녀들과 어울려 놀다가 그만 못에 빠져 버렸다. 깔깔거리는 웃음이 사라지고 자지러지는 비명이 터져나왔다. 이때 근처를 지나가던 황제가 무슨 일인가 싶어 그곳을 바라보는데 흠뻑 물에 젖은 여인이 못 속에서 올라오고 있었다.

궁안의 여름옷은 막시의(膜翅衣;잠자리 날개처럼 얇은 옷)였다. 바라보면 속살이 훤히 비칠 듯한 옷은 근본부터 그렇게 만들어진 것이었다. 그렇듯 얇은 옷이 물에 젖었으니 자연 속살에 착 달라붙을 것은 정한 이치였다.

열 여덟 살의 황제의 눈에 이 모습은 어떻게 비쳤을까? 착 달라붙은 옷 위로 선명하게 드러나는 유방과 둔부의 곡선은 너무나 선정적이었다. 이날을 시작으로 서른 다섯 살의 시녀는 황제의 총애를 받아 귀비의 자리에 올랐다.

황제는 마음이 약했다. 나이 셋에 황태자가 되었으나 숙부(景帝)에 의하여 폐위되었다가 부친(英宗)이 복위하면서 열한 살에 황태자 자리를 다시 찾았다. 이러한 상황은 황태자를 불안으로 몰아갔고, 그로 인해 심한 말더듬이가 되어 버렸다. 반드시 외출해야 할 일이 있어도 머뭇거리는 것을 본 만귀비는 손수 무장을 하고 호위했다. 크고 작은 일에 손수 나서서 챙기다 보니 어느새 황제의 그림자가 되어 일거수 일투족을 살피게 되었다.

본디 황궁은 꽃들의 천국이다. 어느 곳을 휘둘러보아도 걸치적거리는 게 여인이었고, 항상 꺾임을 당하도록 그녀들은 준비되어

있었다. 그러한 꽃 가운데 유비(瑜妃)가 있었다. 마음 부드럽기가
비단결 같았고, 황제의 허약한 부분을 세세하게 챙겨 주는 타입
이었다. 나이 열 여덟이니 만귀비에 비한다면 한 떨기 이슬을 머
금은 백장미 같다고나 할까.

황제는 마음이 편안하여 닷새 동안이나 유비의 처소에 머물렀
다. 이같은 사실은 금방 만귀비의 처소로 전해졌다. 한달음에 유
비의 처소로 달려온 만귀비는 다짜고짜 유비를 두들겨 팼다. 그
바람에 회임 했던 유비는 아이를 유산하고 말았다.

일이 이렇게 되자 황제는 아예 숨어서 궁녀들의 처소를 기웃거
렸다. 그럴수록 만귀비는 도처에 촉수들을 깔아 놓아 어느 날 누
가 황제와 잠자리를 했는지 기록해 두었다. 적당한 날을 택해 궁
녀들을 불러 모아 찬 미소를 뿌리며 쏘아 부쳤다.

"오래 전부터 궁안에 전해 오는 형벌이 있다는 것을 들었다. 이
름하여 포락지형(炮烙之刑)이라던가. 그것은 죄를 지은 자에게
불에 달군 구리 원주 위를 걸어가게 하여 있는 죄를 모두 태우게
한 것으로 알고 있다. 어떠냐, 내가 너희들을 죽일 수도 있다만은
자진하여 내 말을 듣는다면 죄만 태우고 다른 벌은 안 내릴 것이
다만."

무슨 일인가 하였더니, 서른 자가 넉넉한 불에 달군 철판 위를
걸어가게 하는 것이어서 궁녀들은 얼굴에서 핏기가 사라질 정도
로 놀라 버렸다. 한 사람씩 차례차례 걷게 하자 살 타는 냄새와
자지러지는 비명 소리가 아비규환을 이루었다. 이같은 상황이 급
빠르게 대전으로 전해졌지만 심약한 황제는 전연 손을 쓰지 못했
다. 황제는 도둑고양이처럼 야행하여 세 궁녀를 총애하였다. 그들
에게서 두 아들과 계집 하나를 낳게 되었다. 황제는 이들 가운데
백비(柏妃)가 낳은 우극(祐極)을 황태자로 삼았으나, 아이를 돌보

던 환관의 실수로 그만 연못 안으로 유모차가 들어가는 바람에 목숨을 잃고 말았다. 나머지 황사(皇嗣;황태자로 책봉되지 않은 태자)도 원인 모를 병으로 죽고 말았다. 그런가 하면 옹주(翁主; 후궁에게서 태어난 딸)도 목욕하는 도중에 익사했다. 이같은 일들은 모두 만귀비가 꾸민 일이라고 궁안 사람들은 쉬쉬했다.

세월은 흐르는 물과 같다고 탄식할 만큼 황제의 머리칼도 히끗히끗했다. 어느새 노령에 접어든 것이다. 하루는 머리를 빗던 회은(懷恩)이라는 환관을 바라보며 황제는 깊이 탄식했다.

"내가 전생에 어떤 업이 있었기에 자식들이 횡액을 당하는가. 이렇듯 노령에 접어들었는데 일점 혈육이 없으니 장차 보위를 누구에게 전할꼬."

회은이 주위를 살피다가 부복했다.

"폐하, 황사 님이 계시옵니다."

회은이 들려주는 사연은 이러했다. 오래 전에 명나라의 군사가 광서(廣西) 땅의 요족(猺族;남방의 만족)을 토벌했을 때, 전리품으로 얻은 장수의 딸이 하나 있었다. 성이 기씨(奇氏)인 그녀는 총명한데다 학문도 그만하여 궁녀로 뽑혀 내궁에서 지내게 되었다. 어느 날 헌종이 그곳을 지나가다 기씨의 접대를 받아 몇 날을 같이 지내게 되었다. 그것이 인연이 되어 기씨는 아이를 회임 했었다.

사실을 안 만귀비가 그냥 지나칠 리 없다. 기씨는 임신한 사실을 극구 부인했다. 점점 배가 불러오자 그녀는 궁녀들을 수용하는 내안락당(內安樂堂)으로 거처를 옮겨 아이를 순산했다.

만귀비는 경호하는 환관에게 아이를 죽이라는 명을 내렸다. 그러나 환관은 아이를 죽였다는 거짓 보고만을 올리고 꿀과 미음으로 비밀리에 키워 나갔다.

헌종이 득달같이 아이에게 달려간 날, 갑자기 기씨가 목을 메어 죽었다. 모처럼 좋은 일이 눈앞에 닥쳤는데 스스로 명을 끊었을 리없고 보면 필경 만귀비의 촉수들에게 살해되었을 것이라는 분석이 지배적이다.

훗날 효종(孝宗)이 된 이 아이는 헌종의 어머니 주태후(周太后)의 손에 양육되었다. 어느 날 만귀비가 아이를 작은 연회에 청하자 주태후는 어떤 음식도 먹지 말라고 귀띔했다. 이날 만귀비가 음식을 권하자 아이는 배가 부르다는 핑계로 일절 입에 대지 않았다. 마지막으로 과자를 권하자 아이는,

"이 속엔 독이 들어 있을 거야."

하는 바람에 그만 권하는 것을 포기하고 말았다. 만귀비는 쉰 여덟에 급사했다고 역사서에는 기록되어 있다. 그러나 여러 야사집에는 그녀 역시 후궁들의 암계에 걸려 목숨을 잃었다고 씌어 있다. 언젠가 불에 달군 철판 위를 걸어간 후궁들은 궁밖에서 용모 준수한 사내를 궁안으로 불러들여 만귀비에게 은밀히 진상했다. 물론 이때는 후궁들이 연합하여 일을 치렀다는 내색은 전혀 없었고, 환관들이 밖에 나가 조약돌처럼 미끈한 사내를 구해 왔다고 고했을 뿐이다.

만귀비가 사내를 침전으로 불러들여 밀통할 때 황제가 보낸 숙위병들에게 나포되어 그 밤으로 사사(賜死)되었다. 질투는 상대적인지도 모른다.

5. 아름다운 보복

척계광(戚繼光)은 명나라 가정(嘉靖) 연간에 왜구를 토벌하여 널리 이름을 떨친 명장이다. 한 번은 그의 아들이 군률을 어긴 일

이 있었다. 보통 사람이라면 대장군의 아들이니 허물이란 것도 유야 무야 넘어갔을 것이지만, 척계광은 그러지 않았다. 그는 군율만큼은 엄정하게 집행하는 장수였다.

그는 군율에 의거 자신의 아들을 즉시 사형에 처해 버렸다. 소식을 들은 부인은 크게 슬퍼하며 그에 대한 보복으로 첩을 두지 못하게 했다. 당연히 자신의 말을 따를 줄 알았던 남편이 첩을 두고, 게다가 두 아들까지 낳았다고 하자 부인은 그냥 둘 수 없는 일이라고 길길이 날뛰었다.

한달음에 달려가 방에 모자를 가둬 놓고 죽이겠다고 날뛰었다. 그러자 척계광이 말했다. 이왕지사 일이 여기에 이르렀으니 굳이 부인의 손에 피를 묻힐 것이 아니라 자신이 나서서 처단하겠다고 한 것이다. 부인은 일단 집을 향해 돌아섰다.

"좋아요, 당신이 어떻게 처리하는 지 두고 보겠어요."

척계광은 즉시 군영에 있는 부인의 동생을 가까이 불렀다.

"너도 잘 알 것이다. 나는 군율을 지키기 위해 아들의 목숨을 빼앗았을 뿐이다. 그런데 지금 너의 누이는 그 일을 빌미로 첩과 아이에게 몹쓸 짓을 하려고 날뛰지 않느냐. 해서 내가 두 가지 방안을 마련할 것이니 네가 적당한 계책을 쓰도록 해라."

척계광이 상책으로 내놓은 것은 당연히 모자를 살리는 일이다. 그리고 함께 살 수 있도록 하는 것이다. 다음으로 차선책은 아이들은 그냥 두고 첩만 쫓아내는 것이었다. 척계광은 이후의 일에 대해 단단히 쐐기를 쳤다.

"나의 아들도 죽인 몸이니 무엇인들 못하겠느냐. 그러니 나중에 후회할 일을 남기지 말고 잘 알아서 처신하거라. 만약 상책이든 하책이든 결정을 내리지 못한다면, 나는 즉시 뛰어 들어가 네 누이를 죽이고 그 다음으로 너를 죽인 다음 너의 일족을 몰살시

킨 후 관직을 버리고 깊은 산 속에 은거할 것이다. 내가 서른 세
번의 북소리를 울릴 것이니 소리가 그치기 전에 답변을 받아 오
너라!"

둥, 둥, 둥! 북이 울렸다. 척계광의 처남은 혼비백산하여 누이에
게 뛰어들었다.

"누이가 죽는 것은 알 바 아니나, 잘난 누이 때문에 집안 전체
가 화를 입어야 되겠소? 그들을 용서하거나 또는 아이는 받아들
이고 첩실은 쫓는다든지, 둘 중 하나를 선택하지 않으면 나는 이
칼로 누이를 먼저 죽이고 따라 죽겠소. 그러니 어서 말을 하시
오!"

울며 겨자 먹기로 부인은 차선책을 선택했다. 그러나 부인은
한 달이 지나기 전에 지병이 도져 세상을 떴다. 쫓겨났던 첩이 다
시 돌아와 모든 살림을 맡게 되었다.

이렇게 본다면 질투에 대한 보복도 결코 쉽지 않은 모양이다.
부인의 질투심보다는 척계광이 지키려는 엄정한 군율에 대한 처
리가 훨씬 돋보이는 대목이다. 이를테면 부인의 입장을 살려주면
서, 쉽게 처리해 낸 명장다운 작전이었다.

6. 내 손안에 있소이다

명나라 이후 만들어진『여의군전』은 당시 유명세를 물리던『육
포단』의 영향으로 태어났다. 물론 이 책만 출간 된 게 아니라『금
병매』『이화천』『치파자천』등등의 성애본(性愛本)이 뒤를 이었
다.

이 책은 본시 측천무후의 황음한 색도 놀이를 다룬 것이지만,
양념처럼 곁들여 무후의 딸 태평 공주의 괴벽스런 일면까지 다루

고 있음을 볼 수 있다.

태평 공주는 나이 열 다섯에 궁녀들을 무장시켜 궁안을 휘젓고 다닐 정도로 당돌했던 여성이다. 얼굴 모양은 무후를 닮았고, 성격 또한 그대로 이어받은 듯 활달한 성격이었다.

그녀의 처음 남편은 설소(薛紹)였다. 아버지는 광록경(光祿卿; 제사나 연회에 쓸 음식물을 조달하고 상 차리는 일을 관장하는 장관으로 종3품.)인 설요지였고, 어머니는 태종의 딸 성양공주였다. 그러니까 굳이 촌수를 따진다면 태평 공주와는 사촌인 셈이다. 영륭 2년이면 681년이다. 이해 7월 혼인식이 거행되었다. 태평 공주는 청색 바탕의 비단에 꿩 아홉 마리가 수놓은 의상을 입고 칠보를 박은 아홉 개의 비녀를 꽂았다.

신부를 태운 가마는 밤이 되어서야 신랑집에 들어갈 수 있었다. 화톳불을 대낮처럼 밝힌 가운데, 함원궁 남쪽 홍안문에서 출발하여 선양방(宣陽坊) 서쪽의 설씨 집안까지 대략 4킬로 남짓을 행진했다. 거리 양쪽에 서 있는 수령 3백여 년이 된 회화 나무는 어찌나 불꽃이 세었는지 화톳불에 말라죽을 정도였다.

이렇듯 요란한 혼인식을 거행한 태평 공주에게 상서롭지 못한 일이 닥쳤다. 설소의 두 형이 당황실에 반란을 일으킨 것이 적발되어 살해되고 남편 설소는 황실 특별 감옥에 갇혀 굶주려 죽었다. 무후는 당연히 공주의 재가를 서둘렀다. 의견을 묻자 공주는 무유기(武攸暨)를 거명했다. 무후는 펄쩍 뛰었다.

"다른 사람을 찾아 봐! 그 사람은 부인이 있어."

"죽이면 되잖아요!"

무후는 철부지 딸을 무심하게 바라보았다. 그러나 결국은 무유기의 부인을 독살시키고 그에게 공주를 출가시켰다.

과연 이런 것을 사랑의 척도로 잴 수 있을까. 언젠가 무유기가

아내를 데리고 연회에 나왔을 때 태평 공주는 그들 부부의 정겨
워 하는 모습을 눈여겨보았었다. 그들 부부의 모습에서 어떤 점
을 발견하여 질투의 심지에 불을 붙였을까? 이것이 중국인 특유
의 권세 있는 자의 모습일 것이다.

제2장
원기를 회복시키는 죽(粥)

죽은 곡식을 오래 끓여 그 알맹이가 무르게 되었을 때에 먹는 음식으로 재료에 따라 쑤는 법이나 먹는 방법, 또 죽의 영양가가 들기 마련이다. 현재 우리 나라에서 만들어지고 있는 죽은 대략 60여종인데 고서에 나오는 여러 처방은 각 사람의 병후 회복이나 노인의 봉양, 체질의 강건함을 위하여 만들어지고 있다. 여기에서 음식의 약효별 효능을 살펴보면 다음과 같다.

1) 참밀죽(小麥粥)

소갈과 번열을 그치게 한다.

2) 쌀죽·차좁쌀죽·찰기장죽

기미가 달고 온하며 독이 없다. 기를 늘리는 한편으로 비위(脾胃)가 허하여 자꾸만 설사를 하는 것과 토역이 일어나고 어린이들의 두창(痘瘡) 등에 효험이 있다.

3) 멥쌀·메좁쌀·메기장죽

기미가 달고 따뜻하며 독이 없다. 소변을 이롭게 하면 번갈(煩渴)을 그치게 한다. 장과 위를 기른다.

4) 팥죽

소변을 이롭게 하고 수종각기(水腫脚氣)를 사라지게 한다. 또
한 헛배가 부르는 것도 다스린다.

5) 녹두죽

열독을 풀고 번갈을 그치게 한다.

6) 율무쌀죽

습열을 없애고 장과 위를 이롭게 한다.

7) 연분죽(蓮粉粥)

비위를 튼튼히 하고 설사를 그치게 한다.

8) 쇠비름죽

정기를 더욱 굳게 하고 귀와 눈을 밝게 한다.

9) 고수풀 열매가루죽

장과 위를 이롭게 하고 내열을 푼다.

10) 밤 가루죽

신기를 보하고 허리와 관절에 유익하게 한다.

11) 마(山藥)죽

신정(腎精)을 보하고 장과 위를 강하게 한다.

12) 토란죽

장과 위를 부드럽게 하고 사람으로 하여금 베고픈 것을 모르게
한다.

13) 백합가루죽

폐를 부드럽게 하고 속을 고르게 한다.

14) 무죽

소화를 촉진시키며 속을 이롭게 한다.

15) 마름죽

부스럼이나 종기를 다스리며 그것들이 사라지게 한다.

16) 평지(油菜)죽

속을 고르게 하며 기를 내린다.

17) 근대죽

위를 튼튼히 하고 비장을 돕는다.

18) 시금치죽

속을 고르게 한다.

19) 냉이죽

눈을 밝게 하고 간을 이롭게 한다.

20) 미나리채죽

열을 없애고 대장과 소장을 이롭게 한다.

21) 겨자채죽

담(痰)을 없애고 나쁜 기운을 없애게 한다.

22) 아욱죽

몸이 마르는 것을 예방하고 장을 너그럽게 한다.

23) 부추죽

속을 따뜻하게 하고 아래를 덥게 한다.

24) 총시죽(葱豉粥)

이 죽은 파와 약전국을 함께 끓인 죽이다. 땀을 나오게 하여 몸을 푼다.

25) 복령가루죽

위를 맑게 하고 하체를 튼실하게 한다.

26) 멧대추죽(酸棗仁粥)

번열을 다스리고 담기(膽氣)를 늘인다.

27) 구기자죽

피를 깨끗이 하며 보하고 신기를 늘린다.

28) 염교죽

노인들의 냉리(冷痢)를 다스린다.

29) 생강죽

속을 덥게 하고 악기를 물리친다.

30) 분디죽(花椒粥)

풍토병이나 축축하고 더운 땅에서 나는 독기를 물리치고 추위를 막는다.

31) 회향죽(茴香粥)

위를 돕고 허리 아래가 아프고 오줌이 잘 내리지 않는 병을 다스린다.

32) 후추죽

신복의 동통을 다스린다.

33) 삼씨죽·앵도죽·참깨죽

장을 편하게 하고 몸이 저린 것을 다스린다.

33) 차조기죽

기를 내리고 속을 이롭게 한다.

34) 죽엽탕(竹葉湯)죽

갈(渴)을 그치게 하고 심장을 맑게 한다.

35) 돼지콩팥(腎臟)죽

신허로 오는 모든 병을 보한다. 사슴콩팥이나 양콩팥죽도 마찬가지다.

36) 양간·닭간죽

하한 간을 보하고 눈을 맑게 한다.

37) 잉어즙죽

모든 수종을 사라지게 한다. 양즙죽도 같은 효험이 있다.

38) 우유죽

허하고 여윈 것을 보한다. 여기에 꿀이 들어간 것은 심폐를 가른다. 약재를 사용함에 있어서 녹각교(鹿角膠)를 넣으면 양기를 돕고 온갖 허한 것을 다스린다. 또 밀가루를 볶아 죽에 넣으면 백리(白痢)를 그치게 한다.

비방. 의이미계죽(薏苡米鷄粥)
— 피로회복과 피부를 윤택하게 함 —

율무는 인가(人家)에서 심는다. 『몽구(蒙求)』라는 고서엔 「마원의이(馬援薏苡)」라는 제목 아래 다음과 같이 쓰여 있다.

<후한 시대에 복파장군(伏波將軍) 마원이 남방의 교지(交趾)를 원정했을 때에 항상 율무쌀을 먹고 지냈다. 그래서인지 몸은 능히 가벼워지고 장기(瘴氣)에 걸리지 않았다>

이렇듯 율무쌀은 식용과 약용을 겸하고 있다. 율무쌀로 밥을 지어 먹으면 피부는 윤택하여 지고, 온몸에 물사마귀가 있는 사람은 이것을 먹으면 깨끗해진다.

중병환자가 유동식(流動式) 외에 아무 것도 먹지 못할 때에는 율무쌀의 중탕이 좋다. 쌀밥의 중탕처럼 장시간 끓여 짜서 먹이면 된다.

「의이미계죽(薏苡米鷄粥)」은 피로회복과 사마귀를 없애는 데 좋다. 재료는 율무쌀 2냥, 닭고기 반 근, 천문동(天門冬;호라지좆의 뿌리) 6돈, 송이버섯 2개, 파·생강·간장·소금 약간. 먼저 율무쌀을 씻어 열탕에 하룻밤을 담가 둔다. 천문동을 씻어 물에 담그고 송이를 썬다. 닭고기에는 파·생강을 넣고 끓여 청탕(淸湯)을 만든다. 청탕에 율무쌀을 넣고 끓이다가 천문동과 송이를 넣고 조미하여 먹는다.

비방. 호마백미죽(胡麻白米粥)

— 허손(虛損)과 보양(補養) —

호마(胡麻)는 참깨다. 예로부터 참깨죽은 병후의 회복에 먹어
왔다. 즉, 정력제로서의 깨죽은 널리 알려져 있다. 예전에는 지마
죽(脂麻粥)이라 하여 병후의 회복기에 복용하였다. 그런가하면
참깨를 볶아 매일 복용하면 모발은 많아지고 머리털이 빛나며 백
발을 예방하고 늙지 않는다고 전해진다.

『견권(甄權)』에는 정신환(精神丸)이라는 처방이 있다. 이것은
참깨와 꿀을 함께 등분하여 먹는 것으로, 능히 폐기(肺氣)를 다스
리고 오장을 윤택하게 한다. 정수(精髓)를 채우고 기허로 앓는 남
자에게 쓴다. 갈홍이 쓴 『포박자(抱朴子)』에는 「호마식(胡麻食)」
이라는 처방이 있다. 신장병을 비롯하여 신기가 허한 것을 다스
리는 처방이다. 그런가하면 만성위장병에도 효과가 탁월하다.

재료는 참깨 3말(斗)이다. 만드는 법을 살펴보면 참깨를 깨끗이
씻어 시루에 찐다. 찐 참깨를 햇볕에 말린다. 다시 시루에 찐다.
이렇게 아홉 번을 반복한다. 그 다음으로는 향내가 나도록 볶는
다. 이것을 꿀로 환을 만들어 팥알 크기로 만든다. 매회 30~40개
씩 술로 복용한다.

이러한 「호마식」을 백일을 먹으면 능히 모든 고질병이 없어지
고 1년을 먹으면 얼굴이 아름답고 피부가 고와지며 2년을 먹으면
백발이 흑발로 변하고 3년을 먹으면 이가 돋아나고 장생한다.

이것 역시 『천금방』의 처방과 흡사하다. 『천금방』에서도 백발
을 흑발로 만드는 데엔 검정 참깨를 아홉 번 찌고 아홉 번을 말려
분말로 하여 환을 만들어 먹는다.

이시진(李時珍)은 참깨의 효능을 이렇게 설명한다.

<참깨를 먹는 데는 검은색을 취한다. 아홉 번을 찌고 아홉 번

을 말린 다음 볶아 짓찧어 먹는다. 다른 것을 먹지 않더라도 허기를 모른다. 찌지를 않고 익히게 되면 사람으로 하여금 머리털을 빠지게 한다>

『본초비요(本草備要)』에는 참깨가 폐기(肺氣)를 보한다고 했다. 간과 신을 도우며 정수(精髓)를 채우고 근골을 튼튼하게 하며 귀를 밝게 한다는 것이다.

성행위를 무리하게 하여 허리에 통증이 왔을 때엔 참깨 1말을 볶아 가루로 내어 하루에 한 홉씩 따뜻한 술이나 꿀탕으로 복용한다.

흔히 경험방(經驗方)으로 「호마백미죽(胡麻白米粥)」을 들 수 있다. 변비와 허손을 돕고, 피부를 윤택하게 하며 보양에 좋은 것으로 알려져 있다.

먼저 검정참깨 1홉과 백미 1홉 반, 설탕 1냥을 준비한다. 만드는 법은 다음과 같다. 참깨를 씻어 물에 담근다. 그것을 건겨내 햇볕에 말린 후 약간 볶는다.

쌀을 씻어 물에 한 시간 쯤을 담갔다가 꺼내 햇볕에 말린다. 이것을 함께 가루로 만들어 다시 물에 담근다. 물 다섯 홉에 설탕을 함께 넣고 죽을 쑨다. 이것을 매일 한끼씩 먹는다.

이러한 「호마백미죽」은 우리나라에서는 겨울철에 '깨죽'으로 애용되고 있다.

비방. 하비죽(荷鼻粥)
― 자양강장제로 특효 ―

『신선방(神仙方)』에 의하면 연(蓮)은 '가을 음식'으로 알려져 왔다. 그러므로 우리의 선조들은 민간에서도 연을 이용한 음식을 식용으로 애용했다.

연근의 성분은 당질로 대부분 녹말이다. 흰연근은 날 것으로 먹을 수 있을 만큼 맛이 있다. 씨는 연밥이라 하여 강장자양제(强壯滋養制)로 많이 이용된다. 이러한 연근에서 채취한 것이 우분(藕粉)이라 하는 데 녹말로 쓰인다.

중국의 고서에는 연밥죽(蓮實粥)에 대한 설명이 자주 나온다. 그만큼 중국인들이 애용하고 있는 강장음식이라는 뜻이다. 생연근을 강판에 갈아 굵은 체에 받쳐 물을 빼고 밀가루와 소금을 섞어 기름에 지진 것을 말한다.

연뿌리를 이용하여 쑨 우죽(藕粥)을 항시 먹으면 어혈(瘀血)을 풀고 소화를 잘 시키며 몸을 튼튼하게 만들어 준다고 하고 있다. 연죽을 쑤는 데는 보통의 죽에 연뿌리를 넣고 끓이면 된다. 밥에 연뿌리를 넣고 끓이면 당연히 밥에서는 향긋한 냄새가 난다. 입맛을 돋굴 것은 당연한 이치다.

그런가하면 하비죽(荷鼻粥)이라는 것이 있다. 이것은 '연꼭지로 쑨 죽'을 가리킨다. 중국의 역사를 보면 태평천국의 난을 일으킨 홍수전(洪秀全)은 언제나 이 죽을 상식하고 수백명의 미인을 거느리고 풍류를 즐겼다고 쓰여 있다. 이러한 하비죽을 즐긴 중국의 역대 황제들이 적지 않다는 것은 역사서 곳곳에 나온다. 하비죽은 연잎속에서 나오는 점액을 넣어 끓인 죽이다.

그런가하면 연방(蓮房)을 달여 마시기도 한다. 악혈을 흩어버리는 효과가 있는데, 1회에 2돈을 물 1홉에 달여서 반량으로 줄어들면 마신다.

또한 과피를 벗기고 달여 마시면 신경쇠약을 비롯하여 설사·유정 등에 효과가 크다. 자양강정에 큰 효과가 있다.

다음은 허를 보하고 손을 익(益) 한다는 「수지단(水芝丹)」에 대한 처방이다. 준비할 것은 연실 반 되, 돼지밥통(胃) 1개, 술 등이다. 만드는 방법은 먼저 연실 반되를 술에 담궈 이틀 동안을 둔다. 돼지밥통은 물로 깨끗이 씻어 그 속에 연실을 넣고 봉한 후 삶아서 익힌다. 그것을 햇볕에 말려 가루로 만든다. 다음에는 술로 삶은 쌀풀로 오동나무 열매 크기 만큼의 환을 만들어 한번 먹을 때에 50알씩을 복용한다. 그런가하면 『신선방(神仙方)』에는 다음과 같은 처방이 있다.

비방은 「연육식(蓮肉食)」이다. 연육과 꿀을 준비한다. 연육을 시루에 넣고 쪄 익힌다. 다음에는 심(心)을 버리고 말린 후 가루를 낸다. 끓인 꿀로 환을 오동나무 열매크기 만큼으로 만들어 매회 30알씩 복용한다.

또한 『성혜방(聖惠方)』에는 「연실경미죽」을 권한다. 병후의 회복을 돕고 몸을 보한다. 연씨 반 근과 멥쌀 3근을 준비한다. 연씨를 갈아서 가루로 만든다. 가루를 술에 넣고 끓이다가 쌀을 넣고 죽을 쑨다. 연한 불로 눅지 않게 천천히 끓이는 것이 요령이다. 죽은 아침저녁 공복에 먹는다.

비방. 양육량미죽(羊肉粱米粥)
― 강장강정(强壯强精)과 보음보양(補陰補陽)에 탁월 ―

기장(粱)에는 청기장과 백기장이 있다. 황기장은 기(氣)를 늘리고 속을 고르게 하며 설사를 그치게 한다. 백기장은 열을 없애고 기를 늘린다. 대체로 장수하는 사람들은 이 기장을 죽으로 쑤어 먹기 때문이라고 전한다. 그래서인지 『일화본초』에는 백기장은 객풍(客風)과 완비(頑痺)를 없애고 청기장은 비(脾)를 보하고 조루증(泄精)을 다스린다고 했다.

해묵은 고서『양로서(養老書)』에는 비장이 허하여 설사를 계속할 때엔 청기장 반 되에 약누룩(神麴) 한 홉을 넣어 날마다 죽을 쑤어 먹으면 즉시 낫는다고 하였다. 그런가하면 임질로 인한 통증에는 청기장 4홉을 된장물에 넣어 죽을 쑨다. 여기에 차조기(蘇葉)를 분말, 3냥을 넣어 공복에 먹는다.

강장강정에 탁월한 효능이 있다는 「양육량미죽」은 처방법이 이렇다.

먼저 양고기(羊肉) 1근에 청기장쌀(青粱米) 1되, 파잎 1냥, 소금 약간을 준비한다.

양고기를 삶아 즙을 낸 물에 청기장쌀을 넣고 죽을 쑨다. 파 잎은 썰어놓았다가 죽이 끓는 도중에 집어넣는다. 이것을 하루 분으로 하여 나누어 먹는다.

비방. 변두인삼죽(藊豆人蔘粥)
─ 원기부족과 위장쇠약을 다스림 ─

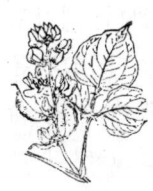
변두는 민가에서 흔히 볼 수 있는 식물이다. 인가에 심으면 담장 밖으로 뻗어나가는 것을 볼 수 있다. 민간에서는 변두를 생으로나 혹은 볶아서 가루로 낸 것을 한번에 4그램씩 내복 하면 장을 편안하게 해준다고 알려져 있다. 특히 변두는 술독(酒毒)과 복어독을 없애는 데 효과가 크다. 그런가하면 비상독(砒霜毒)에는 백변두를 생으로 갈아 넣고 짜서 마시면 효과가 있다.

『본초비요』에 의하면 변두는 비(脾)의 약으로 소개되어 있다. 비장을 보하고 위장을 더웁게 하며 더위와 습(濕)을 없앤다는 것이다. 줄기와 잎을 달여서 쓰면 눈병을 비롯하여 이열(耳熱)·마비병 등을 다스린다.

특히 삼목(杉木)에 감기어 자라난 변두는 그 효험이 신과 같다고 설명되어 있다.

변두를 이용한 「변두인삼죽」은 원기가 부족한 것과 위장이 쇠약한 것을 다스리는 데 효험이 크다.

재료는 흰변두콩 반 되, 인삼 2근, 백미 2홉이다. 만드는 법은 변두콩과 인삼을 빻아 곱게 가루로 만든다. 그 가루에 물 5홉을 넣고 끓인다. 그 다음으로 쌀을 넣고 죽을 쑨다. 이 죽을 매일 한 끼씩 먹으면 몸을 크게 보한다.

비방. 무청자죽(蕪菁子粥)
— 오장을 보하고 기를 늘린다 —

무청(蕪菁)이란 순무를 가리킨다. 순무는 무처럼 여러 가지 채로 만들어 삶아 먹는다. 어린 잎은 작을 때 식용으로 쓰이며 김치감으로도 좋다. 순무는 오장을 이롭게 하고 몸이 가벼워지며 기를 늘린다고 하였다.『삼국지연의』에 이런 얘기가 전한다. 제갈량이 머무는 곳에는 병사들로 하여금 순무를 심게 하였다. 그것은 겨우 돋아나도 생으로 씹어먹을 수 있기 때문이며, 잎이 지면 삶아 먹을 수 있으며, 오래 두면 자양을 하게 되고, 버리고 간다 해도 아깝지 않으며, 어디에서도 쉽게 찾을 수 있으며, 겨울에는 뿌리를 먹을 수 있으니 제갈량채(諸葛亮菜)라 부른다는 것이다. 이러한 특성이 있어서인지『선경(仙經)』에는 '순무 씨는 9번 찌고 9번을 말려 가루로 만들어 장복하면 가히 곡식을 끊더라도 장생한다'고 하였다. 그런가하면 순무의 꽃은 허로(虛勞)와 눈이 어두운 것을 다스리며 오래 먹으면 장생한다. 밤늦도록 공부 하는 학생

들에게는 3월 3일에 꽃을 따 말려 분말한 후 그것을 한번에 2돈
씩 물로 먹는다.

「무청자죽」은 순무씨 1홉과 쌀 2홉을 준비한다. 순무씨를 삶아
말린 후 다시 삶기를 세 번 이상 한다. 그것을 가루로 만들어 쌀
과 함께 죽을 쒀 하루에 한번 먹는다.

비방. 앵속죽(罌粟粥)
― 위가 허하여 자꾸만 토하는 것을 다스림 ―

앵속은 양귀비다. 꽃이름을 이렇게 붙인 것은 꽃이 너무 아름
다워 중국의 대표적인 미인 양귀비의 이름을 붙인 것인데 앵속은
한방의 이름으로 껍데기는 앵속 각(殼)이라 부른다.

앵속은 가을에 심으면 겨울에 싹이 난다. 어린 싹은 나물로 만
들어 먹으면 맛이 좋다. 잎은 여린 상추 잎 같고 3~4월에 화판은
피고 꽃은 모두 넷이라 하였다. 이러한 앵속의 꽃이 진 뒤에 점차
살 찌고 큰과실이 미숙한 중에 상처를 내면 유액(乳液) 같은 것이
나오는 것을 말리면 이것이 아편의 원료가 된다. 과실에 들어 있
는 무수한 백색의 미립(微粒)은 진해제가 되며, 씨를 그대로 볶아
회 등에 치면 풍미를 더하게 된다.

고방에서는 앵속 씨나 깍지가 설사를 다스리는 특효제라고 소
개한다. 그 효능이 마치 신(神)과 같다는 것이다. 그러나 주의할
것은 급할 때에 잠깐 쓰는 것은 괜찮으나 자주 쓰면 구역질을 하
게 된다.

「앵속죽」은 반위(反胃) 토식(吐食)을 다스린다. 흰앵속씨 3홉,
인삼말 3돈, 생마 5촌을 넣고 잘게 짓찧은 다음 물 2되 3홉에 넣
고 달인다. 그것이 6홉으로 졸아들면 생강즙 및 소금을 약간 넣고

고루 저어 나누어 먹는다.

비방. 출미즉어죽(秫米鯽魚粥)
― 설사와 적리(赤痢)를 다스림 ―

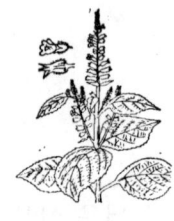

차조는 출미(秫米)다. 빛깔은 누르고 파르스름하고 다른 조보다는 찰지다. 다른 이름으로는 황미(黃米)다. 일반적으로 차좁쌀은 밥맛도 괜찮지만 떡을 만들면 맛이 훌륭하다. 그러므로 시골에서는 경사의 대소사에는 차좁쌀로 떡을 많이 빚는다. 차좁쌀은 한열(寒熱)을 다스리고 대장을 이롭게 한다. 또한 옷창(漆瘡)을 다스리는 데 효험이 크다.

『도가』의 서적에는 이런 내용이 있다.

<북쪽 사람들은 차좁쌀로 술을 빚으며 엿을 만든다. 살찐 것은 연하게 하고 쉽게 사라지게 한다. 그러나 방약(方藥)에는 별로 쓰지 않는다. 오로지 씹어서 옷창에 바를 때 쓰며 술을 빚어 모든 약으로 만드는 막걸리에 쓴다>

손사막은 『천금방』에서 오리 고기를 먹고 가슴이 답답하고 얼굴이 붉으며 먹지를 못할 때에는 처좁쌀로 탕을 만들어 한잔 먹으면 풀어진다고 했다.

설사와 적리를 다스리는 「출미즉어죽」은 차좁쌀 1홉, 붕어·해파리를 각 1마리 준비한다. 먼저 차좁쌀을 씻는다. 붕어와 해파리는 내장을 버리고 씻는다. 파를 약간 넣고 함께 죽을 쑤어서 소금으로 간을 맞춰 먹는다.

비방. 의이인은행죽(薏苡仁銀杏粥)

— 야뇨증(夜尿症)에 **특효** —

율무쌀은 보건식으로 오래 먹으면 몸이 가벼워지고 정신이 맑아진다. 율무쌀에는 다량의 전분과 단백질이 함유되어 있고, 기타 유익한 성분이 있으며 소화를 시키기가 원활하며 영양제로서도 좋다. 오행으로 보면 율무쌀은 토(土)에 속하는 음식이다. 그러므로 양명(陽明)의 약이다. 능히 비장을 튼튼히 하고 허를 보한다. 『후한서』에 마원(馬援)이 교지(交趾) 땅에 있으면서 율무쌀을 먹고 장기(瘴氣;염병)를 이겨냈다는 것은 그만큼 율무쌀의 탁월한 약효 때문이다.

장사정(張師正)이 쓴 『권유록(倦游錄)』에는 신가헌(辛稼軒)이라는 이가 갑자기 산질(疝疾)을 앓았는데 한 노인이 나타나 비방을 일러주었다. 율무쌀을 동벽토(東壁土;동쪽 벽의 흙)로 볶아내 물로 삶아 고약처럼 만들어 먹게 한 것이다. 몇 번을 그렇게 하자 병은 씻은 듯 나았다.

「의이인은행죽」은 야뇨증에 특효하다. 재료는 율무쌀 2냥, 은행(銀杏) 10알, 감초 1돈, 얼음사탕 약간.

은행은 껍질을 벗겨놓는다. 율무쌀은 단단하므로 물에 담가 하룻밤을 둔다. 물을 끓이는 도중에 감초를 넣고 죽을 쑨다. 은행은 먹을 때에 조금씩 넣는다.

비방. 마자인죽(麻子仁粥)
— 중풍 등의 풍병과 허리 아픈 곳을 다스림 —

마자인(麻子仁)이란 삼씨다. 그러나 삼씨에도 두 종류가 있다. 삼씨를 이른 봄에 파종을 하면 봄 삼씨가 되는 데 이것은 독이 있으며, 늦봄에 파종하면 가을 삼씨가 되는 데 이것은 약에 넣어도 좋고 기름을 짜서 유용하게 쓸 수도 있다.

고방에서는 오래 전부터 삼씨를 애용해 왔다. 삼씨는 기(氣)를 내리고 풍비(風痺)를 없애며 심장을 보한다. 부인이 도산(倒産;아이가 거꾸로 나옴)하는 경우 삼씨 27개를 삼키면 즉시 바로잡는 효험이 있다.

손사막은 『천금방』에서 이렇게 설명한다.

<삼씨는 중풍으로 땀이 나는 것을 다스리고 수기(水氣)를 몰아낸다. 소변을 이롭게 하고 적혈(積血)을 깨뜨린다. 즙으로 머리를 감으면 머리털이 길어지고 윤기가 돈다. 심뿌리(麻根)를 짓찧어 즙을 내거나 삶아 즙을 내어 마시면 석림(石淋;방광결석)을 다스린다>

중풍을 다스리는 「마자인죽」은 허리 통증의 치료에도 뛰어나다. 재료는 겨울 삼씨 반근, 멥쌀 2홉 등이다. 만드는 법은 삼씨를 갈아서 1되에 담근다. 하룻밤을 두었다가 그 즙에 멥쌀을 넣고 죽을 쑨다. 파를 비롯하여 후추와 소금은 나중에 친다.

비방. 해채죽(薤菜粥)
— 이질 설사를 다스린다 —

염교는 백합과에 딸린 풀로 가늘고 긴 잎이 돋아나, 가을에 잎 사이에서 꽃 줄기가 나와 자줏빛 꽃이 핀다. 『도교』에서는 일찍부터 염교를 애용하여 왔다. 염교가 성이 온하고 몸을 보한다는 믿음이 있으며 날 것을 쓰는 데 먹는 것은 불가하다는 것이다.

고방의 기록에 의하면, 염교는 색이 흰 것이 가장 좋다고 하였다. 비록 맵기는 하지만 학도인(學道人)들은 장복한다. 그것은 신을 통하고 혼백을 안정시키기 때문이다.

특히 위를 보하고 양기를 돕는다. 나쁜 피를 흩어버리고 살찌게 하며 대장의 기체(氣滯)를 배설시키고 이질을 다스린다. 폐의 기침과 안태(安胎)·이산(利産)에는 염교를 짓찧어 즙을 낸 후 꿀에 타서 먹는다. 또한 염교는 생것을 먹으면 침이 많아지며, 쇠고기와 함께 먹으면 불가하다고 했다. 사람으로 하여금 뱃속에 괴(塊) 덩어리를 만들기 때문이다.

적리(赤痢)와 하리(下痢)를 다스리는 「해채죽」은 염교 5냥, 백미 1홉이 재료다. 쌀을 물에 씻고 염교도 물에 씻는다. 함께 죽을 쑨다. 연한 불로 천천히 끓여 공복에 먹는다. 몇 번 먹으면 낫는다. 그런가하면 갑자기 중독으로 인사불성이 된 데에도 사용한다. 염교의 즙을 콧속에 주입하면 깨어난다.

제3장
사랑받는 기술

사랑 받는 여인이란, 상대방에게 이로움을 주는 여인이다. 일찍이 중국의 선도(仙道)에서는 충화자(冲和子)라는 도인이『옥방비결(玉房秘訣)』을 인용하여 말했다.

<사랑을 받을 수 있는 여인은, 곱고 부드러우며 얌전하고 겸손한 성질이어야 한다. 여성은 아름다운 말씨나 태도의 온화함이 있다면 어느 정도 얼굴이 못난 것을 가리운다. 얼굴이 예쁘다는 것은 남성들에게 눈요기 감을 시켜주는 것에 불과하지만, 여기에서 한 걸음 더 나아가 남성의 수명까지도 연장시켜 주어야 한다. 그런 여성이 사랑 받는 여성이다>

그렇다면 사랑받는 여인의 조건은 어떤 것인가? 유방은 탄력있게 뭉쳐있어야 하고, 살은 알맞게 찌고, 머리칼은 가늘고, 눈은 작고, 눈알은 검고 흰자위는 뚜렷하여야 하며, 얼굴이나 몸의 살결에는 윤기가 있어야 하고, 말씨나 음성 또한 곱고 부드러워야 한다. 그런가하면 음부나 겨드랑이 밑에는 가늘고 부드러운 체모가 나 있어야 한다.

이 점을 근거로 예로부터 중국의 황실에서는 고방(古方)에 근거하여 사랑 받는 여인, 즉 입상여인(入相女人)에 대해 다루고 있음을 볼 수 있다.

<입상 여인이라 함은 천성적으로 성질이 온순하고 목소리가 부드러우며 머리칼이 가늘고 까맣고 살결이 부드러우며 뼈가 가늘고, 키가 알맞으며 몸집이 비대하지도 깡마르지도 않고 여음(女陰)이 내려붙지 않았으며 국부에 적당한 양의 수분이 있어야 한다>

여기에 덧붙여 말하면 나이는 대략 25세에서 30세 미만의 출산 경험이 없는 여성이다. 이러한 여인이 입상 여인이다. 그러나 이러한 입상 여인도 세월의 흐름에 따라 달라진다. 피부는 거칠어지고 원기(元氣)는 쇠하여지며 남성의 리드에도 흥미를 느끼지 못한다. 당연히 부부생활은 반감되고 스스로의 몸에도 자신감을 느끼지 못하게 된다. 이럴 때에 몸과 마음에 활력을 불어넣는 처방이 필요하게 된다다.

명나라 초기 간행된 『철경록(輟耕錄)』에 '사람의 집에 이것 하나라도 있으면 반드시 간도(姦盜)를 불러들인다.'고 하였다. 이것이 무언가? 「삼고육파(三姑六婆)」다. 삼고란 여승을 나타내는 니고(尼姑), 여도사를 가리키는 도고(道姑), 그리고 점쟁이 여자인 괘고(卦姑)다. 육파에는 방물장수인 아파(牙婆), 중매쟁이인 매파(媒婆), 무당인 사파(師婆), 뚜쟁이 여편네인 건파(虔婆), 여의사인 약파(藥婆), 산파인 온파(穩婆) 등이다.

『철경록』의 저자가 굳이 삼고 육파의 아홉 부류를 '분란의 싹'으로 규정 지은 것은 아무래도 세상의 쓴맛 단맛을 맛보았기 때문으로 풀이하였다. 재미있는 것은 아홉 부류 안에 도사와 승려가 포함되지 않았다는 점이다.

1. 「니고(尼姑)」

'바람'과 '물결'. 이것은 남과 여의 대비 관계다. 중국인 특유의 호색 문학에서는 남녀의 성적 접촉을 낭성(浪聲)이라 한다. 낭이 란 물결이 출렁댄다는 뜻이다. 사람이나 짐승이 출렁댄다는 의미 는 바람이 불어오기 때문이다. 흔히 '바람났다'고 하는 것은 여인 이 흥분되었거나 흥분된 상태에서 즐겁게 내지르는 비명이다. 그 러므로 풍(風)은 짐승은 교미를, 사람은 방사를 뜻했다.

중국에서는 여승들의 기행 기문이 수없이 많다. 그녀들은 여승 이라 하지 않고 '풍니(風尼)'라 부른다. 이러한 풍니들을 적출 해 내는 데에 탁월한 능력을 가지고 있었던 인물이 바로 측천무후 때의 적인걸(狄仁傑)이다. 그는 훗날 어사 대부(御使大夫;지금의 검찰총장)로 승차할 만큼 범죄 소탕에 공이 많았던 인물이다.

그는 강남의 순찰사로 부임하자 먼저 고소(姑蘇)라는 곳에 위 치한 공덕암이라는 암자에 눈길을 주었다. 바로 그 무렵에 인근 고을의 이태사(李太史) 딸이 암자에서 집으로 돌아오던 날 목을 매어 죽은 사건이 일어났다.

사건은 좀더 거슬러 올라간다. 적인걸이 이곳에 오기 전, 공덕 암에 거처하는 여승들의 품행이 방정치 못하다는 소문을 들었다. 그 당시 이태사는 지방 수령에게 조사를 엄중하게 요청하는 항의 서한을 보냈었다. 그것은 공덕암의 여승들을 천리 밖으로 추방하 던가 아니면 그녀들을 잡아다 문초하라는 내용이었다.

때마침 관찰사 적인걸이 이 지방에 들어와 공덕암을 유심히 살 피고 있을 때였다. 그의 눈에 괴이한 그림 하나가 걸려들었다. 두 여승이 앞가슴을 풀어헤친 체 서로 끌어안고 있는 모습이었다.

'그것참 이상하다. 어째서 여승끼리 저런 짓을 하는 걸까.'

이처럼 고개를 갸웃거릴 때 이태사의 딸이 자살했다는 소문을 들었다. 적인걸은 은밀히 조사에 착수했다. 그 결과 비교적 소상한 구석까지 알아내었다. 이태사의 딸은 평소 병약한 몸이었는데 공덕암에서 기도를 올린 다음날 집으로 돌아와 자살했다는 것이었다.

적인걸은 즉시 관병을 이끌고 공덕암을 덮쳤다. 공덕암 주지 원심의 방에 들어가 보니 사내의 심벌을 모방한 괴이한 물건이 나오고, 상자 안에서 해묵은 수첩 하나가 발견되었다. 거기엔 연월일 시가 적혀 있었고, 어느 댁 누구의 원홍(原紅)이라는 문구가 있었다.

원홍은 처녀가 처음으로 사내와 관계를 가질 때 흘리는 피를 가리킨다. 화가 머리끝까지 치솟은 적인걸은 그들을 모두 관부로 압송하여 관매파(官媒婆)로 하여금 몸을 조사케 했다. 사내 하나라도 나올 것 같았던 취죄는 상대가 모두 계집으로 밝혀지자 입장이 난처해졌다.

'참으로 이상한 일, 어째서 모두 계집들뿐인가? 원심의 방에서 나온 각선생(角先生;사내의 생식기를 본따 만든 性具)은 웬만큼 방사에 능한 계집이라도 감당하기 어려울 정도의 큰 것 아닌가. 그것을 처녀들이 사용할 리는 없고….'

고심하던 적인걸의 뇌리에 바람처럼 스쳐 오는 것이 있었다. 바로 『이문록(異聞錄)』의 기록이었다.

그 책에는 어떤 사나이가 호흡법으로 자신의 생식기를 뱃속으로 끌여들여, 평소에는 계집처럼 행세하다가도 필요할 때엔 그것을 꺼내 사내 구실을 한다는 것이었다. 겉으로 보기엔 사내의 심벌이 들어간 자리가 영락없이 여인네의 모습과 흡사하므로 발견하기가 쉽지 않다는 내용이었다.

적인걸은 일단 원심을 묶은 후 아랫도리를 까발렸다. 관매파로 하여금 그곳에 기름을 칠한 후 개 한 마리를 데려와 핥게 하였다. 원심의 얼굴이 순식간에 붉어졌다. 가까스로 호흡을 조정하여 지탱하려 했으나 자꾸만 개가 핥아대자 힘을 제대로 쓸 수가 없었다.

"어머나!"

들여다보고 있던 관매파가 질겁하며 엉덩방아를 찧을 만큼 원심의 뱃속에서 불거져나온 사내의 심벌은 이제껏 본 적이 없을 정도의 우람한 것이었다. 적인걸은 운치 있는 판결문을 썼다.

'샘을 찾은 찾은 욕심의 불길이 버들가지를 씻어 천하를 두루 돌며 붉은 토끼를 타고 제멋대로 가지를 친다'는 내용이었다. 붉은 토끼란 여인네의 성숙한 음문을 가리킨다. 적인걸의 해학적인 재치가 물씬 풍겨 나는 대목이다.

위와 같은 예화는 밀통소설(密通小說)에 자주 등장하는 '성희의 무대'다. 암자는 때로 성의 기교를 가르쳐 주는 학습장도 되고 방술을 익힌 도인들이 미약(媚藥)을 제공하는 곳이다. 그런 점에서 삼고육파의 첫머리를 니고가 자리잡았을 것이다.

비방. 모려 호유(牡蠣蠔油)
—강정에 효력—

굴(모려)은 강정식품이다. 이러한 굴을 이용하여 호유(蠔油)를 만드는 것이 강정 비방이다. 이른바 수프다. 중국 황실에서는 이러한 호유를 만들어 먹으며 미인을 양산시켰다. 호유를 만드는 방법은 다음과 같다.

첫째, 먼저 굴을 신선한 것으로 골라 냄비에 담는다. 굴이 잠길

만큼의 물을 붓고 끓인다. 물이 끓기 시작하면 10여분을 더 끓인다. 이렇게 끓여내면 굴은 햇볕에 말려 보존해둔다. 이른바 보존식(保存食)이다.

둘째, 굴을 건져내면 끓여낸 기름이 남는다. 이것을 더욱 졸이면 이윽고 끈적끈적한 것이 남는다. 이것이 호유다.

이러한 호유를 보존할 수 있는 병에 담아 냉장고 등에 넣어두고 필요할 때 조금씩 덜어먹으면 된다. 특히 여성에게는 피부를 윤택하게 하고 원기를 회복시킨다. 중국의 특선 요리 가운데 호유계(蠔油鷄)를 비롯하여 호유압(蠔油鴨) 등이 있는 것도 유념해 볼 필요가 있다.

비방. 추어 호유(鰍魚蠔油)
—기력이 떨어진 것을 일 주일 안에 회복—

미꾸라지 수프를 만들자면 먼저 구해 온 미꾸라지의 몸에서 흙을 토하게 해야 한다. 방법은 물 속에 몇 방울의 기름을 떨어뜨린다. 이 과정에서 몇 번이고 물을 갈아주어야 한다. 그 다음으로는 냄새를 제거해야 한다. 방법은 기름을 바른 남비에 천천히 굽는다. 이렇게 하면 미꾸라지 몸에서 수분이 모두 빠져나간다. 다음에는 정종이나 청주 등의 술을 붓고 중간 불로 끓인다. 이때 술이 없는 경우는 물로 끓여도 된다. 다만 물을 이용할 때는 비위가 상하지 않도록 적당히 간을 맞추는 것이 필요하다. 정력 등의 기력이 쇠하거나 원기가 부족할 때는 미꾸라지 수프를 일주일간 복용하면 회복시킬 수 있다.

2. 「도고(道姑)」

도관(道觀)은 선도를 익히는 수행자들이 머무는 곳이다. 그들
은 석가모니가 여색을 금하는 대신 남색은 묵인해 주었다고 믿은
탓에 주로 그 방면에서 즐거움을 찾고 있었다. 그러다 보니 그 안
에서 흘러나온 얘기가 만만치 않다.

한 사내가 태원관(太苑觀)이라는 도관을 찾아와 하룻밤 쉬어갈
것을 청하였다. 여도사 태원은 흔쾌히 허락하였다. 좋은 음식으로
끼니를 때우고 밤이 깊어지자 사내는 여도사의 방으로 찾아 들었
다. 다짜고짜 뒤쪽에서 끌어안자 태원은 벌레 쫓듯 몸을 털었다.
그런데도 자꾸만 뒤에서 끌어안으려고 바동거렸다.

"그곳이 아니라니까요. 좀더 아래예요."

홱 몸을 틀어버릴 수도 있었지만 태원은 점잖게 한마디했다.
그런데도 사내는 계속해서 다른 부분을 더듬었다.

"이것봐, 무슨 소리야. 나는 어려서부터 경험을 통해 이 방면은
잘 안다구. 그러니 아무 소리 말아!"

이 말에 태원은 벌컥 소리를 질렀다.

"나도 어릴 때부터 경험해서 잘 알아요!"

이 정도면 오십보 백보다. 우스게 소리지만 '남색'과 '여도사'의
행각에 대한 적절한 표현으로 손색이 없다.

비방. 잉어 호유(鯉魚蠔油)
—강정강장에 특효—

잉어 수프는 여성뿐만 아니라 남성에게도 크게 이로운 생선이
다. 중국의 역사에 등장하는 용문(龍門)이라는 곳은 물살이 드세
기로 유명한 협곡으로, 이곳을 거슬러 올라가 폭포를 넘은 고기
(잉어)들은 용이 된다는 전설이 있다. 수많은 고기들이 이곳에 도

전하여 상처를 입고 하류로 떠내려 오기도 하지만, 그래도 죽음
을 두려워하지 않고 그침 없는 도전을 한다. 그러므로 잉어는 남
자에게나 여자들에게나 좋은 식품으로 대접받는다.『사기』의「공
자세가」에 의하면 다음과 같은 기록이 있다.

<공자는 노나라 창평왕 때에 추읍에서 태어났다. 그의 선조는
송나라 사람인 공방숙(孔防叔)이다. 방숙은 백하를 낳고 백하는
숙량흘을 낳았다. 숙량흘은 안씨의 딸과 야합하여 공자를 낳았다.
공자는 노나라 양공 22년에 태어났다. 아이가 출생하고 보니 머
리 가운데가 쑥 들어간 반면 주위가 불쑥 솟아 있어 구(丘)라 이
름지었다. 자는 중니(仲尼)고 성은 공(孔)이다. 숙량흘은 공자가
태어난 얼마 후 세상을 떠났고 방산에 매장되었다>

위의 글에서처럼 공자의 부친 숙량흘은 무척 장수하였으며 그
때까지도 기력이 왕성하였음을 알 수 있다. 옛기록에 의하면 숙
량흘은 '잉어 수프'를 즐겨 먹은 것으로 쓰여 있다.

만드는 방법은 잉어의 내장을 깨끗이 들어내고 구기(枸杞) 열
매를 약간 넣어서 연한 불로 1시간쯤을 끓인 다음 간을 맞춘다.
잉어 수프가 좋은 점은 이것을 여성이 먹었을 때에는 불감증을
치료할 수 있다. 또한 여인들은 오랫동안 서 있는 시간이 많으므
로 다리가 곧잘 부어오른다. 이럴 때에 잉어 수프를 먹으면 다리
의 부기가 순식간에 빠져버린다.

비방. 순육 호유(鶉肉蠔油)
―여성의 강정과 피부를 윤택하게 함―

『여의군전(如意君傳;사랑하는 그대)』이라는 옛서적에 의하면
측천무후(則天無后)라는 여제(女帝)가 밤의 스테미너식으로 메추

리를 애용했다는 기록이 나온다. 즉, 메추리구이를 비롯하여 메추
리튀김 등의 메추리를 이용한 요리다. 어느 고서적 단체에서 이
런 실험을 한 적이 있다. 두 노인을 선택한 다음, 한쪽은 메추리
를 다른 한쪽은 쇠고기를 상식케 하였다. 그 결과 메추리를 먹은

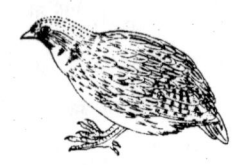

쪽의 반응이 놀라울 정도로 달라졌다는 것
이다. 메추리를 이용한 수프는 대단한 강
정작용을 한다. 만드는 방법은 메추리 세
마리(참새라면 아홉 마리)의 깃털을 뽑고
장과 발끝·목을 뗀 다음 따뜻한 물로 깨
끗이 씻어낸다. 청주(정종) 1홉반과 생강

을 잘게 썰어 합하고, 그것을 큰 찻잔에 넣어 밀봉한 후 두 시간
을 찌면 즙이 고인다. 이것이 수프다. 이러한 메추리의 효능을 더
욱 세상에 알려지게 한 인물이 측천무후다. 말년에 이르러 측천
무후는 어의 심남로의 추천으로 「무후주(武后酒)」라는 것을 만들
어 마셨다는 것이다. 먼저 메추리를 한 마리 준비한다. 또 알코올
도수가 강한 술을 준비한다. 여기에 하수조(何首鳥;세박뿌리) 50
그램, 녹용 10그램, 인삼 100그램 등을 덧붙인다.

세박뿌리는 그것 자체로 강정에 효험이 있는 약초다. 메추리는
털이나 목·장을 떼어내고 준비한 재료와 함께 큰 사발에 넣어
소주를 잠길 정도로 따른다. 이것을 중간 불로 50분간 찐다. 일단
식혔다가 30분간은 햇볕을 쪼인다. 그 다음에는 소주를 더 많이
부어 30분간 찐다. 다시 식혀서 20분간을 햇볕을 쪼이고 다시 전
부에 소주를 채우고 나서 꿀을 적당히 섞는다. 이것을 응달진 곳
에 3개월 간을 두면 감미한 「무후주」가 된다. 강장강정에 큰 효험
이 된다.

3. 「괘고(卦姑)」

손기환(孫起煥)은 봉부하(奉府河) 관내의 포도 군관으로 벼슬은 정위(廷尉)였다. 어느 날 머리가 지끈거려 아내가 잘 다니는 점쟁이를 관아로 불러들여 점을 쳤다. 점상 위에 산 가지(神干)를 뿌리던 노파의 기색이 순식간에 어두워졌다.

"나으리는 오늘밤 자정에 죽을 운숩니다. 이것은 하늘이 내린 것이니 피할 수 없습니다."

손기환은 당찮다는 듯 큰소리로 웃어대다, 점상 위에 놓인 산통을 들고 마구 흔들어 댔다. 그 가운데 몇 개의 산 가지를 쑥 뽑아 들며 노파 앞에 동댕이쳤다.

"이것은 백호의 괘다. 그러므로 너는 내일 이곳으로 붙들려 와 살아 있는 나의 재판을 받고 곤장 100도에 천리 밖으로 쫓겨날 것이다. 알았느냐, 이 엉터리 점쟁이 년아!"

아랫것들이 말리는 통에 별다른 소란은 일어나지 않았으나, 그날 저녁 일찍 집에 들어간 손기환에게 아내 사금(絲琴)이 걱정스러운 투로 물었다.

"도대체 무슨 일이신 데 신색이 어둡습니까?"

"아, 글세 당신이 자주 다닌다는 그 점쟁이 노파 말이오. 오늘 관아로 불러 점을 치게 하였더니 오늘밤 자정에 내가 죽는다지 뭐겠소. 참으로 어처구니없는 일이 아니오?"

아직 자정이 되려면 여유가 있었으므로 사금은 하녀에게 술상을 준비시켰다. 기분이 울적해서인지 손기환이 몇 잔의 술에 곯아떨어지자 사금 부인은 하녀와 함께 남편을 건넌방 이부자리 위로 옮겨 놓았다.

"애, 추월아. 오늘은 나으리께서 좋지 않은 말씀을 들으셨단다.

너도 들었는지 모르겠다만, 나으리가 자정에 목숨을 잃는다 했으니 우리가 대신 지켜 줘야 되지 않겠니."

하녀는 불평 없이 고분고분했다. 이윽고 자정을 알리는 북소리가 들려 왔다. 그때 침실 쪽에서 무슨 소리가 들려 왔다. 문을 열고 들어가자 잠옷으로 갈아입은 손기환이 뒷문을 통해 밖으로 나가더니 봉부하 속으로 뛰어들었다. 이곳은 워낙 물살이 거세 한 번 떨어지면 형체를 찾을 수 없다는 곳이었다.

사금 부인과 하녀가 그 자리에 주저앉아 통곡을 터뜨렸다. 이웃 사람들이 달려왔다. 횃불을 밝히고 날 새도록 수색작업을 벌였으나 아무런 소득이 없었다. 다음날 봉부하 언덕에서 시체 없는 장례식을 성대하게 치렀다.

손기환의 백일제가 무사히 끝난 어느 날 예의 점쟁이가 사금 부인을 찾아왔다. 사금 부인은 눈살을 찌푸렸으나 모처럼 자신의 집을 찾아온 손님이었기에 함부로 대하지는 않았다.

"마님, 정말 오랜만이에요. 진즉에 찾아와 마님을 위로해 드린다는 것이 이렇게 늦었지 뭐예요. 그분이 내 말만 들었어도 세상을 버리시진 않았을 것인데 참으로 애석하군요. 그런데 어쩌지요. 지난밤 내가 점을 쳐보았더니 점괘가 이상하지 뭐예요. 이번엔 마님께서 비명 횡사하실⋯."

점쟁이 노파가 말을 흐리자 사금 부인과 하녀는 혼비백산했다.

"피해 나갈 방도가 없겠어요?"

"왜 없겠어요. 다름 아니라 부인께선 나으리처럼 손씨 성을 쓰는 사람을 모셔 와 남편으로 공대하고 살아야 합니다. 다시 말해 마님께서 시집가는 게 아니고 그쪽에서 이쪽으로 올 수 있는 남자여야 합니다."

난색을 표하는 부인에게 점쟁이 노파는 손기환이 근무했던 관

청 안에서 사람을 찾아보라는 말을 남기고 떠나갔다. 그렇게 하
여 사금 부인은 관청의 말단 관리인 손이랑(孫二郎)이라는 젊은
이를 새남편으로 받아들였다. 아직 가정을 꾸리지도 않았고, 부모
형제가 없는 외톨이다 보니 더없이 안성맞춤이었다.

두 사람이 신접살림에 들어간 어느 날, 저녁밥을 짓던 하녀 추
월이는 자신의 눈을 의심하며 혼비백산했다. 불이 잘 붙지 않아
애를 태울 때였다. 무쇠 솥이 소리 없이 열리며 한 자 쯤 위로 떠
올랐다. 김이 모락모락 피어오른 연무 속에 혀를 빼물고 피를 절
절 흘리는 손기환의 머리가 허공을 맴돌았다.

오금이 저려 '어, 어!'만 연발하고 있는 추월 앞에 누런 종이가
팔랑 떨어져 내렸다.

<…큰 여자와 작은 여자, 앞사람은 살고 뒷사람은 물린다. 삼
경에 대해 알고자 한다면 불 밑의 물을 파 보라.>

추월이는 이상한 일이라 여기고 다음날 아침 일찍 관청을 찾아
가 자초지종을 털어놓았다. 관청의 감사는 용씨였다. 용감사는 추
월의 애기에 골똘해 지더니, 손기환이 사고가 나던 날밤의 상황
에 대해 물었다. 용감사는 즉시 명을 내렸다.

"너희들은 사금 부인의 집으로 가서 부엌 솥 밑을 파고 손기환
정위의 시체를 가져오라. 또한 손이랑과 사금은 도망갈 우려가
있으니 즉시 포박하라."

포교들은 무슨 일인지를 몰랐으나 일단 사금의 집으로 갔다.
부엌에서 솥을 떼어 내자 아래는 우물이었다. 인부를 시켜 물을
퍼내자 과연 용감사의 말대로 손기환의 시체를 찾아냈다. 물이
워낙 차가운 탓에 시체는 금방 잠이 든 것처럼 싱싱했다.

성밖으로 도망치던 손이랑과 사금이 관원들에게 붙잡혀 왔다.
비로소 손이랑은 사건의 전말을 털어놓았다. 본시 그는 손기환의

먼 친척이었다. 고향을 떠나 여러 곳을 방랑하다 어느 날 손기환의 집앞에 쓰러져 있을 때였다. 손기환은 그를 치료해 주고 관청에서 일을 볼 수 있도록 배려했다.

한집에 살게 되자 손이랑은 사금 부인을 꾀어 통정한 후 이제까지 밀회를 거듭해 왔다. 사금 부인의 행실을 눈치챈 점쟁이 노파가 묘책을 강구해 주었다. 자정에 죽는다고 했으니 집으로 돌아오면 술을 먹여 곯아떨어지게 한 후 교살하여 우물 속에 숨기게 하였다. 그런 다음 손이랑은 손기환의 잠옷을 입고 봉부하 아래로 몸을 던져 죽은 것처럼 연극을 꾸미게 한 것이다.

희미한 사건의 윤곽이 드러나 점쟁이 노파도 잡혀 왔다. 판결은 모두에게 교수형이 떨어졌다. 용감사가 말했다.

"'두 사람이 죽고 두 사람이 살아나며, 살아난 한사람이 다시 죽는다'는 것은 모두 이를 두고 한 말이다. 또한 누런 종이에 씌어 있는 글씨, '큰 여자 작은 여자'란, 여자는 여자의 아이인 소손(小孫)을 가리킨다. 앞사람이 살고 뒷사람이 몰린다는 것은 사금 부인의 재혼을 뜻하고, 불 밑의 물을 파고 혀를 빼문 체 피를 절절 흘렸다는 것은 교살되어 오랫동안 물 속에 있다는 것으로 풀이했다. 그만큼 괘고(卦姑)의 술수는 두려운 것이다.

비방. 취하(醉鰕)
—신장강화에 특효—

새우는 갑각류 중의 십각류(十脚類)에 딸린 동물의 총칭이다. 한 대와 열대에 걸쳐 담수의 바다에 널리 분포한다. 고방에는 이렇게 소개한다.

<강이나 호수에서 나는 것은 크고 색은 희고 시내(溪)나 못에

서 나는 것은 작고 색은 청하다. 한결같이 수염이 뻗어 있고 코는
도끼와 같다. 등은 끊어진 마디가 있고 뛰기를 좋아한다. 그 장
(腸)은 뇌에 속해 있다. 그 새끼는 배 밖에 있다. 여러 종류가 있
다. 미하(米鰕)·강하(糠鰕)는 조명(粗名)이고, 청하(靑鰕)·백하
(白鰕)는 색명(色名)이다. 새우의 큰 것은 쪄 말려 껍데기를 버린
다. 이것을 하미(鰕米)라 한다. 먹는 데엔 생강과 초를 쓴다>

중국에서는 혼자서 여행을 할 때는 새우를 먹지 말라고 권한
다. 새우만 계속 먹으면 정기(精氣)가 고여 누정(漏精) 사태가 일
어나기 때문이다.

그렇다면 새우가 이토록 강정력(强精力)을 지니고 있는 비결은
무엇인가. 그것은 풍부한 단백질이 함유되어 있기 때문이다. 살아
있는 새우에는 7% 남짓이 단백질인데 그것을 건조시키면 50%
정도가 단백질이라는 것이다.

새우의 약용적인 면을 살펴볼 필요가 있다. 새우는 무엇보다
신장의 기능을 강화시키는 효능이 있다. 새우의 단백질원(源)은
새우의 뇌(腦;머리의 황색부분), 정소(精巢; 등에 한 가닥으로 긴
황색부분), 간장(肝臟;끓이면 빨갛게 되는 액체), 난자(卵子;하자
라고도 함) 등이다. 이러한 새우를 먹는 요령이 취하(醉鰕)다.

우선 위스키나 배갈 등 알코올 도수가 높은 술에 담갔다가 그
대로 먹는 방법이다. 살아있는 새우가 잠길 정도로 술을 붓고 자
신이 좋아하는 조미료를 붓는다. 재빨리 뚜껑을 닫고 3분 가량을
기다렸다가 새우가 잠잠해지면 꺼내 껍질을 벗겨 먹는다. 이것이
취하다. 중국의 황실 고서에는 정력을 증강시키는 갖가지 방법이
나오는데, 특히 새우의 뇌를 이용하여 만든 뇌요리(蝦腦麵)는 아
주 고급 음식이다.

비방. 홍삼정(紅蔘精)
―강장력을 기르는 데 특효―

홍삼은 빨간 인삼이 아니다. 굳이 색깔을 설명하자면 적갈색 (赤褐色)에 가깝다. 인삼은 본래 하얗지만 홍삼이라 할 때는 가공품(加工品)이다. 홍삼에 관한 일반적인 분석은 인삼 자체에는 강정작용이 전연 없다는 것이다.

양삼(洋蔘)이라는 것이 있다. 이것은 미국이나 캐나다 등지에서 채취된 것이다. 굵기는 새끼손가락 정도다. 홍삼에는 강장 작용이 있는 반면, 양삼은 그것이 없다는 것이다. 그러므로 잘 구별해 써야 한다.

예를 들어 술이 만취하였을 때에 홍삼을 먹으면 술기운이 상승할 것은 너무 당연하다. 이것은 술을 마신 상태에서 강장제(强壯劑)를 먹은 것과 같다. 그러나 술에 만취한 상태에서 양삼을 먹으면 서서히 몸의 열기가 내려간다. 그런 점에서 본다면 양삼은 고혈압 환자에게 좋은 상품으로 손색이 없다.

4. 「아파(牙婆)」

양주(揚州). 양자강 기슭에 위치한 이곳은 경치가 빼어나고 미인이 많아 색향(色鄕)으로 불린다. 특히 강변 위쪽에 세워진 동학관(東鶴館)은 백설아(白雪蛾)라는 미인이 있어 더욱 유명했다. 풍문에는 살빛이며 피부가 눈빛처럼 곱고, 눈썹은 누에 더듬이처럼 생겨 혈기방장한 선비들의 마음을 설레게 만들었다.

동학관 아랫마을은 이곳을 찾는 선비들이나 관광객을 위해 몇 가지 용품을 팔고 있었는데, 그 중 머리 빗만큼은 근동에서 나는 것이 재질이 좋아 이름을 떨쳤다.

머리 빗을 파는 가게에서 빤히 보이는 곳엔 기름 장수 왕씨가 3대째 가업을 잇고 있었다. 그의 아들 왕사(王四)는 허여멀쑥한 선비였는데, 어찌된 셈인지 좋다 하는 혼처는 모두 물리치고 아직껏 노총각이었다.

"나는 천하 제일의 미녀를 만나 혼인하고 싶다."

공공연히 떠들고 다녔지만 아직 이렇다 할 소득은 얻질 못했다. 그러던 어느 날, 한 노파가 왕사를 찾아왔다.

"나는 멀리 태원에서 이곳으로 왔답니다. 동학관에 있는 백설 아라는 딸을 만나려고 온 것이지요. 소문에 듣자 하니 도련님께선 천하제일의 미녀를 아내로 맞아들이고 싶다는 소문이시던데 그게 사실인가요?"

왕사가 그렇다고 대답하자 노파는 심각해졌다.

"세상엔 천하 제일의 미인에 대한 기준이 어떤 지는 모르겠습니다만, 우선은 직접 면대 한 다음 용인지 뱀인지를 분간해야질 않겠습니까. 그래서 한가지 방도를 마련하여 이렇게 찾아왔습니다."

노파의 얘기는 이런 것이었다. 집안이 어려워 반년 전에 동학 관이라는 유곽에 딸을 보냈는데 그곳에 두기에는 너무 원통하다는 것이었다. 딸의 용모는 천하가 아는 절색인데, 만약 딸아이를 아내로 맞아들이겠다면 소개해 주겠다고 넌지시 운을 뗐다.

"내가 어떻게 유곽에 들어갈 수 있겠습니까? 그곳에서 일하는 하인 녀석들이 출입할 수 있도록 그냥 두겠습니까?"

"그것은 걱정할 일이 아닙니다. 이 노파에게 방법이 있으니까요. 도련님, 어느 유곽이나 머리를 빗어 주는 것을 생업으로 삼는 사내가 있답니다. 그 사내들은 유곽을 무시로 드나들 수 있으니 조금도 걱정할 바가 없지요. 어떻습니까, 도련님께서 우리 딸아이의 머리를 빗겨 주시겠습니까?"

예나 지금이나 중국 여인들은 머리 빗는 것을 남에게 시킨다. 다만 그 머리를 위로 올릴 때만 자신이 직접 했다. 머리를 빗는 데에 특별한 기술이 있는 것도 아니고, 그곳으로 가면 백설아가 과연 천하 제일의 미인인지 알아볼 수 있어 쾌히 승낙했다.

지난밤 화대를 넉넉하게 푼 손님을 위해 얼마나 헌신적으로 봉사했는지 백설아는 반쯤 몸이 풀어져 있었다. 노파가 왕사를 데리고 들어가 이렇쿵 저렇쿵 말할 때에도 도무지 귀찮다는 듯한 태도였다. 노파가 너스레를 떨었다.

"얘야, 너를 위해 이분을 모셔 왔다. 머리를 잘 빗길 뿐만 아니라 안마도 잘 한다는 구나."

노파가 눈짓하며 물러가자 왕사는 백설아의 어깨를 토닥거렸다. 안마를 처음 받고 보니 엉킨 피로가 한꺼번에 풀린 듯 온몸이 녹작지근했다. 관절 끝머리에서 찌르르 울리는 느낌은 온몸에 박하향같은 시원함을 안겨 주었다. 그러나 왕사의 손끝이 점점 아래로 내려오자 사정이 달라졌다.

눈같이 하얀 피부에 겨우 걸친 것이라곤 매미 껍질 같은 홑옷뿐이다. 왕사는 슬며시 자신의 고의춤을 내리고 백설아의 은밀한 곳을 파고들었다. 게슴츠레 눈을 뜬 백설아는 헛소리처럼 중얼거렸다.

"당신은 머리뿐만 아니라 내 마음도 빗는군요."

그녀는 고른 숨소리를 쌔액쌕 몰아쉬며 사내의 목을 휘어 감았다.

이후로 왕사는 매일 아침이면 백설아의 방으로 가서 머리를 빗기는 것이 일과가 되었다. 간혹은 그녀의 깊은 곳까지 빗질하는 기쁨도 얻을 수 있어 정감은 끈끈해질 수밖에 없었다.

사람의 마음이란 한쪽으로 기울면 주체하기 어려워지는 것은 어쩔 수 없다. 왕사의 마음이 자신에게 기울어졌음을 안 백설아는 은근슬쩍 이런 말을 떨구었다.

"왕도련님, 나도 이런 장사를 하고 있지만 사람 볼 줄은 알아요. 하루 빨리 저에게도 왕도련님처럼 진실한 분이 나타나 나를 데려가 주었으면 해요. 그렇지만 첩살이는 싫거든요. 아무리 가난해도 본처가 될 수 있다면 십리고 백리고 따라 나설 거예요."

"그게 진정이십니까?"

"그럼요."

백설아는 슬쩍 꼬리를 달았다. 동학관에 왔을 때부터 지금까지 은자 5백냥의 빚을 지고 있다 했다. 그 빚을 갚을 수 있다면 언제라도 따라나서겠다고 한숨 속에 넋두리를 쏟아 냈다. 비로소 왕사는 힘을 얻은 듯했다.

"이봐요, 그 빚이라는 것을 나누어 갚는 거라면 내가 어떻게 해 보겠어. 지금은 아버님이 살아 계시니 은자 오백냥을 한꺼번에 마련할 수는 없는 일이고, 내가 아는 사람에게 부탁하면 3백5십냥은 어떻게 준비할 수 있을 거야. 그러니 당신 어머니께 부탁해서 나머지는 몇 해 동안 나누어 갚도록 해줘요."

얘기는 잘 되어 왕사는 그녀와 신접살림을 마련했다. 그렇다고 단 둘이 사는 것은 아니고, 혹시 왕사와 백설아가 야반도주라도 할 지 모르니 감시 역으로 그녀 어머니와 함께 살았다.

방 하나에 세 사람이 기거하니 여간 불편한 것이 아니었다. 더구나 아직도 빚이 있고 보니 날마다 일을 하러 나가지 않으면 안되었다. 밤에는 그녀의 어머니가 곁에 있었으므로 어쩔 수 없었지만 아침나절에는 머리를 빗겨 주고 잠깐 동안 짬을 내어 허기진 육욕을 채웠다. 이럴 때엔 반드시 '옥으로 된 빗으로 머리를 빗어 주세요.' 하고 말해야 했다.

남은 빚은 다섯 해 만에 갚을 수 있었다. 어찌됐든 불편한 생활에서 해방될 수 있다는 즐거움에 노파를 향해,

"정말 고생이 많았습니다. 이젠 빚을 모두 갚았으니 백설아를 데리고 떠나겠습니다."

노파는 이마에 잔주름을 만들며 눈을 부라렸다.

"뭐라구? 이게 무슨 소리야! 무슨 빚을 다 갚았다고 하는 거야. 사실 이제야 말이지, 그 동안 자넨 내 딸과 함께 있으면서 무슨 짓을 했는가. 어떤 물건이든 값을 다 치르기 전에는 자기 것이라고 소유권을 주장할 수 없는 거야. 자네도 아다시피 내 딸아이는 일을 나가면 은자 열 냥도 받고 스무 냥도 받아. 그런데 말이야, 자네는 내 눈을 피해 아침마다 옥으로 된 빗으로 딸아이의 은밀한 곳을 빗지 않았는가. 그러니까 아무리 헐하게 잡아도 하루에 한 냥이면 한 달엔 서른 냥이고 일년이면 365냥이야. 그 돈을 마저 갚아야만 딸을 데리고 갈 수가 있네. 설아야, 내 말이 틀렸니?"

백설아는 빙그레 웃더니 왕사를 바라보며 나직이 말했다.

"우리 어머니 계산은 틀린 법이 없다니까요."

왕사는 그제야 자신이 속은 것을 알고 물끄러미 모녀의 하는 양을 바라보았다.

비방. 유련(榴蓮)
—불가사의한 강정 효과—

유련(榴蓮)은 고급식품이다. 강정식품으로는 조금도 손색이 없다. 이러한 유련의 강정 효능은 다음의 시구로 증명할 수 있다.

<유런이 익을 무렵이면 조롱 속의 명주옷도 절로 벗겨 내려진다(榴蓮熟紗籠脫)>

시구는 어떤 뜻인가? 그것은 아름다운 여성이 유런을 먹으면 온 몸에 열기가 차 오르므로(특히 하반신에 열기가 차 오르므로) 욕정을 가눌 길이 없어 자신도 모르게 옷을 벗는다는 것이다. 이런 점으로 본다면 정상적인 과실이라기 보다는 음과(淫果)라고 하는 것이 훨씬 정확하다. 이러한 유런은 태국을 비롯하여 싱가포르 등지에서 산출된다. 사실 처음 먹는 사람은 고약한 냄새로 인하여 얼굴을 찌푸리지만 효능 면에서는 아주 뛰어나다. 흔히 유런의 모습은 럭비볼을 축소시킨 것으로 표현한다. 이것이 무르익으면 표면에 균열(龜裂)이 생기는데 두 손으로 쪼개어 그 속에 있는 계란과 같은 살을 먹는다.

비방. 오디(桑實)
—자양강장에 특효—

오디는 오장과 관절통·혈기 등을 다스린다. 오래 먹으면 굶주림을 물리칠 수가 있으며 정신을 안정시키며 사람으로 하여금 총명하게 한다. 장복 하면 흰 머리털이 검어진다. 자양강장에 효능이 큰 탓에 늙지 않는다는 뜻이다. 오디를 많이 거두어 말린 후 꿀로 환을 만들어 먹는다.

5. 「매파(媒婆)」

어떻게 하면 여자를 손쉽게 잡을 수 있는가? 이에 대해 중국의 매파들은 다음의 다섯 가지 기준을 세워 먼저 어느 것에 부합되는지를 살핀다.

첫째는 무엇보다 얼굴이 미남자여야 한다. 이를테면 진나라의 시인 반안(潘安) 같은 용모가 있어야 한다.

둘째는 사내의 물건이 당나귀의 그것만 해야 한다.

셋째는 한나라의 등통(鄧通)처럼 많은 재물을 있어야 한다.

넷째는 나이가 젊고 겉으로 보아 세련미가 있어야 한다.

다섯째는 무엇보다 시간에 구애를 받지 않아야 한다.

이러한 기준은『금병매』에 나오는 왕파(王婆)라는 할멈이 떡장수인 무대(武大)의 아내 반금련을 천하의 호색한 서문경에게 소개할 때에 세운 기준이다.

아마도 서문경은 위에 열거한 모든 조건을 구비하였기 때문에 반금련을 쉽게 손아귀에 넣었을 것이다. 물론 이것은 여자 쪽에서 내세운 기준이다. 이런 얘기가 있다.

우연히 목적지가 같은 곳을 여행하던 젊은이와 노파가 밤이 깊어 외딴 곳에 있는 집 문을 두드리게 되었다.

"날이 저물어 길이 어두우니 하룻밤 쉬었다 가게 해주십시오."

그러자 앳되 보이는 새댁이 나와서 말하기를,

"저희 집은 지금 외방객을 맞을 처지가 못 됩니다. 제 남편은 혼인한 지 두 달만에 자리에 몸져누워 생사를 기약할 수 없는 처지이고, 방이라곤 두 개 뿐이니 손님을 청해 드릴 수가 없습니다. 남편의 방을 함께 쓰는 것은 전염병이 옮을까 걱정이니 그것도 권할 수 없는 일이랍니다."

그러자 동행한 노파가 말했다.

"저는 매파랍니다. 저분 도련님을 모시고 신부가 될 분을 면대하러 가는 중에 이렇듯 날이 저물었습니다. 마님, 마님은 혹시 무슨 일이 생길까 걱정이신 지 모르겠습니다만 저 선비님은 지금

금욕에 정진하고 있으니 조금도 문제될 바 없답니다."

노파가 있으니 특별히 거절할 입장이 못 되어 일단 안으로 불러들였다. 노파는 한쪽 구석에 쪼그리고 눕더니 금방 잠이 들어버렸다. 별수 없이 나란히 눕게 된 여인이 의심스러운 눈초리로 물었다.

"선비 님께선 오랫동안 수행해 왔기 때문에 혹여 그것이 다른 사람들 보다 굵고 길게 자라지 않았나요?"

"그걸 어찌 아십니까. 사실을 말씀드리면 그렇답니다. 어쩐 일인지 여인이 닿지 않으면 자꾸만 커진답니다."

"그렇다면 삼대(麻) 정도인가요?"

"그 정도는 아니고 일 년에 한 치쯤 자라난답니다."

"아, 그렇군요. 한가지만 더 묻겠어요. 선비님께선 여인을 멀리한지가 얼마나 되었나요?"

"한 7년쯤 됐을 겁니다."

여인은 얼굴을 붉게 물들이며 자리에서 일어섰다.

"아, 그렇군요. 갑자기 졸음이 쏟아지니 불을 끄겠어요."

이런 정도면 괜찮은 해학이다. 사내의 심벌이 장대한 것을 여인네가 선호하고 있음을 직시한 소화(笑話)다.

역사상 가장 비싼 원고료—「사파(師婆)」

중국의 황제는 무당((巫堂)을 멀리 했다. 천하의 모든 백성들에게 정령을 내리고 생사여탈권을 한 손에 쥐고 흔들 수 있었으나 오직 예외인 것이 무당이었다. 그들이야말로 접신을 통해 귀신을 불러들일 수 있다는 믿음 때문이었다. 아무리 칼날 같은 권도가 있어도 감히 귀신만큼은 다스릴 수 없었다.

궁안에 있는 사람이라면 이런 점에 대해 모르는 사람이 없다.

그렇기 때문에 황제가 가장 민감한 반응을 보이는 굿판을 벌이는 것은 금기시했다. 그러나 가끔은 어려운 처지에 떨어져 생사를 도외시하고 도박하는 경우가 생긴다. 이를테면 추하게 사느니 모든 것을 하늘에 걸고 한판 승부수를 띄워 보는 일이다. 바로 진교(陳嬌)와 같은 입장이다.

진교는 서한 왕조 제7대 황제인 유철(劉徹)의 부인으로 중궁전의 가장 높은 황후 자리에 올랐지만 지나친 투기로 인해 별궁에 유폐되었다. 이때가 기원전 130년 경이었다.

그녀가 이렇듯 중죄를 범한 이유는 자식을 생산하지 못한 데 있었다. 좋다 하는 모든 약재는 다 써 보았으나 아기집에 씨가 들어설 회임의 기미가 전연 보이지 않았다. 다급해진 진교는 당시 유명한 무당을 불러 황태자 생산을 기원하는 굿판을 벌였다.

역사서에는 그녀의 이름을 밝히지 않지만, 당시 효험 있는 무당의 이름을 부를 때엔 초복(楚服)이라 하였다. 무당의 신통력을 이용하여 진교 황후의 아기집에 서성거리는 더러운 귀신을 쫓는다는 구실로 깊은 밤 후원에서 꽹과리를 울리고 북을 쳐 댔다.

많은 사람들은 의문을 가질지도 모른다. 황실 안에서 그런 짓을 한다는 것이 얼마나 위험한 것인지 뻔히 알고 있는 황후가 과연 목숨을 내놓는 그런 짓을 할 수 있는가? 그러나 이 의문은 다른 쪽으로 돌려놓으면 쉽게 이해된다. 즉, 얼마나 무당(초복)의 혀가 부드러웠으면 진교가 목숨을 내놓고 도박할 만큼 꺼뻑 넘어갔겠는가 하는 점이다.

내궁에서 난리 굿을 피운다는 보고를 접한 황제는 황후(진교)와 관계 있는 궁인들을 모두 잡아들였다.

결국 초복을 비롯하여 3백여 명의 애꿎은 목숨이 난리 굿으로 목이 달아났다. 주범인 진교까지 처형하려 했으나 차마 그러지를 못하고 황후의 직위만을 해제시켰다.

가장 높은 곳에서 바닥으로 떨어진 진교는 황제의 사랑을 얻기 위해 자신의 어머니를 찾아갔다. 소득을 얻지 못하고 돌아서던 그녀는 마지막으로 황제가 가장 높이 평가한 당대의 문장가 사마상여(司馬相如)에게 운명을 걸었다. 자신을 주제로 한 부(賦)를 만들어 모든 궁녀들에게 달달 외우게 하여 황제로 하여금 듣게 할 속셈이었다.

이것이 중국 역사상 황금 35kg이라는 가장 비싼 고료를 지불한 「장문부(長門賦)」였다.

<…어디 살던 절세 가인이 가벼운 걸음으로 이곳까지 왔을까. 흩어진 마음 추스르지 못하고 초췌한 모습으로 서 있누나. 언젠가 내게 자주 오겠다는 사람은 새 사람이 생겨 그새 옛님을 잊었구나. 낭군은 미녀들과 사랑을 나누느라 그 모습 볼 수 없으니 내가 행한 모든 행위는 낭군의 환심을 사려는 것임을 어찌 모르실까. 아아, 낭군이여 내게 용서를 빌 기회를 주오….>

이같은 진교의 마지막 노력, 즉 장문부는 문학사에 길이 남을 가치가 있었지만 스스로의 입장을 반전시키는 데엔 아무런 효과가 없었다.

비방. 번데기 술
─자양강정에 특효─

한의학에서는 오디(桑實)를 짓찧어서 즙을 낸 후에 먹으면 능히 술독을 풀 수 있다고 하였다. 그런가하면 고방에서는 오디를 이용하여 술을 빚으면 수기(水氣)에 이로우며 종기를 사라지게 한다. 또한 노열(勞熱)과 기침을 다스리며 눈을 밝게 하며 머리털이 길어진다.

이러한 뽕나무 잎을 먹고 자라는 누에의 번데기를 술로 빚어 마시는 것도 강장주를 만드는 방법이다.

비방. 연실(蓮實)
―정력강정에 특효―

중국말에는 연자(蓮子;蓮實)가 연자(連子)와 같은 발음으로 쓰인다. 이것은 '아이를 연달아서 낳는다'는 뜻이다. 그래서인지 중국인들은 오래 전부터 연자는 정력을 증강시키는 특효 있는 재료로 생각하여 왔다. 전설에 의하면, 6월 24일은 「연(蓮)」의 탄생일이다. 사랑하는 남녀가 일생을 같이 하기로 하고 부모의 승낙을 얻으려 하였다. 그러나 부모들은 반대했다. 아무래도 어느 한쪽이 가난했기 때문이다. 두 사람은 함께 살 수도 없을 뿐 아니라, 그렇다고 서로가 포기하고 남남으로 돌아서기도 어려웠다. 너무나 사랑했던 두 사람은 결국 함께 정사(情事)하기로 마음을 정했다. 그렇게 하여 연못에 뛰어들었는데 이 날이 24일이었다.

둘의 몸은 떠오지 않은 채 1년이 훌쩍 지나갔다. 그 다음해 24일이 되었을 때, 연(蓮) 잎이 떠올랐다. 많은 사람들은 그 꽃이 젊은 남녀의 화신이라고 믿게 되었다. 연실 속의 물질을 연육(蓮肉)이라 하는데, 물에 담가 껍질과 심(씨 속에 들어있는 것)을 버리고 생식하면 좋다. 약에 쓰는 것은 쪄서 심은 버리고 쓴다.

6. 「건파(虔婆)」

중국에서는 돈만 있으면 수시로 여자를 팔고 살 수 있다. 도박

을 좋아하는 자가 자기 부인을 담보로 잡히고 도박판을 벌이는가
하면 여행을 떠났을 때 돈이 떨어지면 유곽 등지에 부인을 팔아
치우는 것도 심심치 않게 나타나는 기록이다. 시장이 가깝고 옹
기종기 사람들이 모여 살기에 불편함이 없는 곳. 바로 이곳이 인
신매매의 현장이다. 그러나 이러한 곳은 반드시 불량스런 남편
때문에 끌려온 여인만 있는 것은 아니다. 여름날 팥죽 끓듯 일어
나는 난리 속에 문밖 출입을 잘못하여 애꿎게 잡혀 온 여인들도
부지기수였다.

　사하촌 시장(寺下村市場).

　해운사(亥云寺)라는 절이 있는 곳에서 5리 남짓 떨어진 이곳에
시도 때도 없이 포획물만 있으면 저자가 열렸다. 무명으로 만든
기다란 포대 안에 넣어진 여인은 단돈 세 냥이나 닷 냥에 거래가
이뤄졌다.

　값이 다른 데엔 이유가 있다. 여인을 사러 온 작자가, 포대를
만져 보고 살 때엔 다섯 냥이고, 대충 눈짐작으로 헤아려 고를 때
엔 세 냥이었다. 대개 세냥을 낼 때엔 눈짐작을 착오 없이 해야만
그럴듯한 여인을 고를 수 있었다.

　뚜쟁이 일에만 서른 다섯 해를 보낸 육(陸)노파는 문득 그런 생
각을 해보았다. 젊어 청상이 됐다가 이럭저럭 나이 쉰 아홉이다.
밤마다 등허리가 시고 이불 속이 허전했다. 아직은 마흔 일고여
덟쯤으로 보고 있으니 남들이 당하는 포대 자루 미인이 되어 보
고 싶었다. 그래서 그럴듯한 가발을 뒤집어 쓴 체 얼굴을 무명 수
건을 가리고 길거리에 서 있다가 자연스럽게 난군(亂軍)에게 납
치되어 시장으로 끌려왔다.

　어느 누가 샀는지 육노파가 든 포대는 밤이 깊어서야 사하촌
시장 안에 있는 여관으로 옮겨졌다. 일곱 개의 포대들이 놓여 있

는 곳에서 가만가만 포대의 주인공이 누구인지를 물어 보며 육노
파는 혀를 찼다.

'저런 저런, 우라질 놈들이 있나. 나야 오랜만에 외도하는 셈치
고 이렇게 나온 것이지만, 시집도 가지 않은 처녀를 마구잡이로
붙잡아다 팔아먹다니.'

육노파는 걱정 말라는 말을 하릴없이 들려주었다. 자신의 처지
나 상대방이나 별반 다를 게 없는데도 짐짓 여유 있게 무슨 방도
를 일러주었다.

수런거리는 사내들의 왁자한 웃음소리가 그치고 육노파는 어
느 곳으로 옮겨졌다. 이윽고 포대의 아구리가 풀린 순간 누군가
질겁하며 엉덩방아를 찧고 있었다. 아구리를 겨우 헤집고 나와
보니 나이가 겨우 스물 정도인 총각이었다.

"쯧쯧쯧, 이건 안되겠구먼. 젊은이 같으면 내가 감당을 못해. 그
러니 내 방도를 일러주지."

육노파는 젊은이에게 몇 마디를 일러주고 나서 포대 안으로 들
어갔다. 다시 포대는 조금 전의 장소로 돌아갔다. 아직도 그곳엔
밤이 깊지 않은 탓인지 다섯 개의 포대가 남아 있었다. 젊은이는
육노파가 든 포대를 한쪽에 기대 놓고 다른 포대를 손가락으로
쿡쿡 찔렀다.

반응은 세 번째 포대에서 왔다. 젊은이가 포대를 찌르자 안에
서 두 번의 기침 소리가 들려 온 것이다. 젊은이는 얼른 그 포대
를 들쳐 매고 창고를 빠져나갔다. 발짝 소리를 들으며 노파는 새
삼스럽게 자신의 행동을 대견해 하였다.

세상에 태어나 그 나이가 되도록 단 한 번도 좋은 일이라곤 해
본 적이 없었다. 그런데 어째서 이런 장소에서 마지막으로 상서
로운 뚜쟁이 역할을 하게 됐는지 알 수 없었다. 사르르 밀려오는

피로를 어쩌지 못하고 육노파는 단잠에 빠져들었다.

비방. 목초탕(木椒湯)
—대변과 소변을 잘 통하게 함—

후추는 후추나무의 열매로 줄기는 덩굴 모양이고 잎은 끝이 뾰족하다. 『서양잡조(西洋雜俎)』에는 다음과 같이 주장한다.

<후추는 싹이 만생(蔓生)이고 줄기는 극히 유약하다. 잎의 길이는 한 촌 쯤이 되고, 가는 곁가지와 잎이 가지런히 있다. 가지마다 씨가 맺히는데 둘씩 대생(對生)한다. 그 잎은 새벽에 벌어지고 저녁에는 합한다. 합하면 그 씨가 입속으로 묻힌다>

약용적인 면을 살펴보면 후추는 건위·구충제로도 쓰인다. 성분은 몹시 맵고 열하므로 순양(純陽)의 약물이다. 장이나 위가 차거나 습한 사람은 먹는 것이 마땅하나 열병의 사람이 먹으면 화가 동하고 기를 상한다>

「목초탕」은 대변과 소변의 불통을 다스린다. 후추 21알을 까부셔어 물 한잔에 달여 찌꺼기를 버리고 그 즙에 망초(芒硝)를 두 번 달여 만든 약재 반냥을 넣고 달여 마신다.

또한 복통과 하혈이 일어났을 때에는 다음과 같이 처방한다. 후추 가루 5푼, 괴화(槐花;홰나무 꽃) 가루 1돈을 함께 미음이나 술에 타서 먹는다. 그런가하면 잦은 구토증에는 후추 7돈 반과 생강을 구워서 물 3홉에 달여 두 번을 마신다. 이것은 「성혜방(聖惠方)」의 처방이다.

비방. 파초장(巴椒漿)
—뱃속이 허하고 냉한 것을 다스림—

조피는 조피나무의 열매다. 봄에 황록색의 작은 꽃이 피는데 둥글고 붉고 작은 삭과(蒴果)가 열리고 가을에 열매가 떨어진다. 조피의 성분을 살피면 약 30% 정도의 정유(精油)가 포함되어 있다. 그러므로 조피는 기름에 짜서 식료로 쓰며 생것을 장에 넣어 먹기도 한다. 조피에 대한 약용적인 면은 다음과 같다.

<조피는 한방에서 해독과 살충·회충의 구제에 쓰인다. 그런 가하면 숙식을 비롯하여 지사제(止瀉劑)·신허·이명·건위약으로 하루에 1~5그램을 침으로 개거나 가루로 내어 복용한다. 달인 탕으로는 치질 등을 찜질하면 효능이 있다>

「파초장」은 뱃속이 허하고 냉한 것을 다스린다. 조피를 상하지 않는 것으로 40알을 장수(漿水;끓인 좁쌀 미음)에 담가 하룻밤이 지나 공복에 물로 먹는다. 오래 먹으면 오장이 더워지고 얼굴이 좋아지며 머리털이 검어지고 눈이 밝아진다.

또한 몸과 마음을 보하는 데엔 다음과 같이 처방한다. 조피 1근을 볶아 물기를 빼고 백복령 10냥을 껍질을 버리고 가루로 만든다. 그것을 꿀로 환을 오동씨 크기로 만들어 한 번에 50알씩 공복에 소금탕으로 먹는다. 이 약은 철기(鐵器)를 꺼린다. 눈이 밝아지고 안색이 좋아진다.

7. 「약파(藥婆)」

유숙(酉淑)은 3대째 가업을 잇는 「제중당(濟衆堂) 의원」의 여의사였다. 이 집에서 쓰는 약재 가운데 가장 많이 팔리는 것은 독계환(禿鷄丸)이다. 촉군(蜀郡) 태수 여경대(呂敬大)가 슬하에 한 점 혈육 없음을 비관하자 밤이 으슥해서야 그를 찾았다.

"사람에게 피붙이가 없는 것은 모두가 하늘의 뜻입니다. 인력으론 어찌 할 수 없는 일이지요. 그런데 지금 이곳에 와서 태수님의 관상을 보니 남녀궁의 누당(淚堂)이 평만 하여 머지않아 후사를 넉넉하게 두실 것입니다."

남녀궁이란 두 눈의 아래다. 이곳의 와잠(臥蠶)이 크질 않으니 후손은 넉넉할 상이다. 다만 움푹 패이고 깊숙이 들어갔기 때문에 후손이 늦는다는 것은 관상의 기본이다. 그러나 문제는 여경대의 나이가 70이 넘은 데 있었다.

"너희 집과 나는 오랫동안 교분이 있었다. 미안한 말이다만 유숙이 너의 선대에서도 처방을 내리지 못했는데 어찌 네가 올바른 처방을 내릴 수 있단 말이냐. 괜히 나를 위로할 생각이라면 그만 물러가거라."

"아닙니다, 어르신. 사실대로 말씀 드리자면 아버님의 살아 생전 어르신에겐 그런 기회가 없었습니다. 난리와 난리를 거듭한 끝에 많은 사람들이 죽어 나갔으니 어찌 하늘인들 복록을 내리겠습니까. 그러나 지금은 근동의 난리를 어르신께서 잠재우시고, 병약하고 창상 입은 사람들에게 안식처를 마련하고 치료해 주셨으니 관상이 바뀐 것이지요. 혹여 어르신께서 기력이 쇠해 후사를 얻지 못할까 걱정이시라면 안심해도 될 것입니다."

유숙은 품속에서 준비해 온 환단을 꺼내 놓았다. 과연 이 환단은 효험이 있었다. 약을 먹자 한달 만에 기력이 솟아올랐고 70의 고령인데도 세 아들을 낳았다. 부인이 여태수의 용력을 견디다 못해 첩실을 두었는데 둘다 지나친 방사로 인해 앉은뱅이가 돼버렸다.

화가 난 여경대는 남은 환약을 마당에 던져 버렸다. 때마침 그곳에서 놀고 있던 수탉이 이 약을 주어 먹고 암탉을 올라타더니 머리가 벗겨진 후에야 내려왔다. 그런 연유로 「독계환」이라는 이름이 붙여졌다.

비방. 상두산(橡斗散)
─풍치와 충치를 다스림─

상수리는 상수리나무의 열매다. 상수리나무는 너도 밤나무과에 딸린 다년생 낙엽교목으로 높이는 15미터 이상으로 자라고 잎은 가늘고 길다. 침상(針狀)엔 톱니가 있다.

민간에서는 상수리로 묵을 만들어 먹는다. 그런가하면 상수리 쌀에 팥을 갈아 섞어 그것을 뜰 때에 꿀을 쳐서 담은 상수리밥과 상수리쌀을 먹기도 한다. 약용적인 면을 살피면 『당본초』에는 상수리가 장과 위를 튼튼히 하며, 열매의 껍데기는 삶아서 즙을 마신다고 설명한다. 손사막은 『천금방』에서 주장한다.

<상수리는 과일도 아니고 곡류도 아니다. 가장 사람에게 좋다. 음식을 먹을 수 없을 때, 씹어 먹으면 더욱 좋다. 기(氣)가 없으면 기를 더해 주고 입맛이 없으면 입맛을 돋궈준다. 음식을 소화시키고 설사를 그치게 한다>

「상두산」은 풍치와 충치를 다스린다. 상수리 껍데기 5개 속에 소금을 넣고 조협(皁莢;쥐엄나무의 껍데기) 1개 속에 소금을 넣어 함께 불에 구워 가루로 낸다. 하루에 3~5번씩을 아픈 곳에 문지른다. 형개(荊芥;정가) 탕으로 양치한다. 그런가하면 탈항(脫肛)에는 상수리 두각(斗殼;겉집)을 대강 태워서 이것을 가루로 만들어 돼지 기름에 개어 붙인다.

비방. 총고탕(葱羖湯)
─눈이 잘 보이지 않은 것을 다스림─

염소는 소과에 딸린 반추하는 가축 동물이다. 발굽은 우제(偶蹄)이고, 뿔은 속이 비었으며 꼬부장하다. 꼬리는 짧고 성질은 활발하고 조급하다. 독이 있는 풀을 제외한 온갖 풀이나 나뭇잎을 먹는다. 일반적으로 염소탕은 스테미너 음식으로 알려져 있다. 특히 중년층의 부인이 즐겨 먹는다.

우리나라에서 사육되는 검은 염소의 성분은 단백질이 20.6%, 지방 3.8%, 칼슘이 112mg%, 철분이 2.1mg%, 이밖에 비타민 등이 함유되어 있다.

이러한 염소 고기는 산전이나 산후의 음식에도 크게 애용되고 있다. 검은 염소 고기에는 근육의 섬유로 인하여 소화흡수력이 매우 높은 편이다. 지방의 함량도 쇠고기의 절반 가량 밖에 되지 않으므로 위장병 환자나 허약한 사람에게 크게 이롭다. 특히 염소고기는 옛날부터 보혈작용과 함께 근육을 튼튼히 한다. 또 염소의 간에는 비타민 A가 다른 동물의 간보다는 월등히 함유되어 있다. 「총고탕」은 눈이 잘 보이지 않은 것을 다스린다. 염소간 1개를 막을 벗긴다. 그것을 잘게 썰어 파씨 1작(勺)을 볶아 가루로 만든다. 물에 삶아서 찌꺼기는 버리고 그 즙에 간과 쌀을 넣고 죽을 쒀 먹는다

8. 온파(穩婆)」

주해(珠海)는 양주 거리 호대인(胡大人) 댁의 사인(舍人;집에서 부리는 종보다는 약간 높은 직급.)으로 서른이 다 되어서야 그집의 사노 동아(冬兒)와 혼례식을 올릴 수 있었다.

호대인은 평소 어색(漁色)에 밝았다. 그러다 보니 부리는 사노 중 반반한 계집이라면 무조건 손을 댔다. 그런 쪽에서 본다면 동

아 역시 수차례 호대인의 손길을 탔을 것이라는 계산이 나왔다.

한 번은 주해가 사흘 거리 길을 심부름 가게 되었다. 사흘 후 돌아와보니 아내의 기색이 심상찮았다. 아내는 무명 이불 속에서 무심히 엽전 세 닢을 꺼내 놓았다. 그 위로 떨어지는 아내의 눈물 방울 속에 사연이 녹아 흘렀다.

"당신이 떠나신 후 불려 들여 갔답니다. 싫다 하는 나를 반강제로 겁간하고 엽전 세 닢을 찔러 주어 입 막으려 했지요. 처지가 이러하니 나를 죽이든 살리든 마음대로 하시오."

주해는 아내를 위로했다. 그까짓 일은 잊어버리자고 아내의 젖은 손을 움켜쥐었다. 말은 그렇게 하였지만 동아는 불안했다. 반년 남짓 지났을 때 다행히 임신했다. 주인댁 마나님 역시 회임하여 그토록 기다리던 아이를 칠성님께 점지 받았다고 집안 잔치가 벌어졌다.

주인 마나님의 산달은 5월이고, 날짜를 잘 맞추면 단오날쯤이라 했다. 주해의 아내는 그보다 한 달은 더 빠르다고 산파 할미가 말해 주었다. 그러나 동아는 4월 달에 아이를 낳지 않았다. 아이가 나오지 못하도록 칭칭 배를 감고 보니 하루에도 몇번씩 괴로움으로 몸을 꼬았다.

단오를 하루 앞두고 주인댁 마나님은 몸을 풀었다. 이제껏 복대를 한 체 몸을 뒤틀던 동아 역시 몸을 풀었다. 고추가 푸실한 사내 녀석이었다. 그런데 하루 전에 괴이한 일이 있었다. 호대인의 부인이 자식을 낳고 기암했을 때, 산파 할미는 계집아이의 음패(陰貝)를 들여다보며 부인의 귓가에 그렇게 속삭였다.

"마님, 정말 홍복이십니다. 어쩌면 이렇게 떡두꺼비같은 아들을 낳으셨습니까? 영락없이 주인 나으리를 닮아 두 눈이 초롱초롱 합니다요."

그날 저녁 깊은 밤에 호대인 댁의 담을 넘은 사내가 있었다. 품에 꼬옥 어린애를 안고 담 밖에서 기다리고 있다가, 산파 할미가 나오자 땅바닥에 꿇어 엎드렸다. 노파가 정색했다.

"어서 일어나게. 내가 아이를 바꿔치기 한 것은 자네나 나의 한이 있었기 때문이네. 내 지금껏 모른 척 했네만 우리 며늘아기도 그놈의 손아귀에 걸려 몸을 더럽힌 탓에 목숨을 끊었다네. 며늘아이의 품안에 엽전 세 닢이 있었어. 자네가 나를 찾아와 엽전 세 닢을 내놓았을 때, 나의 한이 되살아난 듯 싶었네. 그러나 저러나 참으로 대견하이. 한 달간이나 복대를 하고 아이를 늦게 나오게 하다니. 자, 어서 떠나게. 다른 곳에 가거든 반드시 자네 품에 있는 계집아이는 유곽에 팔아 버리게. 제 아비의 업보를 대신 받을 게야."

그 말을 끝으로 산파 할미는 돌아섰다.

『철경록』의 저자는 그 점을 말하고 싶었던 것 같다. 삼고 육파들은 세상의 온갖 즐거움과 쓴맛을 맛보았으며, 모든 가정이 이들과 관계가 있었기 때문에 접근을 피하라 했다.

여기에 미약(媚藥)을 비롯하여 전족(纏足)과 양생술(養生術)·성의학을 첨가하면 바야흐로 호색 문학의 구색이 갖춰진다.

비방. 촉야탕(燭夜湯)
―중풍으로 혀가 굳어질 때―

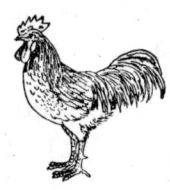

닭은 꿩과에 딸린 육축의 하나다. 닭에 얽힌 얘기는 많이 있는데, 고려 때에는 궁중에서 일명계(一鳴鷄)·이명계(二鳴鷄)·삼명계(三鳴鷄)라하여 시간의 구별을 두었다. 즉, 자시(子時;12시)에 우는 닭이 있고 축시(丑時;2시)에 우는 닭이 있으며 인시(寅時;새벽 4시)에 우는 닭이 있다. 그러므로 그 우는 소리에 맞추어 시간을 짐작했다.

흥미로운 민간요법에는 다음과 같은 애기가 있다. 어떤 사람이 물에 빠져 익사했다. 익사를 한 사람이 급히 달려 나가 약을 구해 와 죽은 남편의 입과 귀에 흘려주었다. 그러자 죽을 줄 알았던 남편이 숨을 몰아쉬며 살아났다. 그것을 지켜본 사람들이 무슨 약이냐고 묻자 부인은 닭의 볏피(계관혈)라고 하였다. 그런가하면 몸에 옻이 올랐을 때에도 닭피를 환부에 바른다. 그런가하면 닭의 털을 뽑지 않고 삶은 탕에 들어가 목욕을 하기도 한다.

「촉야탕」은 중풍으로 혀가 굳어져 말을 못하는 것을 다스린다. 검은 암탉 1마리를 깨끗이 씻어 술 5되에 넣고 삶는다. 그 양이 2되로 줄어들면 닭을 꺼낸다. 그 즙을 3번이나 뜨겁게 열복(熱服)하고 파와 생강을 넣고 죽을 쑤어 먹는다. 이것은 「음선정요(飮膳正要)」의 처방이다.

비방. 녹사등심환(鹿麝燈心丸)
—잦은 설사로 허약해진데—

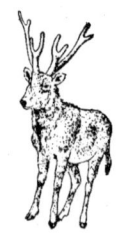

한방에서 말하는 녹용이란 하지(夏至)에 고각(古角)이 탈락되고 새롭게 돋아나는 초각(初角)을 채취하여 음지에서 말린 것을 뜻한다. 노각이라는 것은 노각(老角)을 뜻하고, 녹각상(霜)은 분말한 것, 녹각교(膠)는 사슴뿔을 고은 것이다. 중국의 고방 의서인 『침존중필담(沈存中筆談)』에는 이런 내용이 있다.

<녹용을 가장 얻기 어려운 것은 불파(不破;상하지 않은 것)하

고, 피가 나지 않은 것인데, 대개 그 힘이 피 속에 있기 때문이다. 이것은 붉은 가지 같은 것이 상품이 되는데 가자용(茄子茸)이라 한다. 채취한 것은 얻기가 어렵다>

사슴의 뼈는 술을 만들면 허한 속을 다스린다고 하였다. 또 녹각은 꿀을 발라 구운 다음 가루로 낸다. 그것을 술로 먹으면 몸이 몹시 강건해 진다. 몸은 가볍고 골수는 튼튼해진다. 여인네의 허약을 다스리는 데에는 청주에 한 숟가락씩을 타서 먹는다. 또 사슴 고기는 내장을 튼튼히 하고 기력을 늘리며 중풍으로 입이 돌아간 것을 다스린다. 「녹사등심환」은 잦은 설사로 몸이 쇠약한 것을 다스린다. 녹용에 꿀을 발라 불에 구워 1냥을 가루로 만들어 사향 5푼을 넣고 등심초(燈心草;골풀)로 삶아 대추살로 개어 오동씨 크기만큼의 환을 만들어 한 번에 40알씩 먹는다.

제4장
사랑하는 기술

명나라 초기 강영과(江盈科)가 쓴 「설도 소설(雪濤小說)」에, '아내는 첩만 못하고 첩은 기생보다 못하며 기생은 훔치는 것보다 못하다.'고 했다. 의미 있는 말이다. 중국에서는 '남의 물건을 훔치는 것'을 도(盜), '속이는 것'을 투(偸)라 한다. 그러나 남녀가 바람을 피울 때엔 도라 하지 않고 투정(偸情)이나 투한(偸漢)이라 한다.

옛기록에 의하면 중국인들은 맹서할 때에 곧잘 이런 말을 쓴다는 것이다. 「악인에게는 반드시 하늘에서 제재가 가해질 것이며, 사내는 도적이며 계집은 창부다.(天誅地滅 男盜女娼)」.

위의 말은 한 마디로 사내는 모두 도둑놈이며 계집은 한결같이 창부 기질이 있다는 지적이다.

1. 『치파자전(痴婆子傳)』

명나라 때 씌어진 이 책은 아나 전기(阿那傳記)로 알려져 있다. 아나라는 이름의 나이든 할머니가 지나간 세월 동안 자신이 상대한 사내와의 색도 행각을 회상 형식으로 그려내고 있다. 이 애기 속에는 열두 명의 인물이 등장한다. 이것은 당시 유행하던 십이지(十二支)에 근간 하여 음양을 각각 열 둘로 나누었기 때문으로 풀이된다.

이 애기의 주인공 아나는 남편이 과거를 보러 가는 사이 갑자기 외로움을 느낀다. 어느 날 음식을 차려 놓고 큰아들 동서인 사씨(沙氏)를 불러 함께 한담을 나누며 시간을 보내려 든다. 이때 그녀는 영랑(盈郎)이라는 하인에게 야릇한 눈길을 보내며 '음향(淫香)'을 피운다. 스물 한 살인 피부가 고운 미남자 영랑. 그는 사씨의 남편 극사(克奢)의 동성애 상대다. 아나는 유혹하려 들지만 영랑은 도무지 응할 태도가 아니다. 할 수 없이 이번엔 하녀 비도(緋桃)에게 부탁하여 간신히 방으로 끌어들인다.

이렇게 시작된 투정(偸情)은 각양 각색의 열두 명의 인물과 정을 통하게 되면서 열기가 고조된다. 아나의 시아버지가 80회 생신 날이 됐을 때 재미있는 일이 벌어진다. 중국에서는 이 날을 칭상상수(稱觴上壽)라 하여 축배를 들었다. 물론 당시의 축배는 장수를 축하하는 것이었다.

이러한 칭상상수에 빗대어 만든 애기에 도자상수(桃字上壽)가 있다. 내용은 시집 온 세 며느리가 시아버지 앞에 나와 저마다 글자 모양을 만들어 장수를 축하하는 놀이였다.

밤이 되자 맏며느리는 두 딸을 데리고 나왔다.

"아버님 생신을 축하드립니다. 저는 간(姦) 자를 만들어 아버님께 축배를 올리겠습니다."

이번에는 둘째 며느리가 그녀의 아들을 끌고 나왔다.

"아버님, 생신을 축하 드립니다. 저는 좋을 호(好)자를 가지고 나왔습니다."

마지막으로 셋째 며느리가 앞으로 나섰다. 이제 갓 시집온 며느리는 자식이 없었다. 한동안 생각에 잠기다가 시아버지 앞에 나와 앞섶을 풀어 젖히고 한쪽 다리를 의자 위에 올려놓았다. 그런 다음 자신의 은밀한 곳을 가리키며,

"저는 가(可)를 가지고 아버님께 술을 권하겠습니다."

시아버지는 며느리의 물건을 한동안 들여다 보다 입맛을 쩌업 다셨다.

"흐음, 과연 가 자가 되었구면. 헌데 자세히 보니 입 구(口) 자가 조금 삐뚤어진 것 같아!"

자리를 같이 한 사람들이 배꼽을 잡고 깔깔 웃었다. 중국의 색도 소설은 두 종류로 나눌 수 있다. 하나는 남자가 사잇서방이 되어 여성을 편력하는 것이고 다른 하나는『치파자전』의 아나처럼 여인이 중심이 되어 얘기가 전개되는 경우다.

비방. 산계천초탕(山鷄川椒湯)
—헛배가 자주 부르며 가라앉지 않을 때—

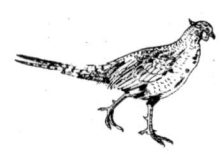

꿩은 꿩과에 딸린 새이다. 이 꿩이 지구상에는 170종 이상이 있는 것으로 조사되었다. 조선 시대에 왕후의 혼례복 등엔 으레 수꿩의 무늬로 수를 놓을 만큼 친밀한 새였다.『맹선(孟詵)』이라는 고방에는 다음과 같이 말한다.

<꿩고기는 오래 먹으면 사람으로 하여금 살을 빠지게 한다. 9~11월까지의 꿩은 약간 보함이 있으나, 다른 달의 꿩은 먹으면 곧 오치(五痔)와 모든 창을 발한다>

약리적인 면에서 살펴보면 꿩은 닭고기와 맛이 별반 다름이 없

는 것으로 알려져 있다. 『황제내경』이란 의서에는 '꿩은 병오일 (丙午日;2일, 7일)에 먹지 않는 것이 좋으며 남자는 눈을 멀게 할 뿐만 아니라 여인은 잘 보지를 못한다'고 하였다.

「산계천초탕」은 헛배가 자주 부르며 가라앉지 않은 것을 다스린다. 재료는 꿩 1마리, 회향(茴香)·미나리·천초(川椒)를 볶은 것·생강 등이다. 이것들을 등분하여 초에 넣어 하룻밤을 쪄서 밀가루로 반죽하여 경단을 만들어 삶아 먹는다. 물을 자주 마시며 소변이 잦을 때에는 꿩 1마리에 다섯 가지의 양념을 넣고 삶아서 즙과 고기를 함께 먹는다. 이것은 『식의심경(食醫心鏡)』의 처방이다.

비방. 와작탕(瓦雀湯)
—피가 섞인 설사를 할 때—

참새는 참새과(雀科)에 딸린 새다. 이시진의 주장에 의하면, '날개와 털은 아롱진 갈색이다. 발톱은 황백색이고 뛰고 걷지를 못한다. 보면 놀라고 두려워한다. 그 눈은 야맹이며 그 알은 아롱아롱하다'는 것이다.

고방에 의하면 '참새 고기는 양(陽;양기)을 장(壯)하게 하고 기(氣)를 늘린다. 요슬(腰膝)을 온하고 소변을 고르게 하며 자궁출혈과 대하증을 다스린다'는 것이다.

「와작탕」은 피가 섞인 설사를 다스린다. 12월에 참새를 잡아 털을 뜯고 장을 버린다. 파두인(巴豆仁) 1알씩을 뱃속에 넣고 봉하여 대강 태워서 짓찧는다. 그것을 술로 삶은 다음 황밀을 끓여 밀로 환을 오동씨 크기로 만들어 한 번에 10~20알씩을 먹는다. 붉은빛이 도는 설사에는 감초탕으로 먹고, 그냥 설사에는 건강

(乾薑)탕으로 먹는다. 약용으로 사용하는 것은 참새의 고기보다
는 참새똥을 쓴다. 한방에서 참새똥은 백정향(白丁香)이라 하는
데 민간요법에서도 자주 나온다.

또한 허한(虛寒)을 다스리는 데에는 작부환(雀附丸)을 쓴다. 살
찐 참새 30마리를 구하여 부자(附子)와 함께 달여서 고약처럼 만
들어 환을 만든다.

2. 『육포단(肉蒲團)』

『치파자전』이 아나(阿那)라는 여인을 중심 축으로 벌어지는 얘
기인데 반하여 『육포단』은 미앙생(未央生)이라는 서생을 등장시
켜 여성 편력을 그리고 있다. 이 책이 발간되어 인기를 끌자 그
뒤를 이어, 열두 명의 여자가 한 이불 속의 베개를 베고 놀아나는
『이화천(李花天)』을 집필하게 하는 동기를 부여했다.

학사 이어(李漁;李笠翁)의 작품이라고 알려진 『육포단』의 주인
공 미앙생은 『시경』에 나오는 '야미앙(夜未央)'에서 주인공의 아
호를 취했다. 이를테면 「밤이 아직 깊지 않았다」고 함으로써 성
적인 냄새를 독자에게 전해 주려는 의도를 밑그림으로 깔아 놓은
것이다.

『육포단』에는 중국인 특유의 단경(短莖) 의식이 숨어 있다. 그
러기에 주인공 미앙생은 개의 잠지를 자신의 심벌에 붙이는 수술
을 하고 색도 여행을 떠나게 된다.

이것은 한 마디로 당시 주색잡기의 교본이랄 수 있는 『현녀경
(玄女經)』의 영향 때문이었다. 이를테면 사내의 심벌은 당나귀의
것처럼 큼직해야 여인의 마음을 손쉽게 낚을 수 있다는 '장(長)'
이니 '대(大)'의 기본 의식 때문이었다.

중국인들은 '일도 이비 삼첩 사처(一盜二婢三妾四妻)'를 좋아한다. 사내가 피우는 바람을 흥미진진한 것부터 순차적으로 적어 놓은 것이다. 뜻풀이는 어렵지 않다.

첫째가 남의 마누라를 비롯하여 첩을 훔치는 것이고 둘째가 집에서 부리는 하녀를 건드리는 것이며, 셋째가 자신의 첩 넷째가 자신의 부인과 상관하는 것이다.

이러한 말의 영향 때문인지 몰라도 문학작품(好色文學)의 마무리 작업은 항상 이 부분에 앵글을 맞추고 '남의 부인을 탐하는 자는 자신의 부인에게 이상이 오며 나중엔 돌이킬 수 없는 봉욕을 당한다.'고 경고한다. 그러나 대부분 바람을 일으키는 사내들에겐 씨알도 먹히지 않은 강건너 박서방 댁 애기쯤으로 여겨지는 대목이다.

풍류라는 것은 말처럼 그렇게 쉬운 것은 아니다. 그런 이유로 중국인들, 특히 선비라는 작자들은 그럴듯한 스토리를 엮어 문자적인 해석을 아끼지 않는다. 그렇게 하여 등장한 것이 으스스 한기를 돋게 하는 것이 기담(奇談)이고 괴담(怪談)이요, 해학의 염본(艷本)을 삼는 『소원 천금(笑苑千金)』이나 『소림광기(笑林廣記)』다.

어디 그뿐이랴. 여기에 좀더 격을 높이면 '웃으며 선을 쌓는다'는『소선록(笑禪錄)』이요, '웃음의 바다를 구슬로 꿰어 놓은 것'이라는 『소해총주(笑海叢珠)』니, 청맹과니 속인들에게는 공맹의 고리타분한 학리(學理)보다 백배 천배 값진 것이었다.

웃는다는 것. 웃는 집에 복이 온다는 가벼운 교훈으로 남기기에는 다음 애기들은 배꼽 아래가 화끈거리고 하하 웃으면 허리가 시큰거릴 정도다.

비방. 해채산(海菜散)
—편도선염을 예방함—

미역은 낯익은 식품이다. 곤포과(昆布科)에 딸린 해초다. 잎은 넓고 길이는 1미터 가량이다. 약리성을 살피면 미역은 심장병에 유효하며 혈압을 내리는 효과가 있다. 그런가하면 모발을 빠지지 않게 한다. 미역은 주로 국이나 나물로 만들어 먹는다. 재래의 음식으로는 미역국을 비롯하여 미역 대가리를 뜯은 미역귀 김치·미역무침·미역볶음·미역쌈·미역자반·미역지짐·미역찬국 등이 있다.

산모가 미역국을 먹기 시작한 것은 정확히 시기는 알 수 없으나 상당히 오래된 것으로 평가된다. 옛날 사람들은 미역이 피를 보호해 준다거나 피를 깨끗이 만들어 준다는 믿음을 가지고 있다. 그렇다면 과학적인 근거가 있는가? 당연하다.

일반적으로 임산부는 호르몬의 상당량을 태아에게 빼앗기게 되므로 갑상선의 활동이 활발해 지므로 다량의 요드(沃素)를 필요하게 된다. 그러므로 산후에 미역국을 먹는 것은 과학적으로 근거가 있는 것이다.

「해채산」은 편도선염을 예방한다. 미역을 말려 약간 볶아 가루로 만든다. 그것을 매일 찻 숟가락으로 하나씩 먹으면 목병에 걸리지 않는다.

비방. 이어백반죽(鯉魚白礬粥)
—배에 물이 차는 것을 다스림—

잉어는 잉어과에 딸린 민물고기로 기미는 달고 독이 없다. 그러나 『맹선』이라는 고방(古方)에는 이렇게 소개한다.

　<잉어의 등 위에 양근(兩筋) 및 흑혈(黑血)에는 독이 있다. 시냇물에 있는 잉어는 독이 뇌에 있어 함께 먹지 못한다. 모든 잉어는 구워서 쓰는 것은 좋지 않다. 연기가 눈에 들어가면 눈알을 상한다. 또 유행병 후에 설사가 있을 때에 먹어서는 안된다. 천문동이나 주사를 먹고 있다면 결코 잉어를 먹어서는 안된다>

　잉어의 쓸개는 눈에 떨어뜨리면 적종(赤腫)이 눈을 가린 것을 다스린다. 잉어의 피는 소아의 화창이나 단종·창독에 바르면 즉시 낫는다. 또 잉어의 창자는 소아의 창을 다스린다. 잉어의 뼈는 음창·생선뼈가 걸린 것을 다스린다.

　「이어백반죽」은 배에 물이 차는 것을 다스린다. 잉어 1근짜리 1마리를 배를 째고 씻지말고 생백반 5돈을 분말로하여 뱃속에 넣는다. 그 다음 종이로 싸고 다시 흙으로 싸서 불에 굽는다. 그것이 익으면 종이와 흙을 떼어버리고 죽을 쑤어 먹는다.

　또 수종(水腫)에는 큰 잉어 한 마리를 초(酢) 3되에 달여 햇볕에 말린다. 하루에 1마리씩을 먹는다. 이것은 「범왕방(范汪方)」의 처방이다.

3. 『소림광기(小林廣記)』

　'바람이 불면 물결이 일어난다.' 이것은 소화(笑話)의 기본적인 착상이다. 장(章)이라는 도둑이 어느 집에 들어가려고 창문 곁에 서 있는데 안에서 들려 오는 소리가 미묘했다. 그것은 '아!' '좋아 죽겠어.' '어머 이를 어째.' '여보 너무 가려워.' 등등의 신음 소리였다. 장은 다른 집에 가서 물건을 훔칠 생각을 버리고 날 새도록 들려 오는, 육감적으로 살 부대끼는 소리를 듣고 있었다. 한데 괴이한 일이 생겼다. 바람을 피운다면 의당 사내가 일어나 돌아갈 터인데 어찌된 셈인지 신 새벽이 오자 여인네가 자리에서 일어나 주섬주섬 옷을 입는 게 아닌가.

평소 애용하던 길이었던지 여인은 익숙하게 창문을 열고 빠져 나왔다. 기다리고 있던 장이 불쑥 앞으로 나서자 그녀는 두 눈을 동그랗게 뜨고 바라보다 내리깔았다. 그러자 장이 말했다.

"보아하니 남의 눈치 살피는 형편 같은데 곤란하게 할 생각은 없소이다. 다만 한 가지 묻고 싶은 게 있으니 대답이나 해주시오."

여인은 뜻밖의 제안인 듯 가볍게 고갤 끄덕였다. 장이 물었다.

"이 세상에서 가장 즐거운 것은 무어라 생각하시오?"

"그야…. 방사지요."

장이 실소를 흘리며 되물었다.

"그렇다면, 방사가 끝난 다음 즐거운 것은 무엇이오?"

여인은 잠깐 생각하고 나서 목소리를 깔았다.

"다시 한 번 해보는 거지요."

이 정도면, 남자를 훔치든 여자를 훔치든 그 방면에 일가견이 있다고 봐야 한다. 흔한 말로 색도에 철학이 있다고나 할까.

비방. 동어창이탕(鮦魚蒼耳湯)
—모든 풍창(風瘡)을 다스림—

가물치는 숭어와 비슷한데 길이는 60센티 가량이다. 입이 크고 눈이 작으며 비늘은 잘고 등의 지느러미와 배의 지느러미가 거의 꼬리까지 나 있다. 가물치의 일반 성질은 수분 78.6%, 단백질 19.8%, 지방 0.4%, 회분 1.2%, 칼슘 264mg%, 인 100mg%, 철분

2mg%, 비타민 A는 40IU, B1은 0.03mg%, B2는 0.1mg%, 나비아
신 9mg%이다.

고방에서는 이렇게 말한다.

<가물치의 대가리에는 칠성의 점이 있고, 밤이면 대가리가 북
쪽을 쳐다본다. 산후에 가물치를 먹으면 백 가지의 병을 고칠 수
있으며, 신을 모시는 술가(術家)들은 제신용으로 쓴다>

가물치는 암수 한 쌍이 짝을 지어 사는데 봄철의 생식기가 되
면 물가의 얕은 곳에서 나와 물 속의 풀잎들을 뜯어모아 보금자
리를 짓는다. 암놈은 알을 낳아 품고 수놈은 옆에서 외적을 방어
하는 습성이 있다.

「동어창이탕」은 모든 풍창을 다스린다. 가물치의 창자를 빼버
리고 도꼬마리(蒼耳) 잎을 가득 채운다. 솥바닥에 도꼬마리 잎을
깔고 그 위에 놓고 물을 붓는다. 삶아서 껍질과 뼈를 버린다. 소
금과 간장은 치지 않는다.

비방. 금문어탕(錦文魚湯)
—허로를 보하고 비위를 다스림—

쏘가리는 농어과에 딸린 민물고기다. 몸의 길이는 30센티 내외
이며 머리가 길고 잎도 크다. 그런가하면 등에는 회색의 무늬가
많다. 봄철에서 가을철에 이를 때까지 고기의 맛이 좋다. 고방에
는 다음과 같이 말한다.

<쏘가리는 강이나 호수에서 산다. 모양은 납작하고 배는 넓다.
잎은 크고 비늘은 잘다. 몸에는 검은 반점이 있는데, 반점의 색깔
이 밝은 것은 수놈이고 약간 어두운 쪽이 암놈이다. 또한 지느러
미에는 가시가 있다. 껍질은 두껍고 살은 단단하다. 살 속에 가시

가 없는 것은 밥통이 있어 능히 잔고기를 씹어 먹는다>

이러한 쏘가리를 이용한 음식은 특히 술 안주의 일품 요리로 알려져 있다. 쏘가리 고기는 기미가 달고 평하여 독이 없다. 뱃속의 나쁜 피를 다스리고 뱃 속의 충을 없앤다.

「금문어탕」은 쏘가리고기로 탕을 만들어 먹는 것을 의미한다. 이는 허로(虛勞)를 폐지하고 비위를 돕는다. 『개보본초』라는 의서에는 다음과 같은 말이 있다.

쏘가리 고기는 기미가 달고 평하다. 독이 없으며 뱃 속의 나쁜 악혈을 다스리고 뱃속의 충을 없앤다. 기력을 늘리며 사람을 살찌고 튼튼하게 한다.

4. 『소원 천금(笑苑千金)』

제법 얼굴이 잘 생겼다고 자부하던 사내가 부인이 친정에 다니러 간 사이 하녀의 방에 들어갔다. 잠을 자고 있던 하녀가 소스라치게 놀라 일어섰다.

"왜 그러느냐, 내가 싫으냐?"

"아니에요, 나으리."

말은 그렇게 하였지만 좀처럼 자리를 펼 생각을 않자 사내는 흥이 깨졌다.

"할 수 없지. 싫다는데야!"

돌아서 나가는 주인 나으리의 옷자락을 하녀가 당겼다.

"사실은 마님께서 신신 당부 하셨어요. 마님께서 출타하실 때 나으리가 들어오시면 절대 누워 자면 안된다구요."

"그러니까 그만 두자지 않느냐."

"아니에요, 나으리. 서서 하면 되잖아요."

『소원 천금』의 저자는 이것을 다시 하녀 쪽에서 앵글을 잡아 보았다. 이를테면 치근덕거리는 쪽을 하녀로 뒤바꿔 놓은 것이다.

집안에 있던 어떤 하녀가 주인 나으리를 은근히 사모하고 있었다. 어느 날 밤, 부인이 외출하는 틈을 노려 자신의 안타까운 심정을 털어놓았다.

"나으리, 오랫동안 나으리 마님을 은애하여 왔습니다. 제발 저의 소원을 풀어 주십시오."

정작 그럴 생각이라면 어서 가서 몸을 씻고 오라 했다. 하녀는 한달음에 달려가 몸을 정갈하게 씻고 돌아왔다. 그런데 난데없이 손님이 와 있지 않은가. 아무리 기다려도 좀처럼 돌아갈 기미를 보이지 않자 하녀는 용기를 내어 말했다.

"저 나으리…. 다 씻고 왔습니다."

손님과 얘기를 나누던 주인 나으리는 깜짝 놀라 얼버무렸다.

"아, 그래. 그렇다면 널기 전에 잘 짜 두어라!"

이렇게 되면 해학이란 것도 중급은 된다.

비방. 강어등심방(江魚燈心方)
—모든 결석증을 다스림—

조기는 민어과에 딸린 바닷물 고기다. 고방에서는 석수어(石首魚)·석어(石魚)·강어(江魚) 등등으로 불린다. 고방에서는 다음과 같이 소개한다.

<조기가 석수어(石首魚) 또는 유수어(踰水魚)라고 불리는 것은 다음과 같은 이유 때문이다. 석수어는 머리 속에 돌 같은 이석(耳石)이 두 개 들어 있어 붙여진 이름이다. 유수어는 봄철에 바닷물을 따라 연해에 회유해 온다는 뜻에서 붙여진 이름이다. 그러므

로 중국에서는 참조기를 황화어(黃花魚) 또는 황화어(黃華魚)라고 한다>

이시진은 말하기를, '조기는 이질에 가장 꺼린다. 기름에 튀기면 냉이 생긴다. 오직 어포를하여 먹는 것이 좋다. 이것을 본초(本草)에서는 설사를 다스리는 것과 비슷하다'는 것이다.

「강어등심방」은 모든 결석증을 다스린다. 재료는 조기의 두중석14개, 당귀(當歸)를 등분하여 가루로 만든다. 물 2되에 달여 반 냥으로 졸여 한 번에 마시면 낫는다.

또 축농증에는 조기의 머리뼈(頭骨) 20개를 대강 태워 가루로 내어 한 번 먹을 때마다 5푼씩 식후에 술에 타서 먹는다. 이것은 「신경통고(身輕通考)」의 처방이다.

비방. 선태방(鮮太方)
—밤에 보이지 않은 병을 다스림—

명태는 대구어과(大口魚科)에 딸린 바닷물고기다. 몸은 홀쭉하고 길이는 60센티쯤 된다. 명태는 우리나라의 동해에서 산출되며, 알은 명란젓을 담그고 간(肝)은 간유를 만드는 원료로 쓰인다. 명태는 다른 이름으로 선태·명태·망태·강태·북어·춘태 등이다. 명태에 관한 흥미로운 얘기가 있다.

<지금으로부터 350여년 전에 함경도 관찰사로 부임한 민씨가 초도순시를 하기 위하여 명천군(明川郡)을 방문했다. 상 위에 오른 명태 요리를 맛 있게 먹은 다음 즉석에서 명천군의 명자(明字)와 어부인 태씨(太氏)의 성을 따서 명태(明太)라고 고기 이름을 붙였다>

「선태방」이라는 것은 혈변(血便)을 다스린다. 이것을 다스리려

면 북어를 매일 3마리씩 먹으면 된다. 그런가하면 밤에 보이지 않는 작목(雀目)에는 북어의 기름(北魚油)을 먹으면 즉시 낫는다. 또한 콧수염에 부스럼이 난 경우에는 북어 기름을 참기름에 타서 바르면 된다. 그런가하면 생안손에 대한 비방도 있다. 여기에는 명태껍질을 붙이면 통증을 그친다.

요즘에는 슈퍼에 가면 신선한 명태살을 짓이겨 물과 설탕·기타의 조미료를 만든 고기묵을 구할 수 있다.

5. 『소해총주(笑海叢珠)』

『성사(性史)』라는 아주 고상한 책이 있다. 지은이는 오도인(悟道人)으로, 내용은 여인의 은밀한 부분을 열두 종류로 나누어 어떤 여인이 사내에게 가장 즐거움을 줄 수 있는가를 설명하고 있다. 대개 사내의 품격을 말할 때엔 무뚝하고 용맹하며 길고 굵어야만 상품(上品)으로 치는 경향이 있다. 중국인 특유의 과장법을 사용한다면 '장(長)'이니 '대(大)'와 같은 말이다.

깊은 산 속에 들어가 체계적으로 선도를 읽힌 도인들은 「성사 십이품」의 기준을 믿는 눈치지만, 오가며 귀동냥을 한 허접스러운 뚜쟁이나 점쟁이 무리들은 전연 미더워지지 않은 말을 내뱉기 마련이다. 그런 점쟁이 중에 마구(馬狗)라는 이가 있었다. 부모가 이름을 지을 때에 무슨 연유로 그런 글자를 떼어다 붙였는지 모르지만, 태어난 아들에게 말이나 개처럼 맘껏 싸돌아다니며 살라는 뜻으로 지었으니 재미있는 해학이다.

하루는 어떤 사내의 집에 들어가 하룻밤 쉬었다 가게 되었는데 주인이라는 사내가 수인사를 청하였다. 전연 영양가 없는 말들이 오가다가 문득 음담패설로 넘어갔다. 이 방면에 걸쭉한 입담을 자랑하던 마구가 끈끈한 목소리로 분위기를 잡았다.

"주인장, 이렇게 신세를 졌으니 한 마디 참고되는 말을 하겠습니다. 여인네의 은밀한 부분에 점이 있으면 반드시 귀한 아들을 얻게 되니 참조하십시오."

"정녕 그 말이 사실이라면 우리 형님의 소실 댁은 참으로 좋은 운을 타고났군요."

"주인장께선 형님의 소실 댁이 그런 운수를 타고났다는 걸 어찌 알았습니까?"

"그 말은 우리 아버지가 내 아내에게 하였고, 내 아내는 내게 말해 줬지요."

계산이 좀 안되는 복잡한 집안이다.

비방. 모려백지산(牡蠣白芷散)
─식은땀이 심하게 나오는 것을 다스림─

굴조개는 굴과에 딸린 바닷물 조개다. 길이는 대략 6센티 남짓이며 보통은 긴 달걀형이다. 굴은 어패류 가운데서 여러 가지 영양소를 가지고 있다. 흔히 말하기를 '굴은 바다에서 나는 우유'라고 한다.

옛날부터 굴은 빈혈이나 간장병 후의 체력 회복에 좋은 식품으로 알려져 있다. 굴조개는 기미가 기미가 짜고 평하며 독이 없다. 상한과 한열·학질 또는 화를 내고 노하기를 잘하는 형편이다. 『본초습유』에 다음과 같은 내용이 있다.

<굴조개를 말려 분말하여 먹으면 도한(盜汗)이 그친다. 마황 뿌리·사상자·건강 등을 함께 분말하여 먹으면 음한(陰汗)을 없앤다>

「모려백지산」은 식은땀이 자꾸만 나오는 것을 다스린다. 마른 굴·방풍(防風)·백지(白芷)를 등분으로하여 가루를 낸다. 그것을 한 번에 1돈씩 술에 타서 복용한다. 또 허리와 다리의 통증에는 굴을 술에 담아 수시로 먹으면 된다.

소변이 잘 나오지 않을 때에는 굴조개분·황벽(黃蘗)을 볶아 등분하여 가루로 낸다. 1돈씩을 소회향탕(小茴香湯)으로 먹으면 효과가 있다.

비방. 합리황벽산(蛤蜊黃蘗散)
─기력이 약한 것을 다스림─

바지락조개는 개탕조개과에 딸린 바닷물조개를 가리킨다. 패각은 구상(球狀)의 삼각형으로 길이는 6센티미터이다. 껍데기에 문채가 있는 것과 또는 없는 것이 있으며 겉면은 회백색을 띤 담황색이며 안쪽은 백색이다. 이러한 바지락 조개는 민간에서는 황달약으로 사용된다.『본초보유(本草補遺)』에는 다음과 같이 말한다.

＜바지락조개 껍데기는 기미가 짜고 한하며 독이 없다. 합리분은 열담(熱痰)·습담(濕痰)·산기(疝氣)·백탁대하(白濁帶下) 등에 향부자 가루 등과 함께 생강즙에 타서 먹는다.＞

이시진은 말한다. 합리분을 쓰는 데는 입이 붉은 바지락 조개를 취하는데 그것을 숯불에 태우고 하눌타리 씨를 익혀 함께 짓찧어 바람에 말려 쓰면 효험이 크다.

「합리황벽산」은 합리분을 볶은 것을 1근, 황벽 볶은 것 1근을 함께 분말한다. 이것을 끓는 물로 환을 만들어 오동씨알 크기로 만든다. 한 번에 100알씩을 공복에 따뜻한 술로 먹는다.

6.『소선록(笑禪錄)』

어떤 여인이 남편 없는 사이에 이웃집 간부(姦婦)와 눈이 맞아 시간만 있으면 부지런히 눈을 맞추었다. 처음에야 남의 이목을 살피랴 구린내나는 부분이 드러날까 조바심을 치는 바람에, 여인의 치맛자락을 자주 들출 수 없었다. 그러나 길이 뚫리자 조금씩 배포가 커졌다. 일을 치르고 금방 빠져나가야 탈이 없을 터인데, '조금만 더 있다가'를 연발하다 그만 술이 곤죽이 되어 돌아온 여인의 남편과 맞딱뜨린 것이다.

너무 놀란 이웃집 사내는 창문을 통해 혼비백산 빠져나갔다. 워낙 경황이 없던 참이라 그만 신발 한 짝을 방안에 떨구고 말았다. 술에 취한 남편은 그 신발을 들고 소릴 질렀다.

"내일 아침 보자구! 이 신발이 어느 녀석의 것인지!"

남편은 신발을 머리맡에 놓고 잠이 들었다. 그러자 여인은 그 신발을 치우고 대신 남편의 신발 한 짝을 가져다 놓았다. 아침 일찍 잠자리에서 일어난 남편이 머리맡에 놓인 신발을 보고 중얼거렸다.

"내가 들어왔을 때, 저 창문으로 나간 놈도 나였단 말인가?"

이렇게 되면 나무 어이가 없어 되묻는 반어법(反語法)이다. 여인의 입장에서 '남자는 모두 도둑놈이다.' 할 지 모르지만, 여인이 사잇서방질을 하는 것은 '여자는 모두 창부이다.'에 대한 피장파장의 답안인 셈이다.

비방. 흑합즙(黑蛤汁)
―황달을 다스림―

가막조개는 가막조개과에 딸린 민물조개다. 모양은 삼각형의 구상인데 3~5월에서 8~9월까지 알을 낳는다. 서식하는 곳은 강이나 호수를 비롯하여 담수(淡水)가 혼합되는 염도(鹽度)가 낮은 바닷가의 모래 진흙속에서 서식한다. 이러한 가막조개는 보통 우리들이 먹는 된장찌게 등에 애용된다.

『도경본초(圖經本草)』에 의하면 가막조개는 감기를 다스리고 위를 열어준다. 단석(丹石;담석)을 비롯하여 약독을 누르고 정창과 습기를 다스리는 것으로 알려져 있다. 「백일선방(百一選方)」에는 반위(反胃)와 음식을 토하는 데 처방한다. 즉, 누런 가막조개 껍데기와 우렁이 껍데기를 등분한다. 그것을 볶아 가루로 만든다. 한 번에 2냥을 백매육(白梅肉) 4개로 개어 환을 만들어 그것을 약간 태워 가루로 만든다. 매회 2돈씩을 인삼과 축사탕(縮沙湯)으로 먹는다.

「흑합즙」은 황달에 특효하다. 가막조개 1되를 술 1되에 넣고 1시간쯤 삶는다. 조개를 건져내고 그 즙을 다시 달인다. 이것이 3홉으로 줄어들면 간장을 조금 쳐서 하루에 3회 먹는다. 황달에 특효한 처방이다.

비방. 홍하탕(紅蝦湯)
—몸이 몹시 피로하고 쑤실 때—

새우는 갑각류 중의 십각류(十脚類)에 딸린 동물의 총칭이다. 강이나 호수에서 나는 것은 작고 색은 청하다. 수염은 뻗어 있고 코는 도끼와 같은데 등은 끊어진 마디가 있다. 그러나 새우는 종류에 따라 성분이 다르다. 잔 새우의 경우는 수분이 83.5%, 단백질이 12.9%, 지방이 0.8%, 당질 등이 1.0% 등등으로, 새우 속의 단백질은 필수아미노산이 많은 편이다.

민간에서는 돼지고기를 먹을 때에 새우젖을 함께 먹는다. 이렇게 해야만 체하지 않고 원만하게 소화를 시킨다는 믿음 때문이다. 그런가하면 돼지가 먹는 음식 속에 새우젖을 넣어 먹게 하면 돼지가 죽는다는 말도 있다. 그러나 이것은 틀린 말이다. 돼지고기를 먹을 때에 새우를 함께 먹는 것은, 아무래도 지방기가 많은 돼지고기의 느끼함 때문이다. 「홍하탕」은 몸이 몹시 피로하고 쑤시는 데 복용한다. 새우로써 신선한 새우탕을 만들어 먹는다.

비방. 곽색방(郭索方)
─임신부가 병으로 낙태시킬 경우─

게는 갑각류 가운데 십각목(十脚目)의 단미류(短尾類)에 딸린 절족 동물의 총칭이다. 물 속에서 살며 물 밖으로 드나든다. 옆으로 기어다는 게 특색이다. 이시진은 말한다.

<게는 옆으로 걷는 갑충(甲蟲)이다. 껍질은 딱딱하고 속은 무르다. 괘상(卦象)으로 뼈가 떨어지고 발 두 개는 엄지발이며 여덟 개는 끝이 뾰족하다. 발톱 딱지는 부스러지기가 쉽고 딱딱하다. 수놈은 배꼽이 길고 암놈은 배꼽이 둥글다. 뱃속이 차게 되면 그 성이 조급하여 소리를 내고 거품을 내뿜으며 죽기에 이른다. 그런데 흐르는 물에서 사는 놈은 색이 누르고 비리다.>

도홍경(陶弘景)은 이렇게 주장한다.

<게는 서리(霜)가 오기 전의 것은 심히 유독하다. 사람들이 먹고 많이 상한다. 게 엄지발이 하나거나, 눈이 하나거나, 두 눈이 서로 맞보거나, 발이 여섯 개거나, 발이 네 개거나, 배 아래 털이 있거나, 발이 알록달록하고 눈이 붉거나 한 것은 먹어서는 안된

다. 독이 사람을 해치기 때문이다.>

「곽색방」은 임신부가 병으로 낙태가 된 것을 다스린다. 게 발톱 2홉, 계심(桂心)·구맥(瞿麥;패랭이꽃) 각 1냥, 우슬(牛膝) 2냥을 분말한다. 그것을 공복에 데운 술로 1돈씩 먹는다.

비방. 대보음환(大補陰丸)
—정력강장제로 사용됨—

자라는 자라과에 딸린 파충류의 일종이다. 몸 길이는 30센티 정도이며 거북과 흡사하다. 자라의 꼬리는 짧고 주둥이끝은 뾰족하다. 자라는 6월말에서 8월 사이에 모래땅에서 나와 알을 낳아 2개월만에 부화한다. 성장은 더디고 수명은 20년이다. 이시진은 말한다.

<자라의 본성은 열하지 않다. 먹는 사람은 후추와 생강의 열물(熱物)을 많이 쳐서 그 본성을 잃게 한다. 자라는 파와 뽕나무재를 두려워 한다. 무릇 자라를 먹는 것은 마땅히 모래 물에서 잡은 작은 자라다. 대가리를 잘라버리고 피를 버리고 상회탕(桑灰湯)을 써서 삶아 익혀 뼈와 껍데기를 버리고 물을 바꾸어 다시 삶는다. 파와 된장을 넣어 국이나 반찬을 만들어 먹으면 좋다. 그 쓸개는 맛이 맵다. 탕 속에 넣으면 터진다. 가히 대용으로 빈린내를 없앤다.>

「대보음환」은 정력강장의 특효약이다. 자라껍데기와 숙지황(熟地黃)·황백(黃栢) 등을 함께 분말로하여 정제로 만들어 먹는다. 정력강장제로 쓰인다.

비방. 귀안정액(鬼眼睛液)

—겨드랑이 냄새를 제거함—

우렁이는 우렁이과에 딸린 고둥이의 일종이다. 소라와 비슷하지만 빛은 고운 녹갈색이다. 맛이 좋으며 자양이 많다. 보통 우렁이는 된장에 끓여 먹는데 숙회(熟膾)하며 먹는다. 『본초습유』에서는 이렇게 말한다.

<우렁이의 살을 삶아 먹으면 대소변을 이롭게 한다. 복중의 결열(結熱)을 비롯하여 소변불리·수족부종 등을 제거한다. 생우렁이를 물에 담가 그 즙을 마시면 소갈증을 잡는다. 살을 짓찧어 열창에 붙인다. 또한 껍데기는 태워서 갈아 물로 먹으면 구토를 잡느다.>

「귀안정액」은 겨드랑이 냄새를 제거한다. 우렁이 한 개를 물이 하룻밤 담가두었다가 살 속에 파두인(巴豆仁) 한 개를 넣어 잔 속에 넣어둔다. 여름이면 하룻밤, 겨울이면 7일간을 두면 스스로 물이 된다. 이것을 자주 바르면 된다.

제5장
현미심인(玄微心印)의 비방

 이 책의 저자인 사일학인(四一學人)·양고도인(陽顧道人)·자양도인(紫陽道人)·청봉자(靑峯子) 등이 나름대로 연구 분석하여 황실에 상재한 내용이다. 당시 상황으로 볼 때엔 어떤 여인이 남자(황제)에게 이로운가를 조목조목 선별하는 방법을 그려냈지만, 현대에는 점차 부부 생활이나 개인의 건강 쪽으로 범위가 좁혀지면서 새로운 건강술로 등장하게 되었다.

 남자에게 이로운 여인을 사미(四美)라 하고 해로운 여인을 오병(五病)이라 이름 지어「택정(擇鼎)」이란 항목에 집어넣은 후, 또다시 조정 사항(調整事項)을 만들어 둔 것이 참으로 특이하다.

 사미란 다음의 네 가지 기준을 뜻한다.

 첫째, 안색 홍백(顔色紅白)으로 얼굴 색깔이 좋은 것을 뜻한다. 이것은 아무래도 적당한 수면과 휴식을 취하고 무리 없이 일을 하여 피곤기가 없는 얼굴이다.

 둘째, 골육균정(骨肉均停)으로 키와 살찐 정도가 알맞다는 내용이다. 음식 조절을 잘하고 적당한 운동을 가미하여 군살을 없애는 등의 몸 만들기에 노력을 기울였다는 것이다.

셋째, 부눈발흑(膚嫩髮黑)으로 부드러운 피부와 까만 머리칼을 의미한다. 이것은 피부 관리에 게으르지 않았음을 뜻한다.

넷째, 언금성(言金聲)으로 목소리가 맑고 또렷하다는 것이다.

대체로 이런 여인들을 가려뽑아 황제와의 잠자리로 몰아넣은 것인데, 이러한 연구는 점차 시일이 흐르면서 또다른 결론을 낳기에 이르렀다.

그런데 여기에 한가지 흥미로운 사안이 있다. 자양도인 등이 『현미심인』을 집필할 때, 무엇보다 장삼봉(張三峯)의 『삼봉단결(三峯丹訣)』을 참조하였다는 점이다. 장삼봉은 여인의 몸엔 세 봉우리가 있다 하여 자신의 유파를 「삼봉파」라 하였지만, 그가 『삼봉단결』에서 내세운 미인의 조건은 정(鼎)으로서 뿐만이 아니라 건강미를 따졌다는 점이다. 즉,

미청목수(眉淸目秀)……눈썹이 맑고 아름다워야 한다.

순홍치백(脣紅齒白)……입술은 붉고 이는 하얘야 한다.

위의 사항은 아무래도 용모와 건강 조건을 함께 하고 있는 것으로 파악된다.

옛적에 성인들은 인체의 구조를 조리 있게 파악하기 위해 오장육부(五臟六腑)로 나누고 십이경맥을 올바르게 연락(連絡)시켜 천지 대자연의 형상에 일치시켰다.

봄에 있어 신(神;靈能)은 하늘에서는 바람으로 작용하고, 땅에서는 나무를 낳는 것으로 풀이했다. 인체 내에서는 근육으로 되며 오장에서는 간(肝), 오관(五官)으로는 눈(目)이 된다. 눈은 간과 밀접한 관계가 있기 때문에 화를 잘 내는 사람들은 대부분 간 기능이 저하되어 눈이 맑지 못함을 한눈에 알 수 있게 한다. 그렇다면 어떤 눈이 아름다운가?

『맹자(孟子)』에 '사람을 알아보는 데는 눈동자 보다 좋은 것이 없다. 눈동자는 악(惡)을 덮지 못한다. 흉중(胸中)이 바르면 눈동자가 밝고, 흉중이 바르지 못하면 눈동자가 어둡다'고 한 것은 육체적인 건강이 아니라 마음의 건강을 뜻하는 말이다. 그러고 보면 눈은 몸과 마음의 상태를 한눈에 살필 수 있는 커튼과 같은 역할을 하는 셈이다. 그런 점에서 눈은 혀가 말하는 것보다 덜 보지만 몸과 마음의 상태를 한눈에 알 수 있는 곳이다.

아름다운 눈. 이 눈은 몸과 마음이 건강한 눈이다. 많은 사람에게 기쁨을 주는 상서로운 눈을 아름답다고 할 수 있다.

태극권의 시조 장삼봉은 눈매가 초롱초롱하고 아름다워야 함을 첫째 조건으로 내세웠다. 그래서 미청(眉淸)이고 목수(目秀)다. 관상학적으로 눈썹은 수(壽)를, 눈은 귀(貴)를 나타낸다.

『신상수경집(神相水鏡集)』에는 미상(眉相)으로 본 길흉을 다음 같이 설명해 낸다.

<…눈썹이 부드럽게 누워 있는 사람은 성질이 유순하다. 또한 거칠고 올곧하게 서 있는 눈썹은 무엇이건 상대에게 지지 않으려고 날뛰는 성급한 성격이다. 눈썹의 끝부분이 아래로 쳐진 사람은 나태하고 거칠고 곱지 않으며 속이 뵈지 않으면 색을 밝힌다. 눈썹이 드문드문 나 있어도 아래로 꼬부장하게 구부러져 있으면 남녀 구별 없이 호색하다….>

눈썹에 관한 지적 사항은 이것뿐이 아니다. 눈썹이 곧지 않고 털이 많으면 천박하고, 눈썹이 노랗고 얼굴이 붉으며 눈썹 속에 검은 점이 있으면 이 역시 병이 많을 것이라 예감하여 탈락시켰다. 민간에서도 며느리를 거둬들일 때, 눈썹이 가늘고 길어 모양이 수양버들 같을 때엔 결국 샛서방질을 한다 하여 집안에 들이는 것을 꺼려했다. 특히 눈썹에 수액이 있거나 흑자(黑子;점)가

있는 경우엔 건강이 좋지않다는 이유로 멀리했다.

　눈썹과 함께 평가하는 눈은 건강으로 볼 때 다음의 기준이 있다. 눈의 위아래가 깊이 들어가지 않아야 하며 사팔뜨기나 곁눈질하는 모습이어서는 안된다. 또한 흰자위가 많고 검은자위가 적은 경우는 배우자로 인해 고독해 진다. 눈빛이 붉으면 사악하고 안당(眼堂)이 깊으면 포악하다.

　이러한 여러 기준에서 벗어나기 위해서는 눈썹은 맑고 가지런하며 눈동자는 깊고 서늘해야 만인으로부터 사랑을 받게 된다.

비방. 눈의 피로를 풀어 주는 법
―정명혈(睛明穴)을 마찰―

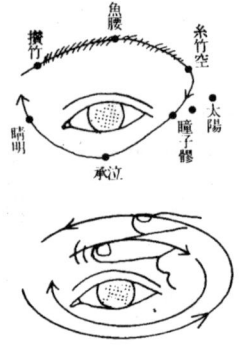

현대인들은 많은 시청각 기기를 접하게 된다. 하루 다르게 변해 가는 문명의 이기로 인해 직장인들은 물론 수험 공부에 열중하는 학생들도 눈을 혹사시킨다. 피곤해진 눈, 그 눈의 피로를 그때그때 풀어 주지 않으면 시력은 크게 저하되고 언제나 안개가 낀 듯 침침할밖에 없다.

이때 마찰해 주는 경혈이 바로 정명혈(睛明穴)이다. 이 혈은 방광경(膀胱經)의 최초 경혈로 눈의 내자각으로부터 1푼 안쪽에 위치해 있다.

　결막염을 비롯하여 각막염·누낭염·다래끼·안검연염 등의 외안부 병과 녹내장을 위시하여 망막염·홍채염·초자체혼탁·바투보기·원시 등의 내안부 병 및 동안신경마비(외사시)·외선신경마비(내사시)·얼굴 신경마비 등등 눈의 신경 장애 증상에 이용되는 경혈이다.

정명혈의 마찰은 아주 오래 전부터 근시(近視)나 원시(遠視)를 비롯하여 피로해진 눈의 피로를 풀어 주는데 사용되어 왔다. 앞에서 열거한 바와 같이 응용 범위가 아주 넓은 경혈인 이곳을 마찰하는 방법은 다음 같다.

① 양손을 손가락 끝까지 잇댄 상태에서 30회 정도 비빈다. 이렇게 하면 정전기(靜電氣)가 발생한다.

② 양 눈을 가볍게 감는다.

③ 양손의 엄지를 태양혈(太陽穴)에 대고 중지(中指)로 눈까풀을, 약지(藥指)로 눈 아래를 동시에 가볍게 비빈 다음, 눈까풀을 가볍게 누른 상태에서 눈동자를 빙글빙글 돌린다.

④ 다음은 손가락을 댄 체 안구를 돌리듯 움직이는데 5~10회가 무난하다.

⑤ 주의할 것은 절대 손가락에 힘을 주어서는 안된다는 점이다. 또한 눈동자를 마찰하고 난 후라도 손가락을 급히 떼는 것보다는 남아 있는 온기가 전도될 수 있도록 눈을 슬며시 뜨며 천천히 떼어야 한다.

최근에는 컴퓨터와 OA기기(機器), 또는 전자오락기의 급속한 보급이 눈에 띄게 많아졌다.

더구나 장시간 TV앞에 오래 앉고 보면 유해파의 영향을 받게 되고, 전자오락기의 장시간 사용으로 인해 「TV 증후군」이란 말도 생겨났다.

이러한 기기들이 끼치는 악영향을 물리치는 지혜로운 방법으로 '맑은 눈을 만드는 마찰법'을 실행하는 것이 보다 효과적이다.

비방. 귀울음(耳鳴)에 대한 경혈 마찰법
—삼초경(三焦經)과 소장경(小腸經)의 자극—

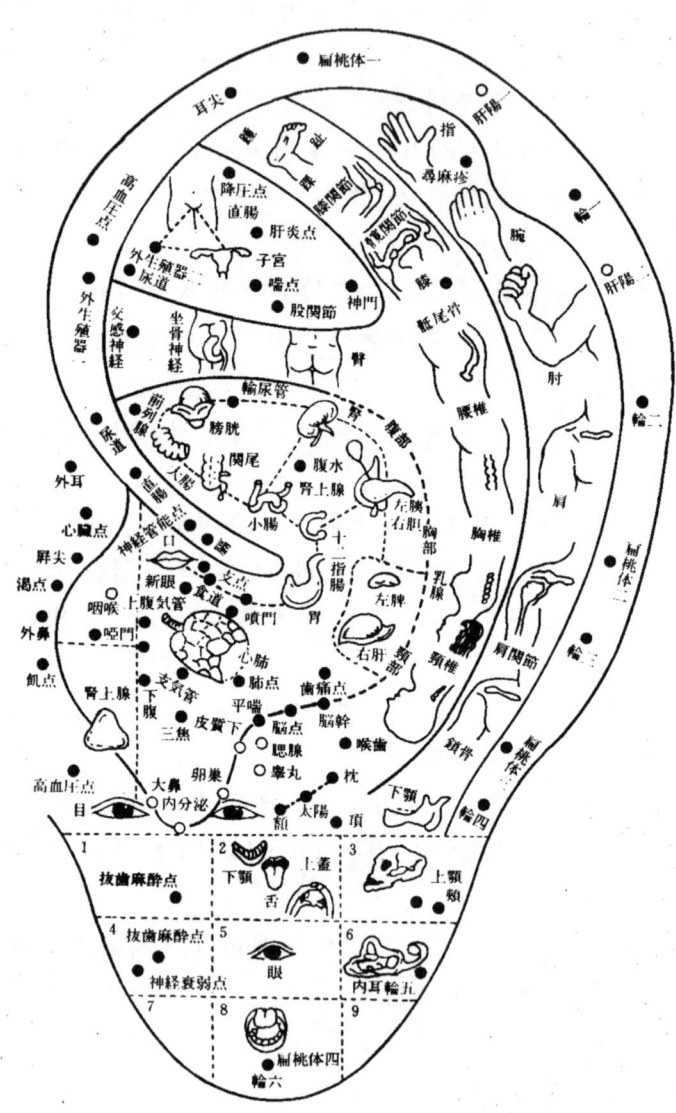

귀는 하나밖에 없는 진정한 작가이며 동시에 독자라고 했다. 그것은 밖에서 소리나는 모든 것을 듣고 우리 몸안으로 소리의 반향을 옮겨 주기 때문이다. 예전에는 귀 뒤의 원형으로 생긴 뼈를 보고 수명을 짐작했기 때문에 수골(壽骨)이라 하였고, 귓속의 검은 털을 수모(壽毛)라 불렀다. 관상가들이 귀의 상(耳相)을 볼 때는 귀가 두텁고 딱딱하며 높이 있는지를 살피는 게 순서였다. 산근이 평평하고 인중이 낮으면 대개 나이 열 넷에 요절하는 경우가 많았기 때문이다. 이곳은 신경(腎經)에 속하는 곳이므로 양기의 좋고 나쁨을 한눈에 식별할 수 있다.

귀는 내장의 여러 기관과 관계 있기 때문에 쉽게 병기(病氣)를 진단할 수 있고 따라서 치유 효과가 빠르다.

아래 그림을 살펴보자. 귀의 위에서 3분의 1 지점에 삼각와(三角窩)가 있고 아래쪽에 요추(腰椎)로 흐르는 경혈이 있다.

월경 불순이나 자궁근종(子宮筋腫) 등의 부인병에는 삼각와에 붉은 빛이 나타난다. 이곳을 가볍게 눌러만 주어도 몸에 이상이 있다면 대단한 통증이 오게 된다. 바로 이같은 점이 귀의 경락을 통한 병의 진단법이다.

귀울음의 증세는 다양하다. 이 소리는 여러 가지의 귓병으로 인해 생기기도 하지만, 장기 계통에 이상이 올 때에도 어김없이 나타난다. 물이 흐르는 소리, 벌떼가 나는 소리, 바람 부는 소리, 파도 소리, 매미 우는 소리, 폭포의 물이 떨어지는 소리 등 종류가 여러 가지다. 이러한 귀울음은 병이 생긴 원인과 강도에 따라 실증(實症)과 허증(虛症)으로 나뉜다.

실증이란 몸이 튼실한 젊은이에게서 생긴다. 이유는 주로 풍열이나 주열, 담화 등으로 증상은 갑자기 나타나며 소리는 아주 낮다. 귓방울을 눌러도 소리는 좀처럼 멎지 않는다. 또한 허증은 몸이 허약한 사람에게 나타난다. 이를테면 신허(腎虛)나 비기(脾氣)가 허한 경우다. 이런 때는 귀구슬을 누르면 소리가 약해지거나 멎는다. 귀 부근에는 담경(膽經)을 비롯하여 삼초경(三焦經)과 소장경(小腸經)이 있는 곳이다. 귓방울 아래쪽의 가장 우묵한 곳에 위치한 예풍(翳風) · 계맥(瘈脈) · 노식(顱息)은 삼초경이고, 청회(聽會)는 담경이다. 또한 청궁(聽宮)은 소장경이며 이문(耳門)은 삼초경이다.

본디 이곳은 증세에 따라 침으로 다스리는 곳이다. 그러나 평소에 경혈을 마찰하면 나이든 후에 귀가 멀어지는 난청을 방지하는 이점이 있다. 점점 나이가 들어 난청이나 귀울음이 올 때엔 이러한 귀마찰을 통해 가볍게 치료할 수 있다.

비방. 염증 예방에는 중이(中耳)를 압박하라
―이각(耳殼) 전체를 손가락으로 마찰하라―

오래 전부터 중국인들은 이각(耳殼;귓바퀴와 같은 뜻으로 쓰임) 마찰법에 길들여졌다. 예전에는 이곳을 마구 문지르는 것으로 열을 발산시켜 한기를 떨구는데 이용하였다. 그런데 이곳에 많은 경혈이 자리잡고 있음을 발견한 것이다.

귀는 겉귀, 가운데귀, 속귀로 나눈다. 겉귀에는 귓바퀴와 겉귀길이 속하고 가운데 귀에는 귀청과 귀청안, 귓속뼈, 귀관이 속한다. 또한 속귀에는 미로와 속귀길이 속한다.

동의학의 고전에서는 귀가 신기(腎氣)와 통해 있으므로, 신기가 든든하면 소리를 잘 들을 수 있다고 하였다. 중국에서는 아주 오래 전에 『양생묘결(養生妙訣)』을 통해 「명천고(鳴天鼓)」라는 수법을 사용해 왔다. 양손으로 두 귀를 가리고 손가락 끝으로 뇌후의 양쪽 뼈를 스물 네 번 두드려 웅장한 소리를 나게 하는 것으로 치료 방법을 삼았다. 이것은 반드시 이각을 문지른 다음 하는 것이 효과가 높다. 귀는 신기와 관계 깊은 경혈이므로 강정(強精)에도 큰 효험이 있다.

중이는 가운데귀, 귀청과 고실, 고실인두관으로 되어 있다. 고실에서는 밖으로부터 들려 오는 소리 진동을 속귀 쪽으로 전달하는 기능을 가지고 있다. 요즘에는 기후 변화가 심하여 언제 봄이 오고 여름이 지나갔는지 모를 정도로 뒤죽박죽이다. 그만큼 사계절의 기간 변화가 뚜렷하지 않다는 얘기다. 이런 때일수록 건강 관리에 각별 유념해야 될 것이다.

현대인들은 한겨울이라도 수영을 즐긴다. 그만큼 레저 스포츠가 우리 주변 가까이 있다는 말이다. 그러므로 어른 아이 할 것없이 자주 물에 들어가는 일이 생긴다. 수영을 즐기고 탈의실에 오면 무엇보다 귓속에 있는 물을 깨끗하게 제거해 주어야 한다. 이것을 게을리 했을 때엔 귓속에 염증이 생긴다. 이러한 염증을 사전에 예방하기 위해서는 귀의 마찰이 필요하다.

먼저 이각(耳殼) 전체를 손가락으로 만지듯이 가볍게 비빈다. 물론 전체를 싸안듯이 하여 비비는 것이 요령이다. 그런 연후에 귓구멍에 손가락을 넣어 약간 밀어 가는 듯 대여섯 차례 빙빙 돌린다. 이다음엔 귓구멍을 손가락으로 막아 버리고 2~3초간 압박을 가했다가 튀어 오르는 공처럼 뗀다. 30회 정도 반복하는 것이 유익하다.

비방. 축농증(蓄膿症)에 효과가 높은 마찰법
—대장경에 대한 마찰—

인간의 얼굴은 신의 대표작이라는 말이 있다. 눈은 영혼을, 입은 육체를, 턱은 목적을 위해, 그리고 코는 의지를 나타내기 위해 솟아 있다는 말이다. 코(鼻)는 스스로 자(自) 아래에 줄 비(畀)를 받쳐 놓은 글자다. 처음에는 자(自)만으로 코를 뜻하였으나 그 글자가 '자기'라는 의미를 갖게 되자 콧물의 뜻이 있는 비(畀)를 받쳐 코의 뜻으로 쓰이게 하였다. 코는 얼굴 중심에 있고 가장 높은

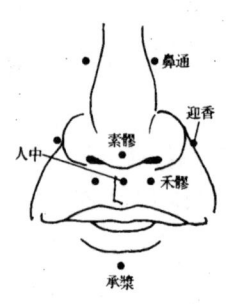

곳이므로 「비롯하다」는 의미를 담고 있다.

관상가들은 코의 생김새를 보아 수명을 짐작하고 건강을 예측하였다. 코의 상으로 볼 때, 연상(年上)과 수상(壽上)이 높이 솟아 힘이 있어 보이면 수를 누리고, 그 반대로 평평하고 얇으면 단명하다는 결론을 내렸다. 또한 연상과 수상에 뼈가 잡히지 못하면 수를 누리지 못한다. 상학의 고전인『신상전편(神相全篇)』에는 코에 대해 다음같은 해설이 붙어 있다.

<…산근(山根)이 평평하면 신체 내부에 질환이 있는 것으로 보아 무방하다. 남자는 대부분 폐질환이나 임질・매독과 같은 하초병에 걸리기 싶다. 산근의 빛깔이 붉거나 검어도 내부 질환이 있으며 준두(準頭)가 붉으면 비장(脾臟)이 나쁘다.>

코의 기능은 냄새를 맡는 것으로, 호흡을 할 때는 숨이 드나드는 숨결이 된다. 동의 고전에는 폐기(肺氣)가 정상이면 정상적으로 냄새를 맡을 수 있으나, 폐기에 장애가 생기면 코가 마르거나 메며 콧물이 나온다고 하였다. 코는 명위경・대장경・방광경・소장경・독맥・임맥과 관계가 깊다.

코의 좌우에서 입술 방향으로 내려가는 가는 홈이 비순구(鼻脣

溝)이다. 보는 바처럼 이곳에는 콧방울에서 바깥으로 5푼이 되는 곳에 영향(迎香)이라는 경혈이 자리잡고 있다. 이곳에서 코밑을 통해 목과 어깨를 지나 집게손가락 끝까지 대장경이 뻗어 있다.

먼저 두 손바닥을 붙여 30회 정도 비벼 열을 만들어 낸 후 좌우 손가락의 중지(中指)의 안쪽 면을 밀착하여 위아래로 오르내리는 방법이다. 평상시 이 경혈에 대한 마찰을 하게 되면 감기를 비롯하여 비염(鼻炎)을 방지하거나 치료할 수 있으며 축농증에도 아주 효과가 높다. 자주 코가 막히는 분들도 이 방법을 2~3개월 하게 되면 씻은 듯한 효과를 얻을 수 있다.

비방. 허리의 통증에 대하여
—인중(人中) 마찰이 특효—

인중은 독맥의 혈로 윗입술과 코 사이에 있는 수족 양명의 회혈이다. 여러 가지 정신 계통의 질환이나 신경계통, 또는 여러 원인으로 의식이 없을 때에 각성시키거나 진정시킬 목적으로 쓰이는 대표적인 혈이다. 인중 좌우에 있는 화요(禾髎)는 감기 예방과 관계 깊은 경혈이다. 콧등 위의 소요(素髎)라는 경혈은 감기는 물론 비염 치료에 효과가 높다.

인중은 수구(水溝)라하여 뒷목에 있는 아문(瘂門)과 같은 급소이다. 이를테면 침을 깊이 꽂으면 즉사하는 혈자리다. 어지간한 숙련자가 아니면 이곳에 침술 치료 효과를 얻을 수 없지만 중풍 치료에는 효과 높은 경혈이다.

비방. 구취(口臭)를 제거하고 장수를 보장함
—타액선(唾液腺)을 압박—

입은 비장의 구멍이고 혀는 심장의 싹이다. 그러므로 비장이 가지런하면 오미(五味)를 알고, 비장이 끊어지면 입이 여린다고 『내경』에 씌어 있다. 상학적으로 보면, 입술은 붉고 이는 희며 입술은 맵시가 좋으며 약간 두툼해야 한다는 것이 기본 관념이다.

「밀교(密敎)」의 비전이나 변동현(卞洞玄)이 쓴 『동현자(洞玄子)』에는 가끔 '음액지음(淫液舐飮)' 또는 '옥정지음(玉精舐飮)'이라는 말이 나온다. 이를테면 음액이나 옥정을 먹는 것이 최상의 보약이라는 뜻이다.

중국의 역사에서는 실제로 그런 인물이 등장하여 증인석에 앉아 있다. 변동현은 그녀의 나이 여든이 되었을 때 산상도인(山上道人)이 준 한 그릇의 수프와 옥영(玉英)으로 만든 세알의 환(丸)을 먹고 스무살 나이로 환골탈퇴하였다는 기록이 있다. 이후 그녀가 신화적으로 구름을 타고 하늘에 올라갔는지, 궁안에 들어가 내명부의 최고 자리에 올랐는지는 관심사에서 벗어난다.

문제는 그녀가 먹은 수프와 옥영이다. 수나라 말기에 숭고산(崇高山)에서 왔다는 반탄(潘誕)이라는 도사는 수양제(隋煬帝)를 찾아와 스스로의 나이를 자칭 3백세라 하면서 왕의 마음을 휘어잡았다. 천자를 위해 '한 알만 먹으면 영원히 죽지 않는다'는 「금단(金丹)」을 만들어 바치겠다는 장담이었다.

양제는 그를 위해 숭양관(崇陽觀)이라는 도관을 지어 주었다. 선약(仙藥)을 제조하는 데엔 반드시 동남동녀(童男童女)가 필요하다 하여 남녀 각각 120명을 데리고 있게 하였다. 또한 약의 원료를 모으기 위해 수많은 인부를 동원하여 땅을 파헤쳤다. 그것은 석담(石膽)과 석수(石髓)를 찾아야만 금단을 만들 수 있기 때문이었다.

여러 해에 걸쳐 막대한 비용을 사용했으나 반탄은 석담과 석수

를 찾아내지 못했다. 그는 마지막으로 '동남동녀의 뇌수를 각각 3
석(石)과 6두(斗)씩 구하면 금단을 만들 수 있다'는 탈출구를 모
색했지만, 결국 양제의 노여움을 받아 형장의 이슬로 사라졌다.

반탄이나 변동현의 애기는 그냥 흘러 듣기에는 무언가 아쉬움
이 남는다. 변동현은 『현녀경』이라는 성의학서를 집필한 여인이
고, 반탄은 당시까지 내려온 역대 의서를 달달 외웠던 인물이다.
안개처럼 희미한 윤곽이지만 이 두 사람의 얘기 속에는 확실치
못한 공통분모가 숨어 있다. 바로 옥영과 석담 · 석수였다.

『내경』의 「오장별론편(五臟別論篇)」에는 '뇌(腦) · 수(髓) · 골
(骨) · 맥(脈) · 담(膽) · 여자의 포(胞;자궁)엔 마치 땅이 가득한
것처럼 지(地)의 기를 대신할 수 있다'고 하였다. 뼈는 수(髓)를
저장하고 맥은 혈액을 저장하는 곳인데 모두 뇌속으로 모인다.
그러므로 뇌를 '정수의 바다'로 풀이했다.

흥미로운 점은 이러한 정수(精髓)가 혀밑에 모여 작은 못을 이
루므로 화지(華池)다.

이곳에는 두 줄기 구멍이 있는데 그 하나가 옥영이고 나머지가
염천(廉泉)인데 담(쓸개)으로 통하고 있다.

담에는 간(肝)의 정수와 뇌수의 정수가 모여 하나의 물질을 만
들어 낸다. 바로 타액(唾液;입침)이다.

남녀가 섹스 중에 흐르는 땀을 삼키게 되면 세상에 다시없는
보약을 먹는 효과가 있다. 이를테면 고농도로 농축이 된 화합물
인 셈이다.

이와 같은 의서의 기록을 반탄이 참조한다는 것이 잘못 이해되
어 애꿎게 동남동녀들을 죽여 뇌수를 꺼낼 뻔한 것이다.

변동현이 마셨다는 옥영 역시 곤륜산에서 출토된 '옥의 정(精;
석담이나 석수)'가 아니라 바로 섹스 중에 나온 남녀의 타액을 모

아 놓은 것으로 풀이된다. 이것은 타액을 신액(神液)이라 불리워도 이상할 것이 조금도 없다.

이런 점에서 『양생묘결』에는 장수의 묘방을 연진(嚥盡)이라 하였다. 혀끝을 윗잇몸에 여러 차례 올리면 입안에 침이 고인다. 꿀꺽 소리 나도록 삼키면 그 진액이 오장 속으로 내려가 화가 절로 내려간다는 것이다. 바로 이점을 응용하여 입안에서 풍겨 나는 구취(口臭)를 예방할 수 있다.

혓바닥으로 입안을 두루 휘저은 다음 입술을 오물거리면 웬만큼 타액이 고인다. 이때 고인 타액을 세 번으로 나누어 삼키는 것이 요령이다. 이렇게 하면 구취는 물론 안면에 난 부스럼까지 조속히 치유시킬 수 있다.

비방. 충치(蟲齒)와 치조농루(齒槽膿漏)의 치료
―이를 부딪침(叩齒)―

『양생묘결』에는 고치(叩齒)라는 항목이 있다. 이를 두드린다는 뜻이다. 특별한 물건을 사용하여 이를 두드리는 것이 아니라 이를 부딪쳐 근골 활동을 왕성하게 하려는데 목적이 있다. 매번 서른 여섯 번을 부딪치라고(每次叩擊三十六數) 강조한다. 이렇게 하는 것은 치근(齒根)을 단련(鍛鍊) 시키므로 위장 활동이 왕성해진다. 자연이 충치가 예방되고 치조농루를 고칠 수 있다.

단련이라고 할 때의 '단'은 1천일을 뜻하고, '련'은 1백일을 훈련한다는 의미다.

다시 말해 단련이라는 말은 일과성으로 잠깐 동안 운동하는 것이 아니라 장기간 계속하여야 효과가 있다는 뜻이다.

비방. 다섯 손가락의 경혈과 쓰임새
—손가락에 흐르는 경혈—

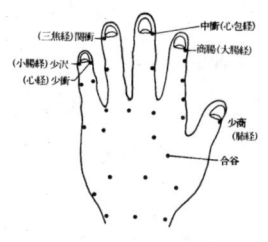

『방호외사』는 동파(東派)의 비전이다. 대표적 인물로는 시조인 육잠허(陸潛虛)가 있고, 부진전(傅眞詮)은 이 유파를 계승 발전시킨 인물이다. 동파에는 금과옥조와 같은 여러 비술이 있다. 그중 하나인 『방호외사』는 많은 사람들의 관심을 끌어왔으며 수당(隋唐)을 이어 오면서 이 책의 「오진편주(悟眞篇註)」는 많은 방술가들의 사랑을 받아 왔다.

흥미로운 사실은 이 책속에 절대 다수의 관심을 끌고 있는 부분이 바로 손발의 첨단을 이용하여 잠자는 기(氣)를 깨우는 수법이다. 물론 책이 세상에 알려질 당시엔『방호외사』가 방술서로서의 몫을 다했지만, 점차 시간이 흘러 건강서로서 자리 매김을 하고 있다. 많은 사람들이 동파의 비법이나『방호외사』에 관심을 기울인 것은 무엇보다 이 유파의 행법이 삼봉파를 비롯하여 남파(南派)·밀교(密敎)의 진수만을 비벼 놓았다는 점 때문이었다. 여기에서 말하는 밀교는 티베트에서 전해진 서밀(西密)을 뜻한다. 또한 동밀은 우리 나라에도 들어왔지만 밀교 본래의 모습을 찾는다는 것은 어려움이 따른다.『방호외사』의「오진편주」는 주로 손발의 마찰을 통해 기의 일으킴을 다루고 있다.

위의 그림에서 보는 것처럼 손가락에는 여러 경혈이 흐르고 있다. 엄지손가락에는 폐경(肺經)의 소상(少商)이, 집게손가락에는 대장경(大腸經)의 상양(商陽)이, 중지에는 심포경(心包經)의 중충(中衝)이, 약지에는 삼초경(三焦經)의 관충(關衝)이, 새끼손가락에는 소장경의 소택과 반대쪽에 소충이 있다. 그러고 보면 엄지 손가락에는 폐, 집게손가락에는 대장, 중지는 심장을 싸안고 있는 보자기(심포), 약지는 오장(五臟)의 전부, 새끼손가락에는 심장과 소장에 관계가 있다. 아주 오래 전부터 손가락 끝을 지압한 것은 한결같이 오장을 튼튼하게 하여 방사의 즐거움을 누리는데 목적을 두었다. 『현녀경』에 의하면 남녀가 방사를 나눌 때 나타나는 '아홉 가지 기운(九氣)'으로 여인의 몸 상태를 점검하였고, 남성은 오쇠(五衰)의 징후로 건강을 체크했다.

근자에 이르러 현대인들 중엔 밤이 오는 것을 두려워하는 남자들이 늘어나고 있다는 것이다. 모 방송국의 기획 프로에는 이러한 징후에 대해 알고 싶어하는 시청자들의 물음에 부응하여 실마리를 잡을 수 있는 몇 가지 방법을 제시해 주었다.

이러한 모범 답안이 당장 어떤 도움이 되었는지는 알 수 없지만, 무엇보다 중요한 것은 평소 병마가 깃들이지 않도록 노력을 해야 한다는 점이다.

퇴근 후에 직장인 남성이 집에 들어가기를 꺼리는 것은 무엇 때문인가. 특별한 몇 가지 이유를 제외하고는 하나같이 음위(陰萎)나 조루(早漏)로 속앓이를 하고 있다는 놀라운 사실이다. 우선 오쇠라고 하는 남자들의 복병에 대해 짚고 넘어가 보자. 정력이 왕성하였을 때와는 달리 점차 몸에 이상 징후가 나타나는 다섯 가지 증상에 대한 설명이다.

첫째, 정액이 자연적으로 흘러나온다. 정신적인 상해를 입고 있다는 증거다.

둘째, 정액의 농도가 묽고 적다. 육체적인 상해를 입고 있다는 뜻이다.

셋째, 정액이 보통 때보다 냄새가 난다. 근육에 대한 고장 때문이다.

넷째, 정액이 나오기는 하되 사출 능력이 없다. 뼈에 장애가 있기 때문이다.

다섯째, 발기가 불능이다. 이것은 몸 전체에 장애가 있기 때문이다.

위의 사항들을 보면 한결같이 내장의 각 기관이 약화되어 일어나는 증상임을 알 수 있다. 이를 치유하기 위해서는 여성과의 방사를 가지되 사정을 하지 않고 참아 내야만 가능하다고 주장한다. 그렇게 했을 때 사람의 차이에 따라 1백일이나 1백5십일이면 능히 치료할 수 있다는 결론을 내놓았다. 그렇지만 이 답안이 쉽지않다는 것은 두말할 나위가 없다. 그렇다면 남의 눈에 잘 띄지 않고 속앓이를 치유할 수 있는 비방은 무엇인가?

비방. 갑작스러운 심장발작(心臟發作)
─소충(少衝)을 압박한다─

심장 발작의 경우는 여러 방면에서 나타난다. 화장실과 같은 외벽스런 곳이나 또는 남녀가 방사를 치르거나, 길거리를 가거나, 술을 마셨거나…. 때와 장소를 무시하고 찾아오는 질환이다.

큰길에서 쓰러졌다면 의당 병원에 전화를 걸 것이고 구급차가 달려올 것이다. 그러나 장소가 평소와는 색다른 산 속이나 바다 낚시를 갔다면 애기는 사뭇 다르다.

물론 이때에도 최선의 방법으로 병원에 연락을 취하고 증세를 살펴 심장 발작인지를 먼저 알아보아야 한다. 그런 다음 확실하다고 결론이 났을 때엔 약지(藥指)의 소충(少衝)이라는 경혈을 눌러 주는 것이 좋다. 손가락 끝을 눌러 그곳이 지나치게 아프면,

그곳과 관계 있는 내장에 결함이 있다고 믿으면 무난하다. 손가락 중에 특히 새끼손가락은 중요하다. 어떤 운동 경기든지 새끼손가락으로부터 균형을 잡기 때문이다. 옛날 중국에서 고문 기술자들은 표정 변화가 없는 죄인들을 다룰 때엔 새끼손가락의 반응만으로 상황을 파악했다. 돌부처와 같이 무표정한 모습이더라도 죄를 지으면 반드시 새끼손가락을 떨기 마련이었다.

　이곳은 마음과 관계 깊은 경혈이 자리잡았기 때문이다. 평소에 손가락 끝을 누르며 마찰하는 것은 혈행을 고르게 하므로 노화 방지에도 효험이 있다는 것은 두말할 나위가 없다.

비방. 통증을 멎게 하려면
―대장경으로 통하는 합곡(合谷)―

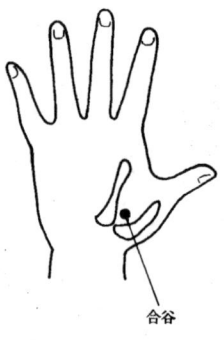

合谷

그림에서 보는 것처럼 손에는 합곡(合谷)이란 경혈이 있다. 이곳은 대장경으로 엄지와 집게손가락을 붙였을 때, 엄지손가락이 붙은 곳에서 불룩하게 솟아오른 부분이다. 오랜 옛날부터 진통경혈(鎭痛經穴)로 이용되어 온 곳이다. 충치를 비롯하여 두통 · 복통 · 생리통 또는 안면 근육이 땅기듯 아플 때엔 이 부위를 꾸욱 누르며 빙빙 돌려주는 마찰법을 이용하는 것이 좋다. 통증은 여러 가지다. 두통이나 생리통, 또는 복통이나 치통은 고통스럽기 그지없다. 어려서부터 단 것을 즐겨 먹는 어린이들을 키우는 집안에서는 치아 관리를 소홀하게 되면 한밤중에 잠을 설치는 일이 일어난다. 처음 몇 번은 진통제를 복용하는 간이 처방을 마련해 보지만, 약물의 남용은 오히려 아이

들의 건강을 해치게 된다. 아무래도 이런 경우엔 통증을 일시적
으로 멎게 하는 경혈을 이용하는 것이 옳은 처방법이다.

비방. 불면증의 치료
—용천(勇泉)을 자극하라—

『방호외사』에는 손발에 대한 경혈 마찰법을 다루고 있다. 남녀
가 잠자리에 들 때 손의 용도는 다각도로 쓰이지만 발은 그렇지
않다. 그러나 첨단(尖端)을 마찰(애무)하는 기법에 있어서는 손가
락 끝이나 발가락 끝은 마찬가지 효능이 있다.

이곳들은 그 첨단을 마찰함으로써 잠든 기를 깨워 안쪽으로 몰
아가는 효험이 있기 때문이다.

『양생묘결』에는 장수할 수 있는 비법을 몇 가지로 나누어 설명
한다. 이중 발에 대한 두 가지 내용은, 첫째가 발바닥 안쪽에 있
는 용천혈(湧泉穴)을 문지르는 것이며, 둘째는 세퇴(洗腿)라하여
정강이를 씻는 형상으로 마찰하는 것이다.

이것은 기혈의 불화를 사전에 예방하여 행동이 상쾌해 지도록
하는 것이다.

복잡한 현대 사회에서 살아남기 위해서는 남들보다 배전의 노
력을 기울이지 않으면 안된다. 그러다 보니 잠시라도 쉴 틈이 없
다. 무엇에 쫓기는 듯 허둥지둥 집을 나서고 파김치가 되어 돌아
오면 온몸은 천근처럼 무겁기 마련이다. 이런 생활의 반복 속에
오직 한가지 바램은 동료보다 먼저 승진하여야겠다는 일념이다.
이런 생각을 지나치게 마음속에 넣어 두면 일이 잘못되어 승진에
서 탈락이라도 되면 심화병으로 전환해 버린다. 매사에 의욕이
없고 불면증에 시달리는 것은 정해진 코스다. 어느 유명한 경제

계 칼럼니스트가 남들보다 빠르게 출세하기 위해서는 「호사호(虎
蛇狐)」의 방법을 써야 한다고 강변했다. 이를테면 '호랑이처럼 재
빨라야 하고 뱀처럼 슬기로우며 여우처럼 간교해야 한다'는 삼박
자가 맞아떨어져야 한다는 것이다.

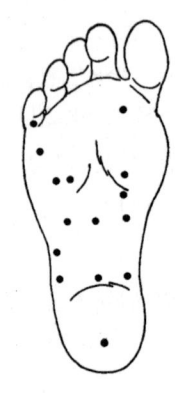

이런 생각으로 밤낮을 가리지 않고 뛰어야만
경쟁 사회에서 우위를 점거할 수 있다는 논리
엔 왠지 뒷여운이 씁쓸하다. 이러한 크고 작은
경쟁에서 탈락된 소수의 사람들은 낙오자의 공
식을 되밟으며 분명하지 못한 상대를 욕질하며
잠을 이루지 못한다.

이러한 불면의 나날이 계속되다 보면 결국 병
은 키워져 심화병으로 도져 버린다.

그러므로 병기(病氣)가 있다고 느끼는 순간부
터 스스로 치료 방법을 개발해 나가지 않으면 안된다. 잠을 이루
지 못하는 사람들. 이런 사람들에게 용천혈의 자극은 아주 효과
가 높다. 방법은 너무 간단하다. 발바닥을 붙여 30회 정도 비벼
주면 그만이다.

신경(腎經)의 첫째 경혈인 용천은 그림에서 보는 것처럼 발바
닥 길이를 세 등분한 앞 부위의 중심이다. 동의학에서는 여러 가
지 원인으로 생긴 의식장애, 정신분열증, 조울증, 머리 아픔, 귀울
음, 편도염, 기관지 천식, 각혈 등등에 3~6푼 깊이로 침을 놓고
뜸을 뜨는 곳이다. 열거한 것처럼 머리나 어깨라도 해당된다는
점이다.

용천에 대한 마찰은 비단 불면증뿐만 아니라 여성들의 냉증(冷
症)에도 효험이 크다. 그것은 여성의 냉증이 불면증과 깊은 관계
가 있기 때문이다.

비방. 위장을 강화시키는 방법
—정강이를 마찰하라—

아주 오랜 전부터 중국인들은 먼길을 갈 때엔 족삼리(足三里)라는 경혈에 뜸을 뜨고 떠났다. 이곳은 위의 합혈로서 강장 작용을 비롯하여 비위 기능·화담작용이 있다. 특히 먼길을 가는 사람들의 다리 마비나 무릎, 다리 및 허리 아픔, 다리가 시린 증상에는 5~7장의 뜸을 뜨고 길을 떠나야만 중도에 주저앉는 일이 없었다는 것이다.

『양생묘결』에는 '발이 운동을 못하면 기혈이 불화하므로 평소 왼발을 세워 디디고 오른발을 끌어올려 일곱 번 씻는 모습을 취하고 다시 바꾸어 오른발을 세워 디디고 앞의 방법대로 실시한다'고 했다. 이것이 '정강이 씻기'인데 그림에서 보는 것처럼 상거허(上巨虛)·하거허(下巨虛)·풍륭(豊隆) 등은 모두 위경(胃經)의 경혈이다.

동의학 고전에서는 배꼽 둘레가 아프거나 설사나 변비, 이질, 충수염, 각기병 등은 상거허에 침을 놓거나 뜸을 뜬다. 이로 보아 상거허는 장(腸)과도 관계 깊은 경혈임을 알 수 있다.

또한 풍륭은 위경의 혈로서 이곳에 침이나 뜸을 놓는 것은 어지럼증이나 담음해소, 다리 앞면의 마비가 올 때와 다리 부종 등의 증상에 이용된다.

정강이 마찰을 하게 되면 무엇보다 식욕이 증진한다는 점이다. 이것은 비단 어른만의 문제가 아니다. 어린아이가 한참 먹어야 할 때에 식욕을 느끼지 못한다면 이 부분을 마찰해 줌으로써 잃어버린 식욕을 되살아나게 한다.

이러한 여러 가지 점을 볼 때 정강이 마찰은 위장을 강화시키

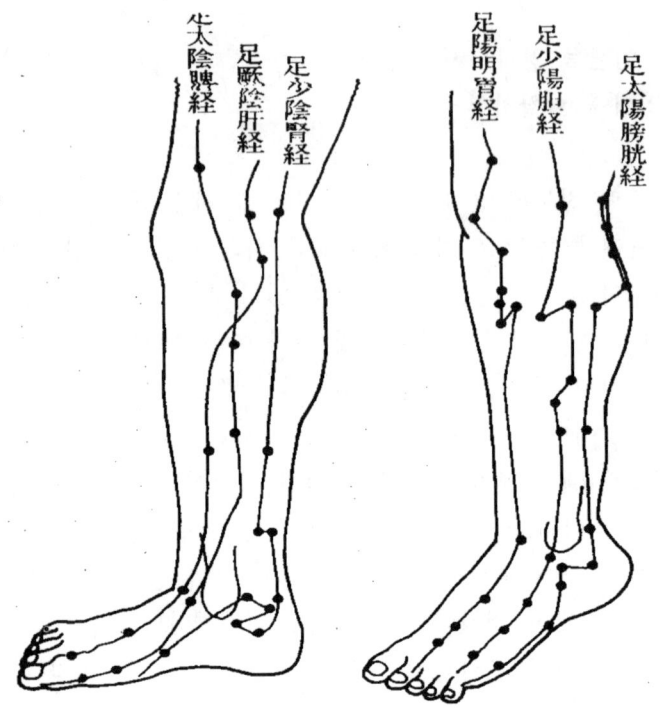

足太陰脾経
足厥陰肝経
足少陰腎経
足陽明胃経
足少陽胆経
足太陽膀胱経

므로 한가할 때엔 시간과 장소에 구애 없이 시행하는 것이 건강
에 유익한 일이다.

비방. 신경통과 관절염
—슬두(膝頭)를 마찰하라—

나이 오십이 되기도 전에 내 주변 사람들은 무릎이 시큰거린다
는 말을 자주 한다. 평상시 바쁜 일과 중에서 승용차를 애용하는
편이다 보니, 어쩌다 엘리베이터가 정기 점검이라도 받을 때엔
사무실이 있는 3층까지 올라만 가도 컥컥 거린다. 물론 평상시 운
동 부족에서 오는 일이다.

이것은 다리와 허리가 약해진 것이 그 이유다. 운동 부족은 급기야 관절염을 비롯하여 신경통을 불러들인다. 이럴 때엔 의자나 소파에 앉아 슬두(膝頭)를 손바닥으로 덮듯이하여 빙빙 돌리듯 문질러

주는 것이 좋다. 이곳 관절에 모여 있는 많은 경혈들은 슬두를 마찰해 줌으로써 경락의 흐름을 자연스럽게 소통시켜 준다. 이렇게 함으로써 관절염과 신경통을 몰아낼 수 있으며 내장 강화라는 망외의 소득을 올릴 수 있다.

비방. 인간의 수명은 1백세를 보장하려면
―사정(射精)의 표준 횟수를 지켜라―

『소녀경(素女經)』의 참고 문헌이 되었던『선학집금』의 저자는 공송선(龔松仙)으로 출신은 오류파(伍柳派)다. 오류파는 청조 말에 생긴 유파로 창시자는 오충허(伍沖虛)와 유화양(柳華陽) 두 사람이다. 이렇듯 수백 년이나 늦게 태어난 인물들에 의해 만들어진 책이 어떻게『소녀경』의 참고 문헌이 될 수 있는가?

이에 대한 해답은 아무래도 오류파가 생성되기 전인, 다시 말해 먼 훗날 오류파란 이름의 선도 문파가 나올 수 있도록 사전에 잘 다져 놓은 문파가 있었기 때문에 가능했다. 바로 용문파(龍門派)였다. 그렇다면 용문파란 어떤 유파인가? 바로 북파(北派)를 가리키는 말이다. 그렇다면 설명이 더욱 쉬어진다. 오류파는 북파의 직계라 할 수 있기 때문이다.

북파에는 유명인이 많다. 선도의 전통에 의하면「북파칠진(北派七眞)」이라는 유명세를 치른 일곱 명의 도인들은 북파의 자랑거리다. 시조인 왕중양을 비롯하여 구장춘 · 유장생 · 마단양 · 학

광녕 · 왕옥양 · 손불이(孫不二;孫淸靜이라고도 불리는 여선인) 등이다.

여인의 몸을 다독거리며 장수를 누리는 『동파』 등과는 달리, 북파는 수행을 통해 장수를 누리는 청정법(淸淨法)을 따르는 유파다. 그러므로 여성의 몸을 직접 타고 누르는 실행서는 눈에 뜨이지 않은 편이다. 그런데 무슨 이유로 이 유파의 후학이 『소녀경』의 참고문헌이 되는 『선학집금』을 기술하였는가?

나이	표준 회수
15세에서 19세까지	기력이 왕성하면 하루에 2번, 약하면 하루에 1번
20세에서 29세까지	하루2번, 약하면 하루에 1번
30세에서 39세까지	왕성하면 하루 1번, 다소 약하면 2일에 1번
40세에서 49세까지	강하면 3일에 1번, 약하면 4일에 1번
50세에서 59세까지	강하면 5일에 1번, 약하면 10일에 1번
60세에서 69세까지	왕성하면 10일에 1번, 약하면 20일에 1번
70세 이상	강하면 30일에 1번, 약하면 사정 불가

책의 저자인 공송선은 사실 어떤 연구에 의해 질필을 한 게 아니었다. 자신이 속해 있는 북파의 모든 책들을 두루 읽은 후, 그 가운데에서 가장 좋은 부분만을 가려뽑아 이름만 붙여 놓은 것에 불과했다. 그러므로 그를 책의 저자라고 내세우는 것은 아무래도

매끄럽지 못한 구석이 많다.

『내경』에 의하면, 인간의 수명은 최소한 1백세를 하늘로부터 보장받았다고 씌어 있다. 중국의 여러 고서에는 진인이나 현인들은 대부분 어렸을 때부터 일정한 훈련을 거듭하여 왔다고 했다. 그러나 사회구조가 갈수록 복잡해진 현대에 와서는 아침에 일어나 가볍게 식사를 하고 허둥지둥 일터로 달려간다. 그러다 보니 자연 양생(養生)에 관해서는 생각만 무성할 뿐 도무지 방도를 찾아내지 못하고 있다. 옛날의 도인들처럼 깊은 산에 들어가 수행을 할 수 없고 보면 선도(仙道)나 음양가에서 주장하는 여러 비방이란 것도 결국은 그림 속의 미인처럼 공허한 일이다.

왜 현대인들은 조로(早老)하는가? 이에 대한 모범 답안을 『내경』은 제시해 주고 있다. 태고적 사람들은 하늘의 변화(천문 역수)를 알아서 사계절의 운기변화에 조화를 맞추고, 음식을 먹는 데에도 절도가 있었으며 심신을 피로치 않게 하였고 정신과 몸이 함께 조화를 이루었기 때문에 1백년의 수명을 보장받을 수 있었다. 심신을 과로케 하였다면 당연히 그것을 풀어 주어야 정기가 살아나는 것인데 그것을 게을리 하는 바람에 하루하루 제 생명을 갉아먹는 우매한 행동을 자행하고 있는 것이다.

부부 생활을 영위하는 데엔 일정한 기준이 있게 마련이다. 일과성으로 바람을 피우는 것이 아니라면 무엇보다도 「양생」에 따른 사정의 법칙을 따라야 한다. 이것은 무리한 사정으로 인해 몸이 망가지는 것을 예방하는 기준으로 볼 수 있다.

앞에서 보는 바처럼 『선학집금』에는 사정의 회수를 구분하여 정해 놓고 있다. 그러나 평균치를 놓고 볼 때는 다소 계산하는 방법이 다르다. 이를테면 자신의 양기(기력)를 훼손시키지 않은 범위 내에서 사정하는 것을 나이에 따라 특별 규정을 둔 것이다. 20세엔 2일에 한 번, 30세는 3일에 한 번, 40세는 4일에 한 번, 50세엔 5일에 한 번, 60세를 넘으면 6일에 한 번이지만 특별한 경우 외엔 사정을 금하라는 붉은 꼬리표를 달아 두었다.

비방. 계절에 따른 표준 회수
─양생요집은 이렇게 말한다─

『양생요집(養生要集)』을 집필한 유경(劉京)이라는 도사는 사정의 회수를 사계절로 나누어 설명했다. 도사라는 칭호가 붙은 그로서는 나이와 전연 상관없는 사정에 대해『내경』을 빌어 설명했다. 봄의 3개월은 발진(發陳)이라 한다. 천지 만물의 모든 것이 발생하고 이어지는 계절이다. 따라서 온갖 생물은 싱싱하게 싹트고 자라서 번영하려고 움직이는 시기이다. 그러므로 일찍 자고 일어나 유유히 산보를 즐기고, 정신적으로는 겨울 동안 깊이 감춰 두었던 뜻을 세워야 한다. 육체적으로는 급격한 노동을 하는 일이 없어야 한다. 봄은 생(生)이니 왕성하게 활동하는 간장(肝臟)을 상하는 일이 없도록 3일에 한 번 사정해야 한다.

여름 3개월은 번수(蕃秀)라 한다. 꽃이 한창 피는 계절이다. 이때엔 천지의 음양의 기가 활발히 교류하는 시기다. 정신적으로는 마음의 뜻을 흥분시키지 말고 느긋한 마음을 가져야 하며, 육체적으로는 번거로움을 피하고 양기를 몸밖으로 배설시켜 준다. 그래서 여름은 장(長)이다. 여름에는 15일에 한 번 사정하는 것이 좋다.

가을 3개월은 용평(容平)으로 물체의 형태가 정해지는 계절이

다. 이 기간에는 천지의 기가 긴장되어 맑아지는 것처럼 모든 것
이 수렴되므로 수(收)이다. 마음속의 지나친 욕망을 삼가며 닭이
깨고 자는 것처럼 행동을 해야 한다. 이때에도 15일에 한 번 사정
해야 이롭다. 겨울 3개월은 폐장(閉藏)이라 한다. 모든 문을 닫고
집안에 틀어박히는 계절이다.

이때에는 물이 얼고 추위가 심하므로 해가 뜨면 일어나고 저녁
에는 일찍 자는 것이 좋다. 보온에 주의하고 한기에 손상 당하는
일이 없도록 할 것이며, 정신적으로 마음을 안정시켜 항상 조용
한 마음가짐을 유지해야 한다. 육체적으로는 과로하여 땀을 흘리
거나 한기에 알몸을 노출시키는 일이 없어야 한다. 그러므로 겨
울을 장(藏)이라 한 것이다. 겨울에는 어떤 일이 있어도 사정을
해선 안 된다고 못을 박았다.

나이	사정 회수
20세에서 29세까지	4일에 1번
30세에서 39세까지	8일에 1번
40세에서 49세까지	16일에 1번
50세에서 59세까지	20일에 1번
60세 이상	강한 체질이 아니면 사정불가

양생법을 지킬 때엔 능히 2백세의 수명을 보장받을 수 있다고
유경은 주장했다. 그러나 손사막은 『천금방(千金方)』에서 다른
주장을 내놓았다(위의 표를 참조바람).

이 책은 수당(隋唐) 연간에 걸쳐 완성된 성의학서이다. 공학부
(控鶴府)라는 성의학을 전담하는 부서에서 초초(初抄)를 완성한
후, 당나라 초기에 손사막(孫思邈)이란 인물이 완성하였다. 이 책
안에는 다음과 같은 주장도 보인다. 나이가 60세인 경우도 정력
이 왕성하다면 사정을 하는 것이 무방하다는 것이다. 너무 오랜

시일 사정하지 않고 지내는 것은 오히려 피부에 옹저(癰疽)가 생긴다고 경고했다. 위에서 보는 것처럼 '사정의 표준 회수'는 보는 이에 따라 달라진다. 그러나 현대인들이 어린아이 손가락 정도의 나뭇가지 위에 올라가도 가지가 부러지지 않는 신선술을 읽히지 않을 바에는 『선학집금』에 나오는 내용을 참고 삼는 것이 설득력 있는 해결책이다.

비방. 휴식과 수면은 어떻게
—정해진 법도를 따라야—

왕시(旺時)의 기준

부부 관계를 맺은 시각	휴식 시각
자시(子時). 밤 12시경.	묘시까지 잠을 자야 하고
묘시(卯時). 오전 6시경	오시까지 잠을 자야 하고
오시(午時). 정오 12시경	유시까지 잠을 자야 하고
유시(酉時). 저녁 6시경	자시까지 자야 한다.

남녀가 사랑을 나누었다면 당연히 휴식을 취해야 한다. 그런데도 영화나 잡지, 기타 포르노성 잡서에는 뒷여운을 주는 애무가 필요하다는 그럴듯한 말을 부록으로 남겨 놓는다. 이것은 아주 잘못된 생각이다.

예를 들자면 이런 내용이다. 만약 어떤 부부가 자시에 부부 관계를 했다면 최소한 오전 6시 이전에는 자리에서 일어나야 한다. 왜냐하면 너무 오래 자는 것은 오히려 피로를 더욱 자중시킬 뿐인 탓이다. 한차례의 관계로 휴식을 취할 수 있는 시각은 대략 5~6시간이면 족하다. 바로 이 기준을 중국에서는 왕시(旺時)라 하였으며 부부 관계 후의 휴식 시간으로 삼았다.

비방. 하복부를 강화시키는 법
—선인보(仙人步)를 행하라—

성욕을 증강하는 첫걸음은 하복부를 어떻게 강화시킬 것인가이다. 배꼽을 경계로 하여 인체를 네 등분하면 가로 방향으로 달리는 부분이 대맥(帶脈)이라는 경락이다. 기경팔맥의 하나인 대맥은 옆구리의 장문혈 부위에서 시작하여 허리를 한 바퀴 돌며 모든 경맥을 띠처럼 묶고 있다.

모든 물질이 분자의 결합으로 이어지듯 사람의 몸도 네 조각으로 나뉘어진 탓에 바로 이어 붙인 듯한 부분(대맥)을 원활하게 만들지 못하면 고혈압을 비롯하여 부인병, 각종 내장 질환과 다리 무력증이 오게 된다.

이 경계선의 앞쪽 경혈이 임맥(任脈)이고 뒤쪽이 독맥(督脈)인데 이 부분의 소통을 원활히 만드는 것이 무엇보다 중요하다. 그런데 바로 이 주위에 아주 중요한 경혈이 자리잡고 있다. 제2, 제3 요추의 극상 돌기 사이에 양옆으로 각각 3.5치 되는 곳에 자리한 지실(志室)이라는 경혈이다. 이곳은 유정을 비롯하여 음위증 · 새벽 설사 · 부종 · 음부가 붓는 병 · 자궁내막염 · 방광염 · 임증 · 만성콩팥염 · 건망증 · 허리 아픔 등의 증상에 침구와 쑥뜸이 필요한 곳이다.

일반적으로 남자가 정관 수술을 할 때 이 부분이 땅기듯 아픈 것은 정관을 절단한 후, 양쪽을 당겨 묶을 때 이곳에 자극이 오기 때문이다. 예를 들어 국부의 발육이 부전 하거나 성욕이 감퇴되고 음부 소양에 대한 여러 증상이 있을 때엔 이곳을 다스리면 간단히 병기를 잡아낼 수 있다.

그러면 어떤 이유로 대맥을 중요하게 보는가? 이에 대한 해답
은 바로 열(熱)처리다. 허리의 용접 부분에 해당하는 이곳을 경계
로 하복부는 온도가 1도 가량 낮다. 평상시 운동 부족이나 지방질
과 단백질을 과다 섭취할 때엔 바로 이 부분에 살이 붙어 굵어지
거나 두꺼워진다. 이를테면 순환 불량인 셈이다. 하복부를 강화시
키기 위해서는 무엇보다도 불룩하게 튀어나온 아랫배를 들어가
게 하고, 평상시 뱃가죽 운동을 반복하는 좋다.

흔히 마보(馬步)라 불리는 기마 자세는 태극권을 비롯하여 중
국 무술의 기본 동작으로 삼고 있다.

마보는 등을 쭉 편 채로 서서 허리를 재빨리 내려뜨려 말을 탈
때의 모습을 취하는 것이다. 당연히 눈은 정면을 향하고 두 팔은
손등을 위로해서 쭉 뻗는다. 운동에 익숙하지 않은 분들이 이 자
세를 취할 때엔 엉덩이가 불쑥 튀어나오는 엉거주춤한 모습이 돼
버린다. 그러므로 큰 거울을 앞에 걸어 두고 연습하는 것이 좋다.

마보와는 달리 선인보(仙人步)라는 것이 있다. 마보가 하복부
를 강화시키는 모든 운동의 기본 자세라 한다면, 선인보는 불로
장수의 걸음걸이라 할 수 있다. 다리 뒤쪽은 제2의 심장이라고 불
리는 곳이다. 이곳을 마찰시키는 것은 내장(內臟)을 비롯하여 혈
관의 피의 소통을 원활히 하고 뇌의 동맥경화를 방지하는 데 있
다. 선인보의 걸음걸이는 다음 순서에 의한다.

첫째, 뒤꿈치를 댄다. 둘째, 무릎에 힘을 준다. 그 다음 무릎을
가볍게 구부린다. 잠시 그 상태를 유지한다. 셋째, 무릎을 펴고 앞
으로 발가락을 더욱 구부린 후 나아간다. 이 동작은 한쪽이 끝나
면 다른 쪽 다리로 바꾸어 반복한다. 넷째, 하루 10분에서 20분
가량 운동하는 것이 좋다.

비방. 섹스에너지를 창출하려면
―단전(丹田)을 마찰하라―

단전 마찰은 한 마디로 열을 일으키는데 있다. 단전은 배꼽 아래에 위치해 있으며 이곳은 기(氣)의 중심점이다. 좀더 쉽게 말하면, 우리가 아랫배에 힘을 줄 때 가장 중심이 되는 곳으로 이해하면 무리가 없다. 마찰을 하는 방법은 세 가지다. 첫째는 오른쪽 다리가 고각(股閣)으로 붙은 자리, 그 다음은 왼쪽 다리가 고각으로 붙은 자리, 그 다음에 단전을 마찰하는 것이 옳은 법이다.

마찰할 때는 반드시 남성은 자신의 심벌을 마찰하는 반대쪽 손으로 움켜쥐고 약간 위로 쳐 올리는 자세에서 행하는 것이 좋다. 대략 30회를 마찰함으로써 섹스 에너지를 창출시킨다.

이러한 마찰은 음위(陰萎)를 예방하고 정자 활동을 원활하게 만드는 데 탁월한 효과가 있다. 성의학서에서 '남자에겐 양(養)이 중요하다'고 할 때의 양은 노화를 방지하고 회춘에 도움을 주기 때문에 이곳을 끈기 있게 마찰하라는 것이다.

비방. 양기를 불러들이는 방법
―항문(肛門)을 콘트롤하라―

항문의 훈련 역시 정력 증강에 효험이 큰 곳이다. 길을 걸을 때나 앉아있을 때에도 이곳을 움죽거리면 열이 발생한다. 항문으로 기가 모이면 열이 발생하고, 이 열은 다시 심벌로 들어가 발기 부전을 치료한다.

기분을 편안히 하고 마음을 항문 쪽에 집중시키면 어느새 하복부에 열기가 흐르는 것을 감지할 수 있다. 일단 열기가 일어나면 그 다음은 심벌을 뱃속으로 끌어당기는 듯한 동작을 취한다. 이렇게 하면 열기는 밖으로 흘러가지 않고 몸안에 회집(回集)된다.

항문이란 배설의 효능만 있다고 믿기 쉽지만 사실은 그렇지 않다. 이곳은 밖으로 흘러 나가려는 양기를 제지시키고 심벌로 흘러간 양기를 다시 불러들이기도 한다. 그러는 한편 꽁무니뼈(尾閭) 쪽으로 흘러가는 양기의 흐름을 되돌려 놓는 역할도 충실히 맡아 주는 곳이다. 그러므로 평소에 이곳을 움죽이는 것은 하복부를 강화시키는 한편으로 하반신에 고루 양기가 퍼져 나갈 수 있도록 조정 역할도 충실히 한다.

선도를 수행하는 이들은 이곳에 의념(意念)을 보내 양기를 덩어리로 만들어 화기(火氣)를 일으킨다. 이러한 화기는 성생활에 있어 남자가 수모 당하는 일을 방지하는 데 크게 기여한다.

비방. 지속력을 높이려면
─고환장악법(睾丸掌握法)을 행하라─

대다수의 남자들은 자신의 심벌이 단단하면 그것으로 방사의 매듭은 모두 풀린 것으로 생각한다. 그러나 이것은 잘못이다. 성생활에 있어서 무엇보다 중요한 것은 지속력(持續力)이다. 비밀종(秘密宗)의 하나인 밀교(密敎)에서는 고환을 신령스런 뱀의 알이라 하여 「영사란(靈蛇卵) 비법」이라는 걸 만들어 냈다. 그렇게 본다면 사내의 심벌은 거북이 머리(龜頭)가 아니라 뱀의 머리(蛇頭)인 셈이다.

이를테면 밀교의 주장은 '잠들어 있는 뱀을 깨우는 수법'으로 고환을 만지작거린다는 뜻이다. 밀교의 비법이나 음양가의 비방이나 한가지 공통점은 바로 이곳이 지속력이 떨어지는 사내들에게 희소식을 전해 준다는 점이다.

강정 식품을 복용하면 당연히 심벌은 분기탱천할 것이다. 그러나 성행위를 하다 보면 어느새 시들어 버린 사실을 발견하게 된다. 바로 지속력이 부족하기 때문이다. 이런 분에게 필요한 것이 바로 '고환장악법'이다.

지난 96년 3월 중순경에 제주도 어느 호텔에서 전화가 걸려 왔다. 장(張)이라고 성을 밝힌 그 분은 내가 연재소설을 쓰는 신문의 독자라고 서두를 꺼낸 후 자신이 처한 상황을 털어놓았다. 세상이 무너져도 그렇게 한숨을 몰아쉬지 않을 것 같은 그 분의 탄식은 이런 것이었다.

사랑하는 여인과 결혼식을 올리고 제주도로 신혼여행을 왔다고 했다. 얄궂은 친구들이 제주도까지 따라오는 바람에 첫날밤 술을 과음하게 되었다. 길어진 술자리가 파한 것은 새벽 2시가 넘어서였다. 그런데 첫날부터 발기가 되지 않은 것이다. 그 바람에 새색시로부터 심상치 않은 의혹의 눈길을 받게 되었는데, 다행히 둘째날 저녁 의기양양하게 입실하는 바람에 한숨을 돌렸다.

그런데 생각지 않은 돌발 사태가 발생한 것이다. 사랑하는 여인의 몸에 입실하자마자 수도꼭지를 틀어 버린 것이다. 신부는 심상치 않는 눈길로 '자기 조루증 환자야?' 하고 툭 쏘았다.

그는 아무 대꾸도 못하고 물러나 애꿎게 담배만 뻐끔거렸다. 그러다 보니 오만가지 생각이 머릿속에 들끓었다. 심심파적으로 읽었던 성의학서를 비롯하여 주간지에 나오는 여러 구절들을 떠올렸지만 고약한 사태에 대한 실마리는 풀지 못했다. 그러다가 그는 연재소설 속에 숨겨진 고환장악법을 떠올린 것이다.

고환장악법을 쓰기 위해서는 욕조가 있으면 족하다. 가장 뜨거운 물을 받는다고 생각할만큼 목밑까지 차 오르게 물을 받는 다음 물 속에 들어가 좋았던 기억들을 끄집어낸다. 이것은 편안한 마음 상태를 유지시키기 위한 것으로 5분 가량 상상의 나래를 펴는 것이 좋다. 대개 이 정도 시간이면 어느 정도 수압(水壓)을 느끼게 된다.

물 속에 잠긴 상태에서 고환을 꼭 쥐었다가 갑자기 털어 버리듯 놓아 본다. 처음 두세 번은 아무 느낌이 일어나지 않지만 반복하면 심벌은 점차 단단해진다. 수압이 있기 때문에 완전히 단단해 진다고 생각하는 것은 무리다. 쥐었다 놓는 동작을 십여 회 되풀이한 후, 그 다음은 양손에 끼고 천천히 마찰한다. 일종의 자위 행위 같지만, 아무리 젊은 사람이라도 쉽게 사정은 일어나지 않는다.

이렇게 행하는 반복 동작은 직접 변화를 느낄 수 있기 때문에 자신감을 가질 수 있고, 한편으로는 심리적인 불안감도 떨쳐 버릴 수 있다.

이러한 고환장악법은 엄밀하게 말해 인위적으로 금욕을 훈련시키는 방법이라 할 수 있다. 예를 들면 이렇다. 수돗물을 약간 틀면 졸졸거린다. 그러다 보니 어느 누가 보더라도 파워가 있다고는 믿지 않는다. 세게 틀면 당연히 세차게 쏟아진다. 지속력은 이와 같아야 한다. 그러나 여기에는 또다른 비유가 필요하다. 물 탱크에 어느 정도의 물이 있다고 가정하자. 그 물을 조리 있게 쓰지 않으면 다시 물을 사용할 수가 없다. 아무리 빨래를 하고 손을 씻고 싶어도 그것은 희망 사항일 뿐이다.

물탱크의 물을 보전시켜 주고 지속력을 갖게하는 간단한 비방이 바로 고환장악법이다. 이것은 발기 부전이나 조루에 대한 해결책이라는 점을 새삼 강조하고 싶다.

고환장악법의 훈련은 대개 한 달을 기한으로 잡으면 효력을 발

생한다. 훈련 기간 내에 금욕을 한다면 금상첨화이지만 그렇지
않다고하여 지장이 있는 것은 아니다. 다만, 금욕을 했을 때엔 본
인도 깜짝놀랄 효과를 기대할 수 있는 것이다.

비방. 불감증을 몰아내려면
—회음(會陰)을 마찰하라—

임맥(任脈)에 속하는 회음은 남자는 음랑근부와 항문 사이에
위치하고, 여자는 항문과 후음순 연합 사이에 자리한 경혈이다.
그리고 보면 회음은 경락의 가장 아래에 위치한다. 중국에서는
오래전부터 쌍수법(雙修法)이라는 것이 알려져 왔다. 즉 섹스를
통해서만이 건강을 보다더 유지할 수 있다고 보는 관점이다.『선
학집금』을 비롯하여 『선경(仙經)』에는, 옛선인들은 자신이 알고
있는 방법을 지인(知人)에게 전할 때에 피를 나누어 마시는 사이
가 아니면 어림없는 일이었다고 했다. 특히 회음 마찰의 경우는
더욱 그러했다.

여인의 불감증을 몰아내고 남자의 성력(性力)을 높이는 회음
마찰의 중요성은 간단한 문제가 아니다. 이를테면 남자가 방사에
임했을 때에 사정을 참는 것은 그 정액이 다시 뇌속으로 흘러들
기 때문에 환정보뇌(還精補腦)라 하였다. 그것이 얼마나 중요한
것인지를 방술서에는 이렇게 씌어 있다.

첫 번째 사정 문턱에서 배출을 억제시키면 기력이 크게 강화된
다.

두 번째 사정을 피하면 귀와 눈이 밝아진다.

세 번째 사정의 고비를 넘기면 만병이 물러간다.

네 번째 사정을 억제하면 오장(五臟)이 편안해진다.

다섯 번째 사정의 문턱에서 벗어나면 맥이 충실해지고 기가 정상으로 돌아온다.

여섯 번째 고비를 넘기면 허리와 등이 강건해진다.

일곱 번째 사정의 고비를 넘기면 엉덩이와 샅에 힘이 넘친다.

여덟 번째 사정을 억제시키면 몸에서 오로라(Aura)라는 광채가 쏟아진다.

위에서 보는 것처럼 사정을 억제하는 효과가 얼마나 큰 것인지를 새삼 짐작케 한다. 이러한 사정 억제는 아무래도 인위적인 방법을 사용하지 않으면 안된다. 바로 회음혈 지압이다. 평소 이곳을 마찰하는 것은 불감증을 치료할 수 있지만, 방사 중에는 사정을 억제하는 효과가 있다.

이곳을 마찰할 때엔 중지(中指)를 사용하는 것이 요령이다. 먼저는 손바닥으로 근처를 문질러 부근을 따뜻하게 한 다음 마찰하는 것이 좋다. 이 훈련에 길들여지면 침실에 들어갔을 때 여성을 만족시키는데 효력을 발휘한다. 이곳은 남녀 음양의 길을 여는 곳이기 때문이다.

비방. 신기(腎氣)를 회복시키려면
―발끝으로 소변을 보라―

발끝으로 서서 키를 쭉 뻗는 모습으로 이를 악물고 소변을 힘차게 내뿜는 것이 조립(爪立) 소변법이다. 위에서 설명한 선인보(仙人步)처럼 발끝을 이용하여 걷거나 발끝만으로 소변을 보는 것은 힘차게 방뇨하여 신기를 회복시키는데 목적이 있다. 중국의학의 전통에 의하면 이러한 조립 소변법은 신기를 회복시키는데 국한하지 않고 생식 기관 활동을 고루 돕고 있다고 보았다.

현대인들은 누적된 피로에 의해 그때그때 피로를 풀어내지 않으면 과로로 인한 불상사가 일어나기 십상이다. 이것은 물론 신기가 부족하기 때문에 허리가 묵직하고 시큰거리며 한참 서 있으면 현기증이 일어난다.

공동 화장실에 가 보면 소변 보는 시간은 긴데 방뇨하는 소리가 마치 졸졸 흐르는 시냇물과 별반 차이가 없음을 알 수 있다. 이것은 만성적인 신기 부족 현상임을 나타내는 좋은 증거다. 신기가 약하면 자연발생적으로 음위와 조루가 찾아온다. 이런 현상을 일거에 물리칠 수 있는 비방이 바로 조립 소변법이다.

비방. 청성옥방결(靑城玉房訣)의 비밀수련법
―섹스를 통해 만드는 전자석(電磁石)―

청성파(靑城派)는 비밀 문파다. 선도의 여러 문파 중 베일에 가려 있는 유파이다. 특히 태현진인(太玄眞人)이 지었다는『오진보성(悟眞寶筏)』은 인간이 만든 책으로서 가장 내용이 알차다는 평가를 받고 있으나, 금과옥조로 평가되는 다섯 권의 책은 아직도 세상에 그 모습을 드러내지 않고 있다.『청성비록(靑城秘錄)』을 비롯하여『대도현지(大道玄指)』, 그리고『공동미전(崆峒微傳)』·『청성옥방결(靑城玉房訣)』·『통현자도서사종(通玄子道書四種)』등이다.

위의 책들은 한결같이 깊은 산중에 감춰 준 채 세상에 함부로 모습을 드러내는 것을 삼가게 하였다. 그래도 안심이 안됐던 지이 책들을 비밀 창고(秘密倉庫; 5천근의 쇳물과 1만근의 석회를 부어 꺼내지 못하게 밀폐된 창고)에 암장한 채 입으로만 구결을 받아 수행해 왔다는 것이 전통적인 수행법이었다.

이러한 청성파의 수법자들은 수당(隋唐)의 교체기에 우리 나라 (고구려)에 들어왔다. 쌀 다섯 말만 내면 신선이 될 수 있다는 오 두미교(五斗米敎) 역시 이 유파의 한 갈래다. 이 유파의 행동 지 침을 보면 한결같이 청성파의 그것과 닮아 있음이 관심을 끈다. 특히 도인들의 입으로만 전해져 온『청성옥방결』은 만금을 주고 도 구할 수 없을 만큼 귀중한 책으로 알려져 있다. 과연 어떤 점 이 이 책을 만금의 값어치가 있는지를 주의 깊게 살펴볼 필요가 있다.

구분	분포된 부위	연계된 장부	십이경맥 명칭
수3음경	팔안쪽 앞기슭	폐	수태음폐경
"	팔 안쪽 중간	심포	수궐음심포경
"	팔안쪽 뒷기슭	심	수소음심경
수양3경	팔바깥 앞기슭	대장	수양명대장경
"	팔 바깥 중간	삼초	수소양삼초경
"	팔바깥 뒷기슭	소장	수태양소장경
족3음경	다리안쪽앞기슭	비	족태음비경
"	다리안쪽 중간	간	족궐음간경
"	다리안쪽뒷기슭	신	족소음신경
족3양경	다리 앞면	위	족양명위경
"	다리 외측	담	족소양담경
"	다리의 뒷면	방광	족태양방광경

우리 몸에서 가장 높은 곳은 어디인가? 이렇게 묻는다면 대부 분 머리 꼭대기에 위치한 정수리를 가리킬 것이다. 그러나 두 팔 을 위로 쳐들면 가장 윗부분에 해당되는 곳은 중지(中指) 끝이다. 한방에서는 손끝과 발끝을 인체의 최상과 최하의 끝으로 보고, 심장을 그 중심부로 여긴다.

우리 몸에는 우주의 에너지를 따 담아 원활하게 돌게 하는 경락맥(經絡脈)이 있다. 이 가운데 경(經)은 열두 가지가 있는데 이를 십이경맥 또는 십이정경이라 한다.

십이경맥은 분포된 부위나 연계되어 있는 장부(臟腑)에 따라 음경(陰經)·양경(陽經)·수경(手經)·족경(足經)으로 나뉜다. 음경은 팔다리의 안쪽에, 양경은 팔다리의 바깥쪽에 펴져 있다. 팔에는 수경, 다리에는 족경이 분포되어 있다.

팔다리에는 각각 3개의 음경과 양경이 있는데 이를 수족 3음, 3양경이라 한다. 또한 음경은 오장(심포를 포함하여 6장)과 연계가 되어 있으며 양경은 다시 6부와 연계된다. 십이경맥은 서로가 순환하며 하나의 순환 체계를 이루고 있다. 이를테면 표리(表裏) 관계를 가지는 경락들은 손끝과 발끝에서 연계되고, 양경들은 눈 부위에서, 음경들은 가슴속에서 하나의 고리를 이룬다. 다음은 십이 경맥이 분포된 부위·연계된 장부에 대한 설명이다.

경에서 갈라져 나와 온몸을 그물처럼 얽은 가지를 락(絡)이라 하며, 기혈이 순환하는 통로가 맥(脈)이다.

아랫입술에서 시작하여 턱을 거쳐 인체의 앞쪽을 타고 밑으로 내려와 음부와 항문의 경계선까지 온 것을 임맥(任脈), 다시 그 반대 통로인 등골을 타고 위로 올라가 정수리를 넘어 윗입술까지 내려온 것이 독맥(督脈)이다. 남성에게 있어서는 독맥이 프라스(+) 극인 양성이고, 임맥은 마이너스(-) 극인 음성이다. 그러나 여성은 다르다. 독맥이 음성이고 임맥이 양성이다. 그러므로 남녀가 사랑의 행위를 나누는 것은 떨어져 있는 건전지를 한곳에 모아 불을 밝히는 것과 같은 이치다. 남녀가 키스를 나눈다고 생각해 보자. 굳이 분위기를 탓하지 않더라도 당시의 정황이며 분위기가 어떻게 전개될 것인지 환하다. 또한 섹스를 나누게 되었을 때, 남성의 임맥(-극)과 여성의 임맥(+극)이 만나게 되면 환희의 등불이 켜지는 것은 당연지사다.

비방. 섹스에너지를 충전하려면
─미혈(媚穴)을 마찰하라─

십사경맥(十四經脈)은 십이경맥에 임맥과 독맥을 합한 열 네가지 경맥이다. 그러나 미혈은 이러한 십사경맥에 포함되지 않은 경외기혈(經外奇穴)이다. 지금까지 발견된만도 1400여개가 될 만큼 갈수록 늘어날 추세인 경외기혈은 발견자에 따라 위치나 명칭이 멋대로 불러지는 바람에 때론 혼동을 가져오기도 한다. 이러한 혼동은 미혈 역시 마찬가지다.

우선은 미혈이 어떤 혈인지를 알아야 한다. 미혈은 섹스에 관계 있는 경혈이다. 몸안 곳곳에는 불씨와 같은 곳이 적지 않지만 굳이 '미혈'이라 이름지어 부를 수 있는 곳은 많지 않다. 오래 전 청성파의 도인들이 민간 집에 하루쯤 머물렀을 때 귀띔하듯 전해 준 것이 바로 쌍수법(雙修法)이었다. 이것은 아무래도 남녀가 함께 거들어야만 망외의 효과를 얻을 수 있다는 데서 명칭의 유래를 찾을 수 있다. 남녀가 성행위를 갖기 전에 다리가 붙은 자리인 고간(股間)을 가볍게 눌러 주는 방법이다. 이를테면 허벅지 안쪽을 쭉 긋는 것으로 족하다는 얘기다. 그렇지만 좀더 미혈 마찰을 알고 싶다면 다음 방법을 따르는 것이 옳은 수순이다.

상대를 반듯하게 눕게 한 후 양다리를 벌리게 한다. 그런 다음 발 사이에 꿇어앉아 양손 바닥을 허벅지 위에 붙이고 몸 전체의 무게를 얹어 강하게 누른다. 대략 10여초 가량 체중을 얹혔다가 엄지손가락으로 '허벅지 안쪽에서 무릎 안까지' 훑어 간다.

이러한 마찰은 뜻밖에도 성감을 높이고 내분비를 촉진시킨다. 그러나 너무 자주 하면 지나친 성력 강화를 초래할 수 있으므로 일주일에 한 번이 무난하다.

비방. 정력감퇴를 막아라
—경락 마찰을 통하여—

밀교(密敎)에서는 환희의 등불을 켜는 네 여신이 남녀의 심벌과 그 주위에 살고 있다고 해석한다. 남성에 있어서는 귀두(龜頭)를 비롯하여 경부(莖部)와 고환(睾丸)·음경근(陰莖根)으로 바로 이곳에 남자에게 기쁨을 주는 여신이 살고 있다는 것이다. 여성은 소음순·음핵·터널·자궁이 섹스 에너지를 폭발적으로 함축하고 있다는 관점이다.

그렇다면 남녀가 이근교회(二根交媾;성행위)를 하면 어떤 여신이 즐거움을 주는가. 첫째는 소음순에 머물고 있는 우마 여신이다. 이를테면 남성의 귀두와 여성의 입구가 맞닿아 서로 인사를 나누면 두 심벌에 축복을 내려 준다는 믿음이 있다.

그 다음은 음핵에 머물고 있는 발바티 여신이다. 이때의 성행위는 서로 결합된 체 강하게 들어갔다 약하게 나오는 강입약출(强入弱出)이나, 슬그머니 들어갔다 강하게 후퇴하는 약입강출(弱入强出)에 의해 여신은 두 심벌에게 꿀을 내려 준다.

세 번째는 터널에 살고 있는 두루가 여신이다. 이때의 성행위는 강하게 돌입하여 요동케 만드는 것으로, 여신은 비로소 만족스런 노래를 부른다.

네 번째는 자궁에 살고 있는 깔리 여신이다. 이 여신은 거칠게 뛰노는 것을 좋아하기 때문에 성행위로 볼 때엔 서로의 몸에서 환희의 물고가 터져 하나가 되는 순간을 뜻한다.

이러한 네 여신에 대한 밀교의 교전(敎典)은, 청성파의 비전과 비슷한 일면이 있다. 『청성옥방결』에 의하면, 흥미롭게도 사내의 심벌을 오각형으로 여성은 '역오각형'의 모습으로 풀어낸 점이다. 『청성옥방결』은 페니스에 대해 다음같이 풀어놓았다.

사내의 심벌은 요도(尿道)를 꼭지점을 삼고, 몸통은 위를 평면으로 삼아 오면체라는 점이다. 따라서 중심선은 임맥(任脈)의 연장선상에 놓인다. 더구나 이곳은 폐(肺)의 기운이 흐르는 곳이다.

그곳에서 좌우 평면에는 비기(脾氣)가 흐르며, 심벌의 양능선 사이에는 간기(肝氣)가 흐른다. 그런가 하면 가장 아래쪽엔 신기(腎氣)가 통하고 있다. 마지막으로 방울입(鈴口)엔 심기가 흐른다. 이렇듯 오장의 기운이 흐르는 페니스는 몸에 이상이 올 때 가장 민감하게 반응하는 신호등이다. 그러므로 평소 이곳을 함부로 관리하여 스트레스를 받지 않도록 해야 한다.

정력은 성욕과 밀접한 관계가 있다. 대체로 남성의 성적 욕구는 25세가 정점으로 향후 5년간이 가장 왕성하다. 그러다가 차츰 30세가 넘으면 정력은 점차 쇠하여 간다. 이것은 가장 보편적인 이유지만 때에 따라서는 정력 감퇴 현상이 급격히 찾아온다. 이렇게 되면 성욕 또한 감퇴한다.

정력 감퇴의 원인을 보면 중고생들이 비교적 많다. 운동 부족·정신적 스트레스·수험 공부로 인한 과로 등이 원인이다. 이러한 여러 가지 이유로 남학생들은 부신피질(副腎皮質)과 고환의 활동이 좋지 않다. 정력을 증강시키기 위해서는 무엇보다도 부신피질과 고환의 활동을 활발하게 하는 데 역점을 두어야 한다. 다른 쪽으로는 병을 앓고 난 후의 현저하게 약화된 정력 감퇴 현상이다. 이때 남성들은 호르몬 분비를 촉진시키는 횡골(橫骨)을 마찰하는 것이 좋다.

횡골은 족소음신경의 혈이다. 치골 결합의 윗기슭으로부터 위쪽으로 5푼 가량 올라가 다시 옆으로 5푼이 되는 곳이다. 이곳은 아랫배가 아프거나 방광 및 방광근 마비·요도염·음위·유정 등에 사용되는 혈이다. 정력 감퇴에는 횡골을 마찰하지만, 발기가 시원치 않거나 단단한 심벌을 만들기 위해서는 대혁(大赫)을 마찰하면 효과가 크다. 이곳 경락은 임포텐즈를 잡아내는데 효력이 있는 곳으로 좌우 손가락으로 30회 가량 눌러 준다. 온구요법(溫灸療法)으로는 10~15회를 자격(刺激)해야만 효과가 있다.

비방. 성욕과 정력을 높이는 법
—마찰법과 금령법(金鈴法)—

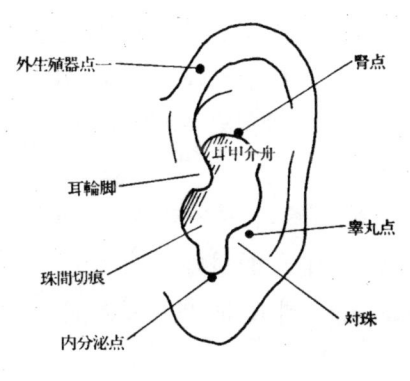

귀에는 ①외생식기점일(外生殖器点一) ②고환점(睾丸点) ③신점(腎点) ④내분비점(內分泌点)에 해당하는 곳이 있다. 이곳을 마찰시키면 성욕을 높이고 정력이 증강한다. ①외생식기점일은 귓바퀴의 상부의 안쪽에, 귀와 얼굴의 접합되어진 부분이다. 이곳을 마찰하는 것은 페니스의 기능을 강화시키는 효력이 있다.

②고환점은 귀의 대주(對珠) 안쪽에 자리한다. 이 기능은 남성의 생식 기능을 높여준다.

③신점 역시 생식 기능을 높이는 효과가 있다.

④내분비점은 남성의 호르몬 분비를 촉진시키는 곳이다.

이러한 경혈 마찰은 1일 2~3회, 경혈 한 곳을 대략 1분간 손가락으로 가볍게 눌러 주는 것이 좋다.

정력을 증강시키며 조루와 임포텐즈를 물리치는데 탁월한 효험이 있는 것이 금령법이다. 이것은 앞서 설명한 고환장악법(睾丸掌握法)과 흡사하다.

①탕 안에 다리를 넣고 앉아 두 손으로 고환 전체를 감싸안는다.

②고환을 50회 이상 가볍게 주물럭거린다.

③페니스가 발기하면 양손에 낀 채 가볍게 상하로 마찰해준다. 『청성옥방결』엔 '접하되 사정하지 말라'고 하였다. 훗날 『소녀경』에도 같은 내용의 문구가 적나라하게 씌어졌는데, 이것은 성행위 시에 한결같이(결사적으로) 사정을 금하라는 말이 아니다. 사정은 자신의 건강이 허락하는 범위 내에서만 해야 한다는 것이다. 요령을 간단히 소개해 본다.

①갑자기 사정이 일어날 경우엔 왼손의 중지로 회음(會陰)을 압박하며 동시에 호흡을 길게 토해 내어야 한다.

②허리 운동을 삼간다. 머리를 위로 하고 눈은 부릅뜬 채 천장을 바라보아야 한다.

③다음으로 하복부를 움직일 때는 크게 숨을 내쉬면서 진입을 꾀한다.

비방. 내장을 강화시키는 법
—대맥(帶脈)을 마찰하라—

경혈마찰은 진통제처럼 한두번 복용하는 것으로 효험을 볼 수 있는 것이 아니다. 오랫동안 꾸준히 마찰해야만 효과가 높다. 내장을 강화시키기 위해서는 그 첫단계가 허리 마찰이다. 이것은 앞서 설명한 바 있는 대맥(帶脈)을 유통시킨 후, 다음 단계로 흉부와 복부를 마찰하는 방법이다.

이곳을 마찰할 때는 오른쪽 손바닥으로 배꼽을 거쳐 왼쪽 허리에까지 이르게 한다. 그런 다음 왼손 바닥으로 배꼽을 거쳐 오른쪽 허리까지 이르게 한다. 이 방법은 양손을 교대로 30회 가량 하는 것이 무방하다. 이러한 마찰법은 폐경에 해당하는 중부(中府), 위와 심장의 통증을 멎게 하는 임맥선상의 구미(鳩尾), 공포증을 치료하는 임맥선상의 거궐(巨闕), 위통과 복근 경련에 효과가 높은 승만(承滿), 위장 장애와 변비 치료에 좋은 복애(腹哀), 간장병에 효험이 높은 장문(章門) 등에 영향을 미친다. 자신도 모르는 사이에 내장이 강화되는 신기한 마찰법이다.

비방. 아름다움을 빼앗는 질환
─비만을 예방하려면─

오랜 옛날부터 중국 남성들은 발이 작고 허리가 가는 세요미인(細腰美人)들을 좋아했다. 이러한 미인들은 전족(纏足)을 했기 때문에 신월(新月;초승달)이라는 명칭을 사용했다. 발이 작고 허리가 가늘다는 것은, 걸음을 걸을 때 잔뜩 허리에 힘이 들어가야 하고 엉덩이를 좌우로 흔들어야 하므로 자연 하복부 괄약근의 수축력이 강해질 수밖에 없었다.

경국지색(傾國之色)으로 유명한 북방 가인(北方佳人) 이씨. 그녀는 춤추고 노래부르는 무희였다. 허리는 개미처럼 가늘고 발은 초승달처럼 작았다. 당시 황제 유철의 사랑을 받아 황후가 되었지만, 자식을 하나 낳은 후 그녀는 병몰해 버렸다. 그 이유는 무언가. 바로 영양 실조였다. 자신의 몸매를 아름답게 가꾸어 황제의 사랑을 받는 데에만 신경을 썼을 뿐 건강은 도무지 관심 밖이었다.

이렇듯 불행한 일들은 북방 가인 이씨 뿐이 아니었다. 아름답게 보이려고 식사량을 줄인 것이, 결국은 자신의 몸을 망치는 결과를 초래한 것은 중국 역사에 자주 등장하는 후궁들의 실루엣이다.

아름다움과 비만, 분명히 상관 관계가 있다. 현대에 와서도 여성들은 자신들의 아름다움을 가꾸기 위해 비만이 되는 것을 경계한다. 그렇다 하여 무작정 음식의 양을 줄이는 다이어트는 옳지 않은 해결책이다.

비만도(肥滿度)를 계산하는 지표가 「표준 체중」이다. 자신의 건강 상태를 스스로 체크해 보기 위해서는 표준 체중의 계산 방법을 택하는 것이 좋다.

남성은 자신의 신장에서 100을 뺀 후에 0.9를 곱한 것이 표준 체중이다.

여성은 신장에서 110의 수를 뺀 것이 표준 체중이다.

남성의 표준 체중＝(신장－100)×0.9
여성의 표준 체중＝신장－110

여기에서 한가지 주의할 것은 이 표준 체중에서 10퍼센트 증가하는 것은 정상이다. 그러나 10~20퍼센트의 증가는 주의해야 한다. 또한 20퍼센트 이상의 증가는 병적인 상태이므로 음식물 섭취에 각별 주의해야 한다. 우리 몸엔 비만을 예방하는 경혈이 있다. 바로 손의 안쪽, 상학적(相學的)으로 보아 생명선과 이웃한 곳이다. 위장 · 비장 · 대장의 기운이 흐르는 곳이다.

바로 이곳을 강하게 눌러 주는 것이 좋다. 이곳을 마찰하면 자연스럽게 식욕을 억제시키므로 언제나 식사하기 20~30분전에 눌러 주는 것이 좋다. 이곳 경혈의 자극은 손가락 끝으로 강하게 눌러 얼마간 통증이 오도록 해야 한다. 반대로 이곳을 적당히 매만지듯 누르는 것은 오히려 위장 활동을 촉진시켜 식욕을 부채질하게 된다.

비만에서 탈출하는 방법은 무엇보다도 식사와 운동을 적절히 배합시켜야 한다는 점이다. 중국의 오랜 전통에 의하면 식사량을 줄이며 충분히 영양소를 공급하여 활동하는데 전연 지장을 초래하지 않은 호유(蠔油)라는 것이 있다. 이를테면 요즘 식품점에 가면 구할 수 있는 소스와 같은 용도다.

현대는 점점 사회구조가 복잡해 져 특히 여성들은 운동 부족 현상이 현조하다. 특히 직장 여성들은 음식을 먹고 곧 수면을 취했기 때문에 위장에 체적되어 있는 시간이 많아져 비만을 초래하였다.

비만을 피할 수 있는 첫 번째 조건은 조깅이다. 대략 1분에 80 미터를 걷는 것으로 계산하면 무난하다. 조깅을 할 때는 자신의 병력(病曆)이나 신체적인 여러 상태를 충분히 고려하여 몸에 무리가 오지 않도록 해야 한다.

조깅을 함으로써 근육이 강화되고, 허벅지와 흉부 · 등의 근육이 활발해져 혈행이 고르게 된다. 조깅을 비롯하여 가벼운 산보 역시 권장할 만하다. 하루에 1만 보를 걷는 노력이 필요하다.

식사는 하루에 3회가 필요한가? 어느 건강 잡지에 이런 제호의 건강 컨설팅에 관한 글이 실렸다. 저명한 의학박사인 그분은 굳이 하루 세끼의 식사는 옳지 않다고 지적했다. 식사를 세 번 할 때보다 두 번 하는 것이 신체의 활동을 원할하게하여 몸에 이롭다는 주장이었다.

그런가 하면 K라는 목사님은 하루에 한 번만 정상적인 식사를 한 것으로 유명하다. 아침은 가볍게 우유 한잔으로 대치하고, 점심은 푸짐하게 드신다. 그리고 저녁에는 과일 몇 조각으로 대신한다. 단, 그 과일도 저녁 9시 이후에는 들지 않는다. 이러한 평소의 건강법으로 그분은 70이 다 되셨지만 어느 젊은이 못지 않게 건강하다.

이러한 음식 조절법은 평소에는 주의 깊게 지켜지다가도 친구를 만난다거나 손님이 올 때면 간식을 대접하게 됨으로써 어긋나는 경우가 비일비재하다. 그런 점에서 무엇보다 효과적인 다이어트가 필요하다

그러나 무엇보다 중요한 것은 영양에 밸런스를 맞춰야 한다는 점이다. 단백질 부족 현상이 오게 되면 빈혈과 생리 불순을 비롯하여 정력 감퇴를 초래한다. 비타민이나 미네랄을 섭취하는 편법이 있긴 하지만, 건강을 유지하는 데엔 식물섬유의 풍부한 식사를 하는 것이 좋다. 올바른 다이어트는 여성의 몸을 아름답게 꾸민다. 최근 잘못된 다이어트로 인해 죽음을 초래하는 여성이 있었다. 이것은 거식증(拒食症)이나 과식증(過食症)의 섭취 장애와는 다르다는 점을 명심해야 한다.

사람이 오래 살려면 일상적으로 어떤 생활을 해야 하는가? 그것은 즐겁게 먹고 편안히 잠자고 상쾌하게 배설하는 것이다. 이것이 옛날부터 내려온 건강법이다. 이러한 관점은 현대에 와서도 변함 없다. 사회가 점점 다원화되고 사람들이 복합 구조 속에 갇히게 되면서 생활 리듬은 깨어졌다. 먹는 것을 비롯하여 잠자는

것까지 자신의 뜻대로 되지 않을 때가 한두 번이 아니다. 그러므
로 위에 열거한 세 가지가 조화를 이루지 못하게 된다. 위장에 특
별한 이상이 없더라도 「상습적인 변비」에 시달리게 된다. 상습적
인 변비는 여러 이유로 생겨난다.

배변의 기미가 있을 때마다 억제하다 보니 그것이 습관적으로
굳어졌거나, 배(복벽)의 힘이 약해지고 운동 부족·편식·스트레
스 또는 항상 앉아 있어야 하는 사무직에 종사하는 여성에게 자
주 일어난다.

변비는 기분을 나쁘게 하지만 만성적으로 머리가 무거운 증세
나 두통을 유발시킨다. 어깨가 무겁고 쉽게 피로해지는 증상이
일어난다. 이렇듯 머리가 무겁게 불쾌하기 이를 데 없는 변비는
여러 가지 종류가 있다. 변비에는 다음의 종류가 있다.

①이완성 변비(弛緩性便秘)…음성 식품인 칼슘이 부족(산성 체
질)하거나, 평상시 운동 부족으로 장(腸)이 이완되어 변비가 일어
나는 경우다.

②긴장성 변비(緊張性便秘)…여행 중에 변비가 일어나는 것은
정신적인 긴장이나 근육이 경직되는 것이 그 이유다. 당사자가
여행지에서 돌아오면 증세가 깨끗이 사라지는 것은 긴장성 변비
의 특징이다.

③무력성 변비(無力性便秘)…복근이 약해 배의 힘이 떨어지거
나 허리와 복부의 혈액 순환이 나쁠 때 생긴다. 대변 속에서 나쁜
성분이 혈중(血中)에 흡수되어 두통을 일으키기도 하고 입안이
마르거나 식욕이 감퇴된다.

④이동성 변비(移動性便秘)…몸이 뒤집히는 등의 잘못된 역학
적(力學的)일 때 장(腸)이 제 위치를 벗어나게 되어 일어난다.

⑤유착성 변비(癒着性便秘)…장의 일부가 유착되어 일어나는

변비다.

이렇듯 변비는 여러 증세에 따라 다르다. 함부로 변비약을 남용하는 것은 오히려 증세를 악화시킬 요인이 크다는 점을 인지해야 한다. 변비에 효과 높은 경혈은 어디인가. 바로 손목에 위치해 있다. 자신의 손가락 네 개를 펼쳐 놓은 사횡지(四橫指) 다음에 위치하며 간사(間使)라 부른다. 이곳은 금(金)에 속하는 수궐음경의 경혈이다.

이곳을 다스리는 것은 가슴과 옆구리 아픔 · 오한 · 기침 · 편식 · 헛구역 월경 장애 등등에 예닐곱 장의 뜸을 뜨는 것이 동의학의 처방이다. 이 경혈을 누르면 웬만큼 통증을 느낀다. 편안히 앉아 이 경혈을 1회에 30번 가량 누르는 것이 좋다. 장(腸)이 움직이므로 짧은 시간 내에 배변 효과를 누릴 수 있다.

비방. 불면증을 다스리려면
―단잠을 찾아오는 경혈―

밤은 만물이 편안히 휴식을 취할 수 있는 시간이다. 우주 만물의 질서 있는 변화는 사계절이 있고 하루엔 24시간이 있으며 그 중 낮엔 일하고 밤엔 휴식을 취하고 잠을 잔다는 사실이다. 그런데 많은 현대인들은 잠을 이루지 못하고 뒤척인다. 왜 잠을 이루지 못하는가? 우리의 의사와는 상관없이 몸을 지배하는 자율 신경에는 교감신경과 부교감신경 등의 두 가지가 있다. 내장에는 대부분 이러한 신경들이 분포되어 있다. 어느 한쪽이 움직이면 다른 쪽은 억제시키며 조정해 낸다.

보통 때 우리의 몸은 교감신경이 우위에 서므로 몸의 대사(代謝) 기능을 높여 활동적인 상태가 아니다. 밤에는 부교감 신경이 우위에 서므로 대사 기능이 억제되어 잠을 이루지 못한다. 불면증의 원인으로는 스트레스와 자율신경의 부조화, 교감신경의 긴장 등이다. 이러한 증상에는 설령 잠들었다 해도 악몽을 꾸는 경우가 많다. 또한 이로 인해 고혈압과 위장 장애가 일어날 수 있음에 주의해야 한다. 우리의 몸에는 불면증을 치료하는 경혈이 있다. 발바닥의 중앙에서 아래쪽으로 위치한 실면(失眠)이라는 경외기혈이다. 실면이란, '잠을 잃어버렸다'는 뜻으로 유달리 이 경혈은 불면증의 치료에 효과 높다.

동의학에서는 바로 이 지점에 1~3푼 깊이로 침을 놓은 후 여러 장의 뜸을 떠 불면증을 잡아낸다. 경혈 마찰법에서는 이 부분을 눌러 주는 것보다는 병이나 골프공 같은 것을 대고 30회 정도 마찰시켜 주는 것을 권한다. 또한 온구 요법으로는 10~15회를 반복하여 따뜻하게 해주는 것이 효과 있는 것으로 풀이한다. 물론 이외에도 가볍게 술 한잔을 하거나 조용히 음악을 듣는 방법이 있지만, 효과를 장담하는 것은 어렵다는 관점이다.

비방. 방광염과 요도염을 다스리려면
─중극(中極)을 자극하라─

여성에게 압도적으로 많은 병은 방광염(膀胱炎)이다. 이것은 방광의 점막에 세균이 침입하여 일어난 감염증이다. 왜 여성에게 많은가? 여성은 요도가 짧고, 요도 바깥이 항문 가까이 있으므로 대장균의 감염이 쉬운 곳이다. 하복부가 냉하기 때문에 당연히 허리의 혈행이 나빠져 방광염을 일으킨다.

또 요도염에는 급성과 만성이 있다. 급성은 요도의 이물감(異物感)을 비롯하여, 배뇨 때에 가벼운 통증을 느낀다. 또한 작열하는 듯한 느낌도 따른다. 이러한 요도염이 방광염을 유발시키는 것은 세균의 감염 때문이다.

방광과 요도의 저항력은 강하지만, 치료의 시기를 서두르지 않으면 안된다. 중극(中極)이라는 경혈이 있다. 배꼽에서 4치 아래에 위치한 방광 모혈이다. 이 경혈에 열기가 많은 전구로 2~3분간 온구(溫灸)하는 방법은 일본 등지에서 현재 사용하고 있는 치료법이다. 이렇게 하면 신장과 방광의 기능을 좋게 하는 효과가 있다.

비방. 갱년기 장해를 다스리려면
—태충(太衝)을 마찰하라—

여성에게 월경이 그치는 것을 폐경(閉經)이라 한다. 『내경』에 의하면, 여성은 7세에 신기가 형성되어 영구치가 생기며 모발의 숱도 길어진다고 하였다. 생식능력은 14세 때에야 생긴다. 임맥이 완전히 유통되고, 혈해(血海)가 성대하게 된다. 월경은 정기적으로 내리고 아이를 잉태할 능력을 갖춘다.

21세가 되면 신기가 균등하게 돌아 사랑니가 돋고 치아가 갖추어진다. 28세가 되면 근골이 단단해지고 여성으로서의 충실한 면모를 갖추게 된다.

35세가 되면 주름이 잡히고 42세가 되면 머리에 백발이 보이기 시작하며, 49세가 되면 임맥이 공허해지고 마침내 월경도 끝이 난다. 당연히 생식 능력이 없어진다.

여성에게 있어 갱년기 장해는 폐경이 일어나는 50세 전후다. 증상으로는 두통·어깨 걸림·요통·팔다리 무력증·귀울림·가슴뜀·불면·변비·식욕부진·가슴 압박증·냉증 등등 부지

기수다. 일단 갱년기에 접어들면 쉽게 흥분하거나 무엇을 잘 잊
어버리는 습관 하나를 달게 된다. 또한 집중력이 부족하게 되는
등의 정신적 장해도 일어난다.

갱년기 장해가 오면 이 부분을 치료할 수 있는 경혈을 마찰하
는 것이 효과 있다. 다리의 두 번째 발가락 접합부인 행간(行間)
이라는 곳이며, 그 뒤쪽에 태충(太衝)이 있다. 이곳을 마찰하면
신경을 집중시켜 준다. 특히 여성에게 있어서는 내분비를 촉진시
키며 생리를 순조롭게 하므로 갱년기 장해의 증상을 벗어날 수
있다.

비방. 축기참증(築基參證)과 강정체조
―여러가지 호흡법―

오류파(伍柳派)의 『축기참증(築基參證)』은 수황실의 성연구 관
청인 공학부(控鶴府)에서 사전 심의를 거쳐 효능은 당나라에 이
르러서까지 증명되고 남은 것들이다. 이 부분들은 과학적으로 증
명되느냐, 그렇지 않느냐를 놓고 심각하게 매스컴이 사실 추적을
시도했었다. 즉, 기(氣)가 있느냐? 도대체 기란 무엇인가? 등등이
논제(論題)였다. 그렇다면 도인법(導引法)이 무엇인가부터 규명
하는 게 순서일 것 같다. 이것은 도가에서 행하는 치료 수단으로,
양생·경락 마찰·정좌(靜坐)·호흡(呼吸)을 뜻한다. 이 가운데
『축기참증』은 오류파의 간판 격인 축기법(築基法)이다. 그러면
축기법이 무엇인가를 살펴볼 필요가 있다.

축기법이란 조용히 앉아 수행을 함으로써 생리 기능을 강화시
키는 것을 말한다. 일정한 방법으로 수행을 하게 되면 단전(丹田)
에서 열이 발생되는데 이것을 양기(陽氣)라 한다. 말을 바꾸자면,

이 양기를 기르는 것을 선도 수행이라 할 수 있다.

선도 용어에 풍(風)과 화(火)가 있다. 풍이란 호흡(숨결)이고 화는 의념이다. 호흡은 다시 음양으로 나뉘는데, 음풍(陰風)은 외호흡이고, 양풍(陽風)은 내호흡이다.

음풍은 다시 무식(武息)과 문식(文息)으로 갈린다. 무식이란 일부러 강하게 호흡하는 것을 뜻하며 여기에는 세 가지로 분류된다.

첫째, 호흡 등장(呼吸等長)이다. 1회에 1초씩 일곱 번을 강하게 들이쉬고 7초 동안 숨을 멈추었다가 1회에 1초 간격으로 강하게 내쉬는 것을 말한다.

둘째, 호단 흡장(呼短吸長)이다. 7초 동안 걸려 숨을 들이쉬고 5초 동안 멈췄다가 다시 5초에 걸려 숨을 내쉬는 것이다.

셋째, 호장 흡단(呼長吸短)이다. 이것은 5초 동안 걸려서 숨을 들이쉬고 5초 동안 멈췄다가 7초에 걸려 숨을 내쉬는 것을 뜻한다. 하진충 도인은 이 호흡법으로 양기를 축적시켜 축기법을 완성하였다. 다시 말해 위의 세 가지 호흡법은 시간과 장소에 구애받지 않고 시술할 수 있는 것이다.

호흡법 수련을 계속하는 과정에서 한 가지 주의 사항이 있다. 호흡을 하는 중에 기가 단전에 집중되면 곧바로 내쉬는 동작으로 들어가야 한다. 예를 들어 호흡할 때 숨을 들이쉰 후, 한 호흡 사이 정도를 정지한다. 이렇게 되면 공기는 단전에 집중된다. 바로 이 상태로 가만 내버려두는 것이 고동(鼓動)이다.

이러한 고동의 수법이 익숙해지면 차츰 기가 단전에 응결되는 것을 느끼게 된다. 그것은 점차 조금씩 덩어리를 이루어 몸을 환히 비추는 것과 같은 느낌을 가져다준다. 이렇게 되면 정신은 집중되고 몸은 상쾌하기 이를 데 없다. 바로 이런 점에 호흡법의 신묘함이 있는 것이다.

1) 누워서 호흡하기(臥式呼吸法)

『축기참증』에 의하면 호흡은 살아 있는 사람의 증거라고 했다. 그러나 호흡을 잘못 하게 되면 몸에 큰 화를 불러들이게 됨을 경고한다. 다음 같은 경우는 호흡법을 연습하거나 사용해선 안된다. 첫째, 몸이 몹시 피로해 있을 때. 둘째, 방사가 끝난 직후. 셋째, 마음에 근심 걱정이 있을 때. 넷째, 아주 즐겁다거나 화가 났을 때. 다섯째, 목욕을 한 직후 등엔 호흡법을 금해야 한다.

호흡법을 익힐 때에는 편안한 마음, 편안한 자세, 편안한 옷차림으로 하는 것이 제격임을 잊지 않아야 한다.

호흡법의 자세는 반드시 정좌만 있는 것은 아니다. 때로는 반듯하게 눕거나 옆으로 눕는 모양도 있을 수 있고, 아래를 내려다보는 자세로 누울 때도 있다. 이러한 여러 호흡도 근본은 하나이기 때문에 천장을 향해 바라보는 누운 형태에서의 호흡법을 대표적으로 설명하고자 한다.

첫째, 베개는 평소에 쓰던 것으로 한다.

둘째, 자리에 누운 후 편안한 자세를 취하되 양손 바닥을 넙적다리 위에 올려놓는다.

셋째, 눈을 가늘게 뜬다. 이를테면 의식이 몽롱해서 시야가 가물거리는 듯한 자세를 취한다.

넷째, 들숨과 날숨을 쉬면서 의념을 단전에 집중시킨다.

다섯째, 입을 다물고, 혀는 입천장에 붙인다. 서서히 코로 공기를 들이마시되 소리를 내선 안된다. 또한 가슴이 확장되어서도 안된다. 다만 단전이 볼록해 지도록 하는 것이 요령이다. 처음에는 하나에서 일곱까지 헤아리면서 들이쉰다.

여섯째, 단전이 볼록해지면 같은 방법으로 코로 숨을 내쉰다. 이때 혀는 아래로 붙인다. 들숨과 날숨을 한 호흡으로 한다.

일곱째, 대략 30분 정도가 무난하다. 피로해 지거나 졸음이 오는 경우, 또는 통증이 있을 때엔 즉시 중단해야 한다.

또한 호흡을 하는 도중에 귀울음(耳鳴)이 있거나 어지럼증, 또는 재채기가 쏟아질 때에도 즉시 호흡을 중지해야 한다. 이것은 '기의 흐름'이 순조롭지 못하기 때문에 생겨난 부작용이다. 호흡법을 익히는 요령은 처음엔 얕게 해야 한다. 그러면서 흐름을 정지시키기 말아야 한다.

2) 앉아서 호흡하기(座式呼吸法)

여기에서 말하는 '좌식'은 정좌를 뜻하는 것이 아니라, 의자 등에 앉아 호흡을 하는 방법이다. 이를테면 직장인들이 자신이 근무하는 곳에서 간편하게 호흡법을 익힐 수 있는 방법이다. 그러나 한가지 주의하여야 할 것은 호흡법을 익힐 때에는 주위로부터 방해를 받는 것은 오히려 몸에 해롭다는 점이다.

첫째, 푹신한 의자보다는 나무 등의 딱딱한 의자를 준비한다.

둘째, 깊이 걸터앉은 자세에서 무릎은 직각을 유지하여야 하고 방바닥에 자신의 발바닥이 넉넉하게 닿도록 한다.

셋째, 양손 바닥을 무릎 위에 얹히되, 손가락은 자연스럽게 벌인 상태여야 한다.

넷째, 가슴은 너무 펴지 않은 상태여야 하고, 어깨에선 힘을 뺀다. 그리고 머리는 약간 앞으로 기울인다.

다섯째, 앉아서 호흡하는 법 역시 누워서 하는 호흡법과 같다.

이러한 호흡을 1개월 남짓하게 되면 몸안이 화끈거리며 작열하는 듯한 느낌이 일어난다. 이러한 발열 현상은 단전 수축이 일어나는 시기이므로 조금도 놀랄 일이 아니다. 이때로부터 기의 관류(貫流) 현상을 느끼게 된다.

3) 걸으면서 호흡하기(立式呼吸法)

입식이라면 선 채로 호흡하는 것으로 알고 있지만 그건 아니다. 이 호흡은 길을 걸으면서 호흡을 하기 때문이다. 이 호흡법은 현대인들에게 가장 적합한 호흡법이다.

첫째, 길을 걷기 전에 마음을 안정시킨다. 한편으론 언제라도 앉을 수 있도록 몸의 힘을 뺀다.

둘째, 양눈을 뜨고 약간 턱을 치켜든 상태에서 시선을 위로 향한 채 천천히 걷는다.

셋째, 한 걸음 내딛고 숨을 들이쉬고, 한 걸음 내딛고 숨을 내쉰다.

넷째, 방법에 익숙해지면 두 걸음 내딛고 숨을 들이쉬고, 두 걸음 내딛고 숨을 내쉰다.

호흡하는 방법은 누워서 호흡하기와 같다. 이러한 호흡법을 「행기토납(行氣吐納)」이라 하는데 일종의 보행술(步行術)이라고 하여도 무난하다.

『포박자(抱朴子)』를 쓴 갈홍은 이러한 호흡법에 근거하여 중국 무술이 발전하게 되었다고 피력한 바 있다. 즉, 그는 검술이나 창술·유술 등은 한결같이 「행기도인(行氣導引)」과 깊은 관계가 있다고 하였다. 바로 이 행기도인이 호흡법인 것이다.

비방. 생활에 활력을 주는 강정 체조
―여러가지의 포즈―

체조를 하게 되는 목적은 한 마디로 단련법이라 할 수 있다. 중국의 권법이나 유술은 짐승의 동작을 본뜬 체조의 일종으로 볼 수 있다. 어느 나라든 나름대로 건강을 유지하며 생활에 활력을 주는 생활 체조라는 게 있다. 이러한 체조는 내장의 기능을 강화시키고 피로를 해소시키며 신진 대사를 활발하게 진행시킬 수 있다는 점에서 여러 형태로 나타난다. 지금부터 소개할 열개의 포즈는 중국음양건강술(中國陰陽健康術)에서 현대인들에게 적절한 것만을 가려뽑아 연결 동작으로 만들어 놓은 것이다.

①학(鶴)의 포즈

두 손을 그림처럼 쫙 편 채 깊은 호흡으로 들어간다. 한쪽 다리로 서 있는 것은 호흡을 한 번 할 때마다 다리를 바꾼다. 이 포즈는 아침의 신선한 공기를 마시며 행하는 것이 좋다. 몸의 밸런스를 유지시키고 탈모증(脫毛症)을 예방하는데 효험이 있다. 또한 스트레스에도 효과가 있다.

②귓바퀴 비벼 대기

양쪽 귀를 비벼 댄다. 귀는 경혈이 많이 모여 있는 곳이다. 귀를 가볍게 비벼 대는 것은 몸안에 있는 곳곳의 경혈을 자극하는 효과가 있다. 내장을 강화하는 효과도 있다.

③어깨와 허리 두드리기

몸을 반듯이 편 자세에서 어깨와 허리를 두드린다. 이렇게 하는 것은 직접 경혈을 자극하는 효과가 있다. 몸의 불균형을 바로잡는 데 이용된다.

④머리 움직이기

양손을 허리에 댄 체 머리를 좌우로 움직인다. 머리를 전후 좌우로 움직이며 어깨를 가볍게 흔들어 준다. 가슴과 호흡기의 경혈을 자극하므로 숨쉬기가 훨씬 편해진다. 등허리의 경혈이 자극

되어 허리의 통증도 사라진다.

⑤손가락 움직이기

손가락을 앞뒤로 흔들어 주는 것은 혈행이 고르게 된다. 또한 열을 발생시키므로 움직이는 것이 좋다. 손가락에는 많은 경혈이 있다. 내장(특히 심장)을 강화시키는 효과가 있다.

⑥거북이 포즈

왼손과 오른손을 가볍게 고정시킨 후 손가락 방향으로 손을 움직인다. 다시 반대 방향으로 움직인다. 이때는 허리를 좌우로 움직이는 것이 좋다. 어깨가 무직한 증상을 해소시킨다.

⑦허리 마찰

허리를 그림에서처럼 위와 아래로 오르내린다. 아래쪽으로 강하게 내리는 것이 요령이다. 허리 경락을 마찰함으로써 체내에 고인 피로를 해소한다.

⑧정강이 마찰

그림에서처럼 다리를 위에서 아래로 비벼 내려간다. 이러한 마찰은 원기를 회복시키는 효험이 있다.(족삼리는 남자에게 중요한 경혈이다) 이곳을 자극함으로써 체내에 활력을 불어넣는다.

⑨태아의 포즈

무릎을 꺼어앉아 양손으로 감싼다. 이 포즈는 인간이 가장 안심할 수 있는 형이다. 호흡을 진정시킬 수 있으며 마음의 스트레스를 해소시킨다.

⑩기공식 호흡법

두 손을 위로 올려 합한다. 이때의 호흡은 복식 호흡이다. 팔을 위로 올릴 때 들여마시는 것이 요령이다. 이 체조는 다이어트에 효과 있다. 또한 장수를 보장하는 호흡법이다.

비방. 측천무후의 강정비방
―정기를 솟게 하는 무후주(武后酒)―

『금궤요략』이라는 비방집이 만들어진 연대는 후한(後漢) 때지만 현대에 와서도 애용되는 것은 그만큼 이런 비방들의 효험이 크다는 것을 증명하는 일이다. 그렇다면 이런 비방들은 아무 때나 소용되는 가? 그건 아니다. 비방이란 일정한 격식이 있다. 이를테면 특정한 부위에 이상이 왔다거나 또는 특정한 용도로 사용하기 위해 약재 등을 이용하여 부족한 그 무언가를 채워 주는 일이다.

당나라 시대의 여걸, 측천무후. 당고종(唐高宗)이 세상을 떠난 후 그녀에 대한 기록은 엉뚱하게도 『여의군전(如意君傳)』이라는 소설 속에 나타난다. 희대의 호색 남아인 풍소보(馮小寶)를 궁안에 끌어들여 온갖 황음한 놀이판을 벌이고 어의 심남로를 침실로 끌어들여 잔재미에 취하던 측천무후(則天武后).

그녀가 풍소보를 중으로 변복시켜 설회의란 이름을 하사하고 곁에 둔 것은 장대한 음구(陰俱) 때문이기도 했지만, 기실은 천변만화로 변해 가는 그의 방술 탓이었다. 풍소보를 만났을 때 측천무후의 나이는 예순이었다. 꼬부랑 할망구나 다름없던 그녀가 기력이 샘솟듯 흐르는 풍소보를 어떻게 감당했는가. 이에 대한 비밀은 감숙성 돈황의 석실 속에서 발견된 「천지교환음양대락부(天地交歡陰陽大樂賦)」의 내용으로 짐작할 수 있다.

휘장을 열고 천자가 침상에 오르면
꽃과 같은 얼굴 샛별 같은 눈이 쉴새없이 깜빡거리네
두 눈썹엔 부끄러움이 어려 초생달로 변해 가고

시녀가 앞뒤에서 옥체를 눌러 주면
좌우로 뒤틀어 눈빛 같은 엉덩이를 진상하누나
세 번 전진하여 두 번 후퇴하니
무황의 욕정이 차 오르고
위로 맞고 아래로 접하자
어느새 천자의 상투가 풀어지누나

이 시부를 쓴 사람은 당나라의 유명한 시인 백낙천(白樂天)의 아우 백행간(白行間)이다. 시부의 내용으로 시선을 돌리면 천자는 누워 있고, 대신 측천무후가 사내의 배 위에 올라가 몸을 쓰고 있는 모습이다. 물론 그것도 앞뒤에서 환관들이 잡아당기고 눌러 주고 있으니 방사를 참으로 편하게 치르는 모습이다. 『소녀경』에는 이 체위가 「선부(蟬附)」로 등록되어 있다.

무후가 굳이 여성 상위의 체위를 택했던 것은 머리 때문이었다. 중국 황실의 여인들은 머리 손질을 하는 데에 짧게는 여덟 시간에서 길게는 열 여섯 시간을 소비한다. 그러다 보니 방사를 치를 때도 머리가 헝클어지지 않은 체위를 택하게 된다. 이렇다 보니 자연 허리에 이상이 오는 것은 당연했다.

중국인들은 방사를 치를 때 허리를 사용하지 않는다. 물이 흐르듯 출렁거리면서도 힘의 분출구인 허리를 사용하는 법은 없다. 그러나 여성 상위가 되면 사정은 달라진다. 더구나 나이 예순에 풍소보라는 근육질의 사내를 만났으니 어떻게 온전히 견뎌 낼 수 있었겠는가. 그런데도 은근한 잔재미를 즐기며 일흔이 넘도록 사내를 불러들여 하루도 방사를 거르지 않고 지낸 것은 분명 특별한 이유가 있음이 분명했다.

어의(御醫) 심남로는 나이에 상관없이 양기를 북돋우는 요리 아닌 요리를 진상했다. 이른바「무후주(武后酒)」였다. 이것은 새우를 담은 그릇에 독한 술을 넣고 뚜껑을 닫는다. 대략 2~3분이 경과하여 새우가 잠잠해지면 뚜껑을 열고 껍질을 벗겨 먹는다. 이것은 새우의 뇌(腦)만 많이 모아 만드는 하뇌면(蝦腦麵)이란 별식과 함께 강정 효과가 크다. 물론 이때 사용되는 새우는 작은 것이다.

비방. 지나친 방사로 인한 허리 통증
—요통을 예방하고 치료하는 체조—

지나친 방사로 인해 남자들이 허리에 통증이 있을 경우에는 어떻게 해야 하는가? 바로 손등에 있는 요퇴점(腰腿点)을 눌러 준다. 이곳은 약지(藥指)·소지(小指) 중앙에 위치하며 손침 요법에 이용되는 곳이다. 수족 3음, 3양의 경맥들은 손과 발끝에 연계되어 있으므로 병증에 맞는 혈을 취하여 침을 놓아 온몸의 병을 치료하는 방법이다. 측천무후 때와는 달리 현대에 와서 이 방법은 어느 정도 변화를 가져왔다. 아래 그림에서 보는 것처럼 요퇴점은 손등의 중지·약지 중앙에 위치하며 허리와 다리가 아플 때에 사용한다.

하루에 두서너 차례, 한곳을 1~2분 정도 마찰하여야 효과가 있다. 또 다른 방법은 인위적으로 만든 자석을 이곳에 붙이는 것도 개발되었다.

우리가 일상 생활을 통해 요통을 예방하고 치료할 수 있는 방법이 바로 요통 체조다. 요통은 앉은 자세가 나쁠 때에나 무거운 것을 들고 갈 때 허리에 무리한 힘이 가해져 일어나기도 한다. 비만의 원인이 되기도 한 요통을 예방·치료하는 것은 혈행(血行)

을 순환하는데 좋다.

①기본 자세

무릎을 세우고 양손을 귓가에 댄다. 코로 숨을 깊이 들이 마신다.

그런 다음 입으로 내쉬며 복식 호흡을 한다.

②복근 강화 1.

①의 자세에서 어깨를 약 25센티 위로 일으킨다. 이 상태에서 5초 동안을 유지하며 복식 호흡을 한다.

③복근 강화 2.

①의 자세에서 왼쪽 손으로 오른쪽 무릎에 댄 체 일어나는 동작을 한다. 이때 역시 복식 호흡을 한다.

④등의 근육 강화

양무릎을 다리 안쪽까지 당긴다. 이 동작을 20회 정도 되풀이 한다. 다시 ①의 자세로 돌아가 복식 호흡한다.

⑤전근 강화(殿筋强化)

①의 자세에서 양손을 배 위에 올린다. 그 다음 머리를 들어올린다. 골반을 회선(回旋)한다.

⑥허리 비틀기

허리에 손을 댄 체 호흡을 토해 낸다. 한쪽 다리를 교차하며 하반신을 비튼다. 반대쪽으로 바꿔 행한다.

⑦엎드려 배 붙이기

배를 바닥에 붙여 팔을 짚는다. 상체를 드는 동작을 5초 가량 유지한다.

중국 의학에는 오래 전부터 내장을 중시해 왔다. 여기에 허리의 마찰을 통해 강정 효과를 기대하고, 요통을 예방하는 마찰법으로 신장(腎臟)의 기능을 강화시켰다

비방. 공자(孔子)의 강정 비방
—잉어로 만들어 먹는 스프—

양손을 30회 가량 비벼 열을 낸 후 허리 뒷부분을 위에서 아래로 마찰시켜 내린다. 대략 1백회 가량 선골부(仙骨部;허리에서 엉덩이까지)를 오르내리는 것이 좋다.

요통이 일어나는 경우는 요추(腰椎)가 고장이 난 때문이다. 허리에는 독맥인 명문(命門)과 방광경(膀胱經)인 신유(腎兪)와 지실(志室)이 있고, 간장병 치료를 위한 담경(膽經)인 경문(京門)과 대맥(帶脈)이 있다. 이 부위를 마찰하면 신장에 생기를 증대시키므로 조루와 발기 부족을 치료한다.

중국에서는 잉어를 이용한 궁중 요리가 많다. 그러나 잉어는 민간인들이 먹기에는 너무나 고급 요리다.『식료 본초』를 위시하여 중국 의학서에는 잉어를 '비방약'이나 '강정 식품'으로 이용한 요리 기술이 크게 발달하여 왔음을 보여준다. 남성에겐 강정 식품이지만, 여성에게는 불감증(不感症)을 치료하는 효험이 있다. 그런 점에서 잉어는 흥분제 역할을 하고 있음도 알 수 있다.

『금궤요략』에는 '잉어는 사내를 용으로 만든다'고 씌어 있다. 이를테면 정자(精子)를 열 배로 불리는 효능이 있으며, 오랫동안 복용하였을 때엔 능히 90세의 수명은 보장한다고 씌어 있다.

성인으로 추앙 받은 공자가 아들을 낳았을 때 노나라 왕은 그에게 잉어를 하사했다. 그런 연유로 아들의 이름을 리(鯉)라 하였다. 공자는 여러 나라를 돌아다니던 중 기력이 딸리면 잉어로 수프를 만들어 먹었다. 만드는 방법은 어렵지 않다. 먼저 내장을 들어낸 후에 구기자 열매를 약간 넣어 약한 불로 한 시간 남짓 끓인다. 거기에 간을 맞춰 먹으면 그만이다. 만드는 방법은 간단하지만 그 효능은 감히 상상도 못할 정도다.

공자의 문하에서 공부한 사람은 3천이나 되었고, 육예(六藝)에 능한 인물만도 일흔 둘이나 되었다. 공자의 손자 자사(子思)는 『중용』이란 책에 공자를 이렇게 평가하고 있다.

<…비유하면, 하늘이 덮치지 않은 것이 없는 것과 같고 땅이 심지 않은 것이 없는 것과 같으며 춘하추동 절기가 때를 따라 움직이는 것과 같고 해와 달이 번갈아 밝아 있는 것과 같다. 만물이 함께 자라도 서로 해치지 않으며 도가 함께 행해지고 있어도 서로 어긋나는 일이 없다. 그리하여 작은 덕은 냇물처럼 끊임없이 흘러 만물을 길러 주고 있고 큰 덕은 크고도 넓어 생육과 변함이 다함없으니 이것이 하늘과 땅처럼 큰 것이다. 그렇기 때문에 성명(聲名)이 중국에 넘쳐 오랑캐에게로 전해지게 되었고, 배와 수레가 닿는 곳, 사람의 힘이 미치는 곳, 하늘이 덮고 땅이 심고 있는 모든 곳, 혈기를 가진 사람이라면 그를 존경하고 친애하지 않은 이가 없다. 그렇기 때문에 하늘과 짝해 있다고 한다.>

공자는 자신의 뜻을 펼칠 수 있는 곳이면 어디든 갔다. 그리고 많은 사람들을 만나 대화했다. 이렇듯 천하를 순유하며 자신의 학문을 펼 수 있는 원동력은 어디에 있는가. 그것은 스스로 강건케 하는 경혈 마찰에 있었다.

『금궤요략』을 비롯한 『편작전서(扁鵲全書)』에는 병이 틈타지 못하도록 스스로 경혈을 마찰하여 장수를 누리는 비방이 적혀 있는데, 이것은 침구법에도 크게 응용되었다.

항상 관원(關元) · 기해(氣海) · 명문(命門) · 중완혈(中脘穴)의 경락을 30회씩 마찰하여 생기가 온몸에 돌게 하는 방법이다. 이렇게 하면 최소한 1백세를 보장받는다고 씌어 있다. 또한 건강 장수의 경혈인 족삼리(足三里)를 마찰하는 것도 장수에 효험이 있다고 지적했다.

비방. 장량(張良)의 신선비방
―메추리로 만든 장량주―

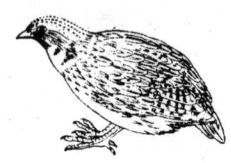

장량은 지략가로 널리 알려진 인물이다. 한(韓)나라 귀족의 자제인 그는 진나라에 의해 나라가 망하자 복수의 칼을 갈던 중 우연히 비교라는 다리에서 황석 노인(黃石老人)을 만나 『소서(素書)』를 얻는다. 이후 그는 유방을 도와 한나라의 중원 통일이라는 대업을 이룬다. 장량은 수없이 전장터를 달리며 지략을 짜냈고, 나름대로 익힌 건강술로 몸을 강건하게 하였으며, 훗날 유방의 사후에는 곤륜산에 들어가 신선이 되었다고 기록으로 전한다. 그는 지략이라면 능히 물길 백리를 달릴 수 있을 만큼 뛰어났으며 스스로 장수의 비결을 찾는 데에도 남달랐다.

장량이 평소 즐겨 먹었다는 메추리 고기는 강정 식품으로 너무나 유명하다. 특히 「장량주(張良酒)」라고 불리는 메추리를 이용한 강정주는 훗날 당나라 때 측천무후에 의해 만들어진 새우를 이용한 「무후주(武后酒)」와 쌍벽을 이룰 만큼 대단한 강정 효과가 있다.

몸이 약한 사람들, 특히 노인들이 메추리를 이용한 요리를 한 달만 상복(常服)하면 기력이 크게 달라져 있음을 알게 된다. 메추리는 구워서도 먹고 찜을 쪄서도 먹고 탕으로도 끓여 먹는다. 그러나 무엇보다 효험이 있는 것은 수프로 만들어 먹는 경우다. 이를테면 메추리를 찔 때 만들어지는 일종의 '즙'을 말한다.

만드는 방법이 어렵지 않다. 먼저 대여섯 마리의 메추리를 준비하여 털을 뽑고 장(腸)이며 발톱, 머리 부분을 깨끗이 손질한 후 청주(淸酒) 한 홉에 생강을 잘게 썰어 합해 둔다. 이것을 다시 큰잔에 넣어 밀봉한 후 두 시간 남짓 찌개 되면 액체가 고이는데 바로 이것이 정력에 효험이 높은 '즙'이다.

허약 체질의 사내들이나 노인들에게는 더없이 몸을 보(補)하는 강정 식품이다. 애주가들은 이것을 강정주로 만들어 먹는 방법이 있다. 이른바 「장량주」다.

우선 메추리 두 마리에 알콜 도수가 높은 술을 준비한다. 또한 새박뿌리라고 하는 하수조(何首烏) 1백그램과 녹용 2십그램, 산삼(또는 인삼) 2백그램을 준비한다.

이것을 밀봉시켜 1백일 동안 어두운 곳에 놓아두면 강정 효과가 뛰어난 「장량주」가 만들어진다. 어느 누구든 기회 있을 때 한 번 만들어 먹으면 뛰어난 효험에 혀를 내두르게 될 것이다.

비방. 몸을 강건하게 하려면
—흉부(胸部)를 마찰하라—

흉부에는 호흡기관과 심장이 있다. 그러므로 이곳에는 임맥, 다리의 소음신경(少陰腎經), 다리의 양명위경(陽明胃經) 등의 경락이 흐른다. 장량은 평소 흉부를 마찰하여 자신의 건강을 지켰다. 흉부에 분포되어 있는 경혈은 천지(天池)·신봉(神封)·전중(膻中)·기문(期門)·일월(日月) 등등이 있는데 이곳을 마찰시킴으로써 호흡기관의 기능을 높이는 효과를 얻은 것이다.

이곳을 마찰시키는 방법은 먼저 양손을 30회 정도 비벼 열을 발산시킨다. 그런 다음 양손을 흉부에 대고 강하게 내려갔다가 다시 반대로 거슬려 올린다. 30회 정도 하는 것이 무난하다. 흉부 마찰은 내장 기관의 기능을 높이고 복부의 내장 기관의 움직임을 활발히 만든다.

제6장
황제들의 신선(神仙) 비방

1. 삼공술(三功術)

제요(帝堯)는 도당씨(陶唐氏)니 당요제다. 그는 계곡의 아들로 형인 지(摯)의 뒤를 이어 천자의 자리에 올랐다. 위로 하늘을 공경하고 아래로 백성 사랑하는 마음이 넘쳐 만민으로부터 숭앙 받기에 충분했다. 독단적인 자신의 판단에 과오가 있을 것을 우려하여 궁전 입구에 커다란 북을 달고 기둥 하나를 세웠다. 이것을 「감간(敢諫)의 북」이라 했다.

이 당시 요는 너무 늙었다. 보위에 오른지 벌써 70여년이 지났다. 천하는 평화롭지만 연례행사처럼 되풀이 되는 황하의 홍수만은 어쩔 수 없었다. 치수 사업을 위해 등용한 곤(鯀)이 9년이나 열정을 바쳤지만 효험이 없었다. 더구나 아들 단주(丹朱)는 우매하여 보위를 물려줄 마음이 없었다. 이무렵 그는 요중화(妖重花)란 젊은이의 소문을 듣게 되었다. 과연 그렇다면…. 하는 생각이 당요제의 뇌리를 적셨다. 그는 두 딸을 서슴없에 그에게 시집 보냈다. 첫째인 아황(娥皇)이나 둘째인 여영(女英)은 예외없이 한

지아비를 섬기게 된 것이다. 이로보아 4,300년전에도 당시의 중국이 일부다처제(一夫多妻制)였음을 알 수 있는 일이다. 기록상으로 이러한 모든 것을 괴사(怪事)라 적고 있는데 어느 시대나 황제의 등극엔 부록처럼 뒤따르는 것이 바로 <표준 군주>라는 틀에 끼워맞추는 '칭송'이다.

요중화가 중앙 요로에 길을 트자 그는 장인을 밀어내고 실권을 장악코자 은밀히 궤계를 마련했다. 행인지 불행인지 기원전 2258년에 당요제가 서거하고 그의 아들 단주가 보위에 올랐다. 요중화는 급거에 난을 일으켜 단주를 호북성 의도현의 단수로 쫓아버리고 제왕의 자리에 올랐다. 당요제가 세상을 떠난 지 3년만의 일이었다.

이 당시의 법도는 엉망이었다. 예의범절은 물론 유가(儒家)의 이론이라는 것도 정비되지 않은 상태였다.

이렇듯 흐물거리는 세태고보니 방사(房事) 또한 황음스럽기 그지없었다. 대개 이 시절에는 선인들이 즐긴 선도식 방술보다는, 상대에게 즐거움을 주고 자신 또한 열락의 구름 위에서 노니는 수련법을 택했던 게 일반적이다.

이를테면 선도에서 말하는 '정액'은 정력이 물질화된 것밖엔 다른 의미가 없다고 믿었다. 즉, 사람의 몸에 있는 힘의 찌꺼기가 남녀의 교접에 의해 방출된다고 본 탓이다. 그렇지만 이 부분에 대한 이론이 많다. '교접을 하되 배출하지 말라'는 것은 체내에 남아있는 쓰레기가 독소작용을 하기 때문에 그것을 배출시키지 않으면 허리와 다리 쪽이 약해 진다는 의학상 경고 때문이다.

이렇게 되면 심장이 약화되어 항상 방망이질을 하는 것처럼 두근거리고 입언저리에 타액이 흘러 번들거린다. 그렇기 때문에 선도식 이론은 위험하다. 남녀가 방사를 했다면 몸 안에 고인 찌꺼기는 배출시켜야 당연하다. 그러나 요중화는 하룻밤에 두 곳을 웃돌면서 정기를 다스렸다고 했으니 여기에 하나의 비밀이 있었던 것 같다.

본디 방사란 남녀가 서로 교합을 의식하면 상대적으로 홍분 하게 되고, 여자는 남성에게 안기고 싶다는 생각을 갖게 된다. 이렇게 되면 몸의 세포가 늘어나는 것처럼 정신력 또한 왕성하여 홍분하게 된다.

그것 뿐이 아니다. 마음은 설레게 되고 육체의 힘 또한 활력을 갖게 되어 홍분된다. 이때엔 쾌감이 따르게 되어 액체가 방출되는데 이른바 신기정(神氣精) 상태가 그것이다. 그런데도 요중화는 위에서 말한 방법을 택했다. 여체 내에 고여있는 양기를 의념으로 빨아들인 후 순수추선(順水推船;양자강의 뒷물결이 앞물결을 치는 방법)의 상하 운동을 한 것이다. 상하 운동을 하면서 자신의 몸이 쾌감에 젖으면 잠시잠깐 휴식을 취했다가 다시 움직이고, 그러다가 또다시 몸을 움직였다. 금방 자신의 몸에 고인 액체를 쏟아버릴 것 같은 상태가 일공(一功)이라는 것인데 대개 이런 상태가 세 번 오는 삼공(三功)일 때, 여인은 파김치처럼 늘어져 버린다는 것이다.

재위에 오른지 39년. 그는 남쪽 지방을 순행하다 창오(蒼梧)에 이르러 병을 얻더니 갑자기 세상을 떠났다. 남편을 따라 상수(湘水) 부근까지 갔던 두 왕비는 갑작스런 남편의 절명에 비탄의 눈물을 흘렸다. 주위 대나무에 떨어진 눈물은 얼룩진 반점(斑點) 흔적을 남겨 상비죽(湘妃竹)이라 불렀다.

2. 착음방(窄陰方)

  사이계(姒以癸;걸)는 기원전 1819년에 등극했다. 34년이 지난 기원전 1786년, 그는 1백여만의 병력을 이끌고 산동성 몽음현에 위치한 유시씨(有施氏)를 토벌하러 나섰다. 기록연대가 확실치않은 신사시대(信史時代)에는 부락 명칭 위에 유(有)자를 붙였다. 이것은 특별한 뜻이 있었던 게 아니고 단지 어조사(語助辭)로써 쓰였던 것 같다.

  대군을 맞이한 시부락에선 하왕조의 정예병과 격전을 치를 입장이 못되었기 때문에 화친을 도모할 수밖에 없었다. 많은 진상품을 헌상하고 용서해 주기를 간청했는데 그 중에 아름다운 처녀가 끼어 있었다. 사람들은 그녀를 매희(妺喜)라 불렀다. 이러한 칭호는 당시의 법으로 민간 사람들은 함부로 추장 집안의 성을 부를 수 없었기 때문에 시희(施喜)라 하지 않고 그렇게 부른 것이다. 사이계가 1백만의 대군을 이끌고 시부락을 공격할 때의 일이었다. 별무리가 아삼아삼한 빛을 뿌리고 있을 때 갑자기 일진의 회오리 바람이 일어났다. 턱밑에 두어 자 되는 수염을 나풀거리며 치포관을 쓴 도인이 시매희의 처소에 나타났다.

  "너의 상을 보아하니 필시 요절할 것이다만, 내 너를 가엽게 여겨 착음방(窄陰方)의 비방을 내릴 것이니라."

  백석도인의 목소리가 사라지는 것과 동시에 침상 위에는 붉은 빛이 도는 비단주머니 하나가 놓여 있었다.

  이로부터 사흘 후. 시매희는 시부락의 공물이 되어 사이계 앞에 놓여졌다. 여기에서 사이계의 면면을 살펴볼 필요가 있다. 그는 완력과 지략을 갖춘 사내였다. 힘으로 말하자면 굽어진 쇠몽둥이를 펼 수 있었고, 물속에서는 교룡(蛟龍)을 죽이고, 뭍에서는 호랑이와 이리를 잡을 정도의 역사였다. 이러한 사이계가 여리디여린 시매희를 보는 순간 한눈에 반한 것이다. 공물을 접수하고

환궁한 후부터 오로지 시매희만을 무릎에 앉힌 채 술잔을 기울였다. 그녀는 언제나 말이 없었다. 수심이 가득한 얼굴에는 한줄기 처량한 빛기운이 어려 있고 가만가만 걸을 때엔 금방이라도 부러질 듯 가냘펐다.

평소엔 씩씩하고 영명한 그였지만 시매희를 만난 순간부터 넋 떨어진 군주로 전락했다. 우선 궁전을 지었다. 물론 그 당시의 궁전도 천하를 호령할 하왕조였기에 대단했었다. 그런데도 다시 지었다.

새로 지은 궁전은 하늘을 찌를 듯 치올라 그것을 쳐다보면 넘어질 정도여서 사람들은 이 궁을 '경궁(傾宮)'이라 불렀다. 그것은 너무 높아 금방이라도 쓰러져버릴 것 같다는데서 유래한다. 회랑이나 난간은 온톤 상아로 장식 되고, 모든 방은 벽옥(碧玉)이며 홍옥(紅玉)으로 번쩍였다. 궁이 완성되자 축하연이 벌어졌다. 어지럽게 돌아가는 궁녀들의 춤을 보며 사이계는 황홀한 무드에 취했다. 그때 시매희가 속삭였다.

"좀더 미인을 모으십시오. 경궁에 어울리는 무희를 모아야 합니다. 폐하, 무희들의 옷이 빈약하잖습니까. 그 옛날 선조이신 우왕 앞에서 무희들이 추었다는 춤은 아무래도 좋은 옷을 입었을 것입니다. 그런 모습이아니라면 첩은 보고 싶지도 않사옵니다."

이미 시매희에게 정신을 빼앗긴 사이계는 전국 각지에서 아름다운 처녀들을 잡아들이는 한편, 노예들에겐 오색 실로 짠 옷을 입혔다. 한 달이 지나 3천명의 처녀들에게 아름다운 옷을 입게 한 후 경궁 앞 뜰에서 춤을 추게 하였다.

황제의 명이 떨어지자 술연못의 공사가 시작되었다. 주위가 50평방킬로미터나 되는 연못의 물을 퍼내고 그곳에 술을 채우고 배를 띄웠다. 술이라 하여 항간에서 파는 싸구려 술이 아니다. 한나라의 제왕이 마시는 술이고 보면 그 맛과 방대한 면에서 후세의 사가들은 벌린 입을 다물지 못했다. 이윽고 공사가 완성되고 사이계는 시매희와 작은 배를 타고 술연못을 떠다녔다. 연못 둘레에선 무희들이 춤을 췄다. 춤 추는 도중에 북이 울리면 무희들은 연못가로 달려가 술을 마셨다. 북소리에 따라 춤을 추고, 또 연못가로 달려가 술을 마시는 놀이….하루도 빠지지 않고 놀이는 계속되었다. 이런날 밤엔 두 사람 사이에도 방사가 이루어진다. 본래 시매희는 방술을 익힌 것이 아니었다. 끈끈하게 음악을 연주하던 악공이 착음방의 용도를 알려준 이후 그녀는 이 약을 이용해 비술을 펼쳤다.

착음방은 미약이다. 몰석자 3개에 건강·사상자·계심·구골소 등을 3.75그램으로 넣어빻은 후 꿀로 버무려 오동나무 열매크기로 만든다. 그런 연후에 여인의 음호에 넣으면 방사중 심한 수축작용이 일어나 사내에게 즐거움을 주었다.

사이계의 황음한 놀이가 더욱 기승을 부리던 중 상부락(商部落)의 추장 자천을(子天乙)은 이윤과 손을 맞잡고 기원전 1776년에 연합군을 형성하여 하왕조를 공격했다. 사이계는 부득이 수도 짐심(斟鄩;하남성 공현)을 버리고 안읍(安邑;산서성 하현)으로 도주했다. 그러나 연합군단은 고삐를 늦추지않고 진격하여 양군이 명조(鳴條;산서성 하현) 지방에서 일대 격전을 벌인다. 거기에서도 하왕조는 무참히 참패했다. 상황이 이에 이르자 사이계는 시매희를 데리고 황하 건너 이적국(夷狄國)으로 망명하기에 이른다. 그러나 길목을 지키고 있던 연합군단에 의해 대섭도구(大涉渡口;산서성 하현 서황하 渡口)라는 곳에서 생포되었다.

그후 세월이 흘러 두 사람이 어떻게 죽었는지 전하지 않는다. 상왕조에서는 그에게 '걸제(桀帝)'라는 칭호를 내렸다. 이것은 폭

군이라는 뜻이다. 시매회가 쓴 착음방이 미약이었고 보면 두 사
람의 운수는 하늘이 정한 듯 싶다.

3. 목밀녀(木蜜女)

제(齊)나라 양공(養公)은 무슨 일인지 노환공(魯桓公) 부부가
온다는 말을 듣고 기뻐 안절부절이었다. 이때엔 양공 즉위 4년째
되는 해로 누이 문강이 제나라를 떠나 노나라로 시집 간지 열다
섯 해가 지날 무렵이었다. 양공은 자나깨나 시집간 누이를 잊지
못했으니 참으로 모를 일이었다. 이들 남매. 양공과 문강, 그리고
위나라 선공의 애첩이 된 선강은 무슨 귀신이 씌워 음탕한 피를
타고 났는 지 어릴 때부터 방탕했다.

큰누이 선강은 왕자인 급자(急子)에게 시집 갔으나 시아버지
선공의 탐욕스러움에 이끌려 스스로 애첩이 되었고, 동생 문강은
시집도 가기 전에 오라버니 양공과 뜨거운 피를 나누었다.

이들 남매가 자청하여 불륜관계를 맺었을 리 없지만 수십, 아
니 수천의 미인들이 들끓는 궁안에서 허다한 궁녀들을 놔두고 남
매끼리 상피붙은 것은 그만큼 문강의 자태가 요염했다고 볼 수밖
에 없다. 기이하게도 문강은 배우지 않았음에도 음양서가 전하는
갖가지 체위를 연출하여 양공을 놀라게 했다.

"오라버니, 오늘은 소녀가 오라버니를 위해 목밀(木蜜;대추)을
준비했어요."

문강은 은합에 담긴 목밀을 양공 앞에 내놓았다. 음양서에 의
하면 채녀(采女)라는 여선인은 양생술의 하나인 도인법에 능했다
고 하는데 마지막 그녀의 모습을 본 것은 나이가 837세 였다고
한다. 그것은 모두 목밀을 이용하여 효과를 보았다는 것이다. 동

진시대(東晉時代) 저술된 『습유기(拾遺記)』에는 서왕모라는 여선
인이 선계에서 내려와 목왕과 잠자리를 했을 때 목밀을 사용한
기록이 전한다.

목밀이란 서왕모가 자신의 국부안에 대추를 넣어 퉁퉁 불린 다
음 목왕의 기력을 돕고자 그것을 꺼내 먹였다는 것이다. 괴이하
게도 문강은 이러한 비법을 알고 있었다. 그것 뿐이 아니었다. 대
개 방술이란 급히고 펴는 굴신(屈伸), 정자세와 엎드려 눕기인 부
앙(府仰), 들고 나는 출입(出入), 깊고 얕음인 심천(深淺) 등으로
나뉜다.

이러한 것은 대개 방술을 펼칠 때, 어느 부분에서 시작하여 어
떻게 전개하는가를 가름짓는 '이음새' 역할을 한다. 문강은 어떤
형태의 방사든 간에 그것을 자신에게 가장 합리적인 체위로 유도
하는 능력이 탁월했다. 그렇기에 누이를 시집 보낸 후에도 문강
의 잠자리 교태를 잊지 못한 것이다. 그러한 누이가 열다섯 해 만
에 돌아온다니 친히 군사를 몰고 녹수라는 곳에 나가 맞이하였
다. 이것이 불행의 시작이었다. 단약은 사용처가 올바를 때에만
큰 효험이 있는 것이지, 그렇지 못할 때엔 사음(邪淫)으로 빠진
다.

4 채기법(採氣法)

춘추오패(春秋五霸)를 꼽는 방법은 여럿이지만 다음같이 나누
는 게 일반적이다.

제(齊)나라의 환공(桓公)

진(晉)나라의 문공(文公)

초(楚)나라의 장왕(莊王)

오(吳)나라의 부차(夫差)

월(越)나라의 구천(句踐)

대체로 기원전 5~6세기에는 중원의 문명이 밀물처럼 남쪽으로 밀려들었다. 춘추시대 5백년 동안 어느 한나라가 크게 통일하지 못했던 것은(물론 하나라 등 3대는 제외) 뛰어난 영걸이 없었던 것이 아니라 워낙 대륙이 넓은 탓으로 돌릴 수밖에 없다. 그런 점에서 앞서 기술한 춘추 오패는 뛰어난 군주로 볼 수 있다.

초나라의 장왕도 예외일 수 없다. 그는 나머지 네 사람 못지않은 치적을 남겼다. 상당히 멋들어진 군주였다고 역사가는 평가한다. 장왕은 보위에 오른지 3년이 지나도록 정치에는 관심을 보이지 않았다. 오로지 게걸스럽게 술과 여자를 가까이했다. 어디 그것 뿐인가. 자신의 이런 행동에 대해 간(諫)하는 신하가 있을 것을 염두에 두고 조문(朝門)밖에 으시시한 방(榜)을 걸어놓았다.

<…감히 충간(忠諫)을 사칭하여 군왕의 심기를 어지럽히는 자는 직위고하를 불문하고 효수형으로 다스리겠노라.>

이러한 포고령이 떨어졌으니 어느 누가 직언을 고하겠는가. 대소신료들이 뒷걸음 치는 사이 장왕은 더 많은 기녀들을 궁에 불러 춤을 추게 하고 좋은 술과 안주로 날이 가는 줄 몰랐다. 이렇게 되니 지방 아문(衙門)의 관장들 역시 조금이라도 자색이 고운 계집을 발견하면 앞다투어 궁안에 밀어넣었다. 계집을 미끼로 관도(官道)에 나갈 기틀을 삼으려 든 것이다.

장왕이 가무연을 열 때 오른쪽엔 정나라에서 온 미인을, 왼쪽엔 채나라에서 온 미인을 앉혔다. 두 미녀가 따라주는 술을 마시며 흥겹게 담소하는 게 일과였다.

장왕의 태자 시절에 가까운 왕족 한사람이 극력으로 방술을 권한 적이 있었다.

"본시 제왕에겐 많은 비빈이 있게 마련이오. 그렇기에 민간 사람들은 여자를 구하려 해도 그리할 수 없으나 그대가 제왕의 자리에 오르면 옛시절 청우도사(靑牛道士)의 말을 기억하시오."

왕족의 얘기는 계속되었다.

"사람에겐 저마다 기(氣)가 있기 마련. 그렇기에 역대 제왕들은 많은 궁녀를 거느렸어도 별다른 해를 입지않았다 하오. 물론 여기에는 그럴만한 이유가 있는 것이오."

방사를 치를 때 궁녀들을 교체시키면 그만큼 큰 수확이 따른다는 것이다. 방술서에는 하룻밤에 열명을 교체시키면 가히 신선계에 든다는 괴이한 주문까지 있다 했다. 이를테면 관계를 하되 사정(射精)을 하지 않는 것이다. 즉 스스로의 기를 보존하여 상대에게 빼앗기지 않는다는 이른바 채기법(採氣法)이었다.

5. 소녀채전지술

역사적으로 '영공(靈公)'이나 '영왕(靈王)'의 시호가 붙은 군주는 대부분 악한 평판이 있다. 이런 인물들은 제명에 살지 못하고 비명횡사했다는 역사기록이 대부분이다. 그런쪽에서 본다면 진영공(陳靈公)만한 포악 무도한 인물도 찾아보기 힘들 것이다.

영공은 공공(共公)의 아들이다. 될성 부른 나무 떡잎부터 알아본다는 말이 있듯, 영공은 어릴 때부터 경박하고 게을렀다. 보위에 올라서는 나라 다스리는 데엔 관심 없고 오로지 주색잡기에만 눈을 벌겋게 떴다.

영공 가까이에는 그림자처럼 따르는 두 대부가 있었다. 바로 공녕(孔寧)과 의행부(儀行父)였다. 둘은 좋은 정책을 내놓기보다는 군왕의 주색잡기를 부채질하는 추악한 소인배들이었다.

하는 짓거리가 같으면 끼리끼리 모이는 것처럼, 영공은 자신이
원하는 것이 무엇인지를 한눈에 척척 알아내는 두 대부를 극진히
총애했다. 간혹은 목을 내놓고 영공의 행위에 대해 노골적으로
탄핵하는 충성스런 신하가 없는 게 아니었다. 그러나 만에 하나
그런 대신이 나타나면 두 대부는 기다렸다는 듯이 제거해버렸다.

이 당시 하어숙(夏御叔)이라는 대부가 있었다. 그의 조부는 진
정공(陳定公)으로 왕족의 피를 받았으며 벼슬은 사마직(司馬職)
이었다. 식읍은 주림이라는 곳이었는데 나이 들어서는 정나라 목
공(穆公)의 딸 하희(夏姬)를 아내로 맞아들였다. 바로 이 여인. 역
사가들은 하희에 대해 이런 평가를 내린다.

<…그녀의 모습은 한 떨기 피어나는 장미 같았다. 미모로 말하
자면 여희(驪姬)나 식규(食嬀)에 비길만 하고 요염하고 음탕한 것
은 달기나 문강(文姜)에 비해 결코 떨어지지 않았다….>

그래서일까. 어느 누구든 그녀를 한 번 보면 정신이 아뜩하여
넋을 잃었다.

그녀의 성장에 대해 흥미로운 살점이 붙는다. 하희가 열네살이
되었을 때, 하루는 꿈을 꾸었다. 머리엔 성관(星冠)을 쓰고 깃옷
입은 사내 대장부가 나타났다.

"나는 상계의 신선이니라."

하희는 꿈속을 찾아온 사내와 정을 나누었다. 이날밤의 정사가
얼마나 격렬했던 지 사내는 매우 흡족한 낯으로 자신에게 정성을
쏟아준 그녀의 행위에 감사를 표시하며 한 가지 비술을 전했다.
그것은 남자와 관계할 때에 상대의 정기를 빨아들여 음기(陰氣)
를 채우는 기술이었다. 많은 사내와 관계할수록 더욱 젊어지는
이 수법이 바로 '소녀채전지술(素女採戰之術)'이었다.

그녀는 시집 오기 전에 만(蠻)이라는 공자와 정을 통했다. 훤

횐장부인 그는 3년이 되기 전에 정기가 고갈되어 앙상하게 말라 죽었다. 그녀의 '소녀채전지술'에 젊은 육신이 말라버린 것이다.

그 다음으로 몸을 맡긴 곳이 바로 하어숙이다. 소생으로는 징서(徵舒)가 있었지만 하어숙 역시 그녀와의 맹렬한 방사로 진액이 빠져 목숨을 잃었다. 그 다음으로도 아들이 공부를 하기 위해 도성에 나가자 그녀는 수림 속에 집을 짓고 혼자 살면서 은밀히 사내 사냥을 즐겼다.

본시 공녕과 의행부는 하어숙과 같은 대부 들이다. 그렇기 때문에 평소에도 세 사람이 어울려 술잔을 기울였다. 대개는 하어숙의 집에서 치르는 경우가 많았기 때문에 공녕과 의행부는 음탕한 눈길로 하희의 모습을 훔쳐보았었다.

그런데 이제 하어숙이 죽었으니 어찌 되는가. 두 대부는 하희를 차지하기 위해 암투를 벌일 순서였다. 수림 속에 사는 하희 곁에는 정나라에서 데려온 하화(荷華)라는 눈치빠른 몸종이 있었다. 그녀는 하희를 위해 사내들을 은밀히 집안으로 끌여들이는 재주가 있었다.

기회를 노리던 공녕은 어느날 그녀의 아들 징서를 데리고 주림 가까이 사냥을 떠났다. 날이 어두워지자 공녕은 슬쩍 핑계를 댔다.

"가만, 여기에서 네 어머니 계시는 주림이 멀지않으니 내가 데려다 주마. 모처럼 어머니를 만날 수 있을 게야."

싫다할 리 없었다. 징서와 함께 하희의 집으로 간 공녕은 저녁식사가 끝나자 은밀히 하화를 불러 금은 주옥으로 장식된 귀걸이 한쌍을 선물로 내놓았다.

"어떻게든 나와 하희를 성사시키면 더 많은 것을 너에게 주마."

그렇잖아도 어떤 사내를 하희에게 데려다 줄 것인지로 골몰하던 하화는 걱정거리 하나가 없어졌다. 밤이 깊어지자 그녀는 하희의 처소로 공녕을 데려다 주었다. 둘은 날이 훤히 새도록 서로의 몸을 즐겼다. 공녕은 돌아올 때 하희가 벗어둔 비단 속옷을 슬쩍 껴입고 빠져나왔다.

도성으로 돌아온 공녕은 하희의 비단 속옷을 내보이며 의행부에게 자랑하며 난리굿을 피웠다. 사실 이런 일엔 선수를 빼앗김으로써 김이 새는 것이지만, 하희의 미모가 워낙 빼어난 탓에 질투보다 부러움이 앞선 것이다.

며칠후 의행부는 많은 선물을 가지고 하화를 찾아갔다.

"하부인을 흠모한지는 오래 되었다. 네가 우리 관계를 성사시킨다면 많은 선물을 내리마."

이때 안채 사정은 더 급했다.

하희는 의행부가 왔다는 말을 듣고 당장 끌어들이라고 성화였다. 그만큼 의행부는 대장부답게 풍채가 그만했다. 이날을 위해 의행부는 아랫것들이 구해온 최음제(催淫劑)를 먹었었다. 그러다 보니 그녀와의 방사는 공녕 때보다도 훨씬 더 격렬했다. 날이 밝자 공녕은 제비처럼 나란이 누워 가볍게 청을 넣었다.

"공녕에게 비단 속옷을 주셨지요? 그렇다면 내게도 뭔가를 하나 주셔야지요."

"전 공대부에게 속옷을 드린 적이 없어요. 그 사람이 훔쳐간거죠. 그렇지만 이번에는 정식으로 드리겠어요."

하희는 벽라(碧羅) 저고리를 선물로 내놓았다.

공녕과 관계는 소원해지는 한편 의행부와는 급속히 가까워졌다. 당연히 공녕은 강한 질투심을 느꼈다. 어떻게 하면 둘 사이를 갈라놓을 수 있을까에 골몰하다 그럴듯한 계책 하나가 떠올렸다. 천성적으로 음탕한 하희를 영공에게 소개시키려는 의도였다.

어느날 영공과 마주앉을 기회가 있을 때 공녕은 하희의 미색에 대해 슬쩍 운을 뗐다.

"대왕마마, 하희 같은 미색이 있다는 말을 들어보셨는지요?"

"그야 물론이지. 하나, 이미 물건너간 얘기가 아닌가. 과인이 듣기로는 그 여잔 벌써 마흔이 넘었다질 않는가. 그러니 어디 한군데 신통한 매력이 있을까."

"대왕께서 잘못 아시고 계십니다."

"무어라?"

"마마, 하희는 방사의 묘수를 지니고 있사옵니다. 사내들과 방사를 나눌수록 젊어지는 비법을 신선으로부터 전수받았다 합니다. 그러니 여느 미인보다 야릇한 방사를 나눌 수 있는 거지요. 누구든 한 번 맛보면 다른 여인들은 돌아보지도 않는다 합니다."

처음 듣는 말이었다. 본래 정치 보다는 여인네 속살을 더듬는 쪽으로 발달된 영공이었으니 귀가 솔긋하게 열렸다.

"어찌하면 하희를 만날 수 있겠는가?"

"조금도 걱정하실 일이 아닙니다. 소신이 알아서 처릴 하겠습니다."

공녕은 즉시 물러나 준비를 서둘렀다. 주림으로 달려가 영공의 행차를 알리고 값비싼 금은 주옥을 보내 차질이 없도록 준비시켰다. 또한 예를 갖추어 하희에게 정중한 내용의 편지를 보냈다.

<…짐이 모처럼 주림 땅을 시찰하고자 하니 식읍이 이곳인 그대가 길 안내를 맡아 주시오.>

호색한으로 소문이 난 영공이 주림을 시찰한다는 것이 핑계라는 것을 시종들이 모를 리 없었다. 하희 또한 영공이 무엇 때문에 주림에 오는 지를 알고 있었다. 그녀는 사내 맞을 준비를 완벽하게 끝내놓았다.

이윽고 주림에 영공이 도착했다. 그곳에서 하희의 모습을 한 번 보고 나서 영공은 하늘의 선녀가 하강한 것이라는 생각을 갖게 되었다. 피부며 목소리가 가히 인간 세상의 것이라곤 믿기지 않을 정도였다.

"이집 후원의 정취가 그만하다는 소문이 있던데 그 사실 여부를 확인해 보리. 또한 짐을 위해 마련한 음식이 어떤지도 보리라."

"마마, 남편이 세상을 떠난 후 그곳 청소를 게을리 했습니다. 원컨대 허물이 보이더라도 아량을 베푸시옵소서."

"어허, 답답하도다. 짐은 격식이니 절차니 하는 것을 싫어하느니."

그 말에 하희는 자리를 차고 일어나 몸에 두른 옷가지를 벗어던졌다. 마치 양파껍질을 벗겨내듯 몸에 두른 옷가지가 하나씩 떨어져 내렸다. 속살이 훤히 들어나는 미삼만을 걸친 채 앞장 서 길을 인도하자 그저 영공은 아뜩할 정도로 머릿속이 어지러웠다.

후원은 풍류남아인 하어숙이 잘 꾸며 놓았었다. 온갖 기화요초며 기암괴석 사이로 물이 흘러 비록 인공으로 만들어졌어도 능히 신선계에 들어온 것이 아닌가 싶은 황홀경이었다. 더구나 하희와 같은 미인이 자르르 흐르는 애교로 몸을 비비꼬자 은밀했던 감정은 폭발직전이었다.

영공이 하희를 따라 후원을 한 바퀴 돌아오자 이미 정자에는 산해진미가 차려져 있었다. 상을 마주하고 몇순배의 술잔이 돌았다. 음식을 먹는둥 마는둥 영공은 건넌방으로 안내되었다. 덥석 하희를 끌어안고 방장 안으로 들어가자 영공의 손을 하희가 가볍게 밀어냈다. 그녀는 야릇한 미소를 눈가로 흘리며 하나씩 옷을 벗었다. 살결은 천산에서 출토된 양지옷 같았지만, 참새의 목밑털처럼 부드러웠다. 더구나 그녀의 옥문은 처음 사내를 맞이하는 처녀와 같았다.

"어허, 그곳이 어찌 처녀와 똑같은가?"

"신첩은 사내의 양기를 속으로 빨아들이는 비법을 알고 있습니다. 그렇기에 아이를 낳아도 사흘이 지나면 처음과 같이 되옵니다."

영공은 호기롭게 웃고나서 음탕한 군주다운 넉살을 부렸다.

"그렇다면 이 다음에 우리 셋이 주림으로 가세. 셋이 함께 침상에 누워 3남1녀의 놀이판을 벌여보세. 어떤가?"

『십팔사략』은 이무렵의 음탕한 진나라 풍속을 노래하고 있다.

진나라가 어찌 음탕한 지
옛교화는 자취도 없구나
사내와 계집이 마구 놀아나니
어찌 밤낮이 있겠는가
사내들은 담장을 뛰어 넘고
서로 간에 수단을 가리지 않는다…,

물론 이후로도 낯간지러운 글구가 계속되지만 여기까지만 적어도 대략 그 당시 풍속이 어쨌는지는 만번 짐작 가는 일이다. 이런 상황에서 하희의 몸에 세 사내가 달라붙었으니 시인 묵객들이 탄식했던 것처럼 진(陳)나라의 장래는 진흙구덩이였다.

6. 대로입호방(對爐入戶方)

서한 왕조 제1대 황제인 유방. 그의 첩실 <척의>를 인간 돼지

로 만들어 죽인 여치(呂雉). 그 여치가 태황태후의 높은 관직에
있다가 세상을 떠나자 여씨 천하는 몰락의 길을 걸었다. 그것을
시작으로 그 척족들은 깡그리 도살당했다.

정변집단은 대청소를 한 후, 유항을 제5대 황제로 옹립했는데
이 사람이 바로 박황후(薄皇后) 소생이다.

<유항>에 대해 쓰자면 우선 전기적인 박황후부터 꺼내는 것이
순서일 것 같아 그쪽 자료부터 넘겨보기로 한다.

본래 박황후는 사생아였다. 그녀의 부친은 강소성 오현 사람으
로 거의 몰락 직전에 있는 위나라 왕족 딸과 눈이 맞아 박씨를 낳
았다. 위나라 왕자 위표(魏豹)가 불맞은 망아지처럼 국토재건에
온 힘을 기울이고 있을 때 인물이 비교적 빼어난 박씨가 바쳐졌
다. 그 당시 유명한 점쟁이 허부(許負)란 이가 있었다.

"흐음, 대단한 인물이외다. 이 여인은 장차 황제를 낳으실 분이
니 허술히 대해선 아니됩니다."

그릇에 담긴 떡을 집어먹으려던 위표의 손길이 딱 멈추었다.

"황제를 낳아? 그게 사실이오, 허부?"

"그렇사옵니다. 이 여인에게 몇가지 술책만 가르친다면 틀림없
이 왕자를 낳으실 것입니다."

그렇다면 어디…. 하는 기분으로 위표는 박씨를 허부의 손 안
에 두어 가르침을 받게 하였다. 당시만 하더라도 천하를 호령하
던 진나라가 거의 궤멸되었고, 천하는 항우와 유방의 건곤일척의
승부만이 남아있던 때라 위표 역시 둘을 저울질 하기에 이르렀
다. 그는 처음부터 유방을 옹호하고 따랐다. 그러나 복술가인 허
부의 말을 듣고 난 후부터는 생각을 달리했다. 즉, 왕족인 박씨
(薄氏)를 이용하여 위나라가 크게 소생할 빌미를 찾을 수 있다는
생각을 갖게 된 것이다. 언감생심 이제껏 떠받들던 유방을 팽개

치고 항우 쪽으로 붙었다.

이런 이면에는 또다른 생각이 싹트고 있었다. 쉽게 말해, 유방과 항우가 싸우다 지치면 일거에 두 사람을 섬멸시켜 천하대권을 노리겠다는 암계도 숨어 있는 터여서 항우 쪽으로 눈길을 던졌다.

생각만 물 속으로 십리를 달리면 뭣하나? 열길 물속을 달려줄 수부(水夫)가 없는 바에야.

위표가 이렇듯 용감무쌍한 생각을 가졌지만 그에겐 뒤를 받쳐줄 주력 부대가 없었다.

어쨌거나 위표가 항우 쪽으로 붙어버리자 크게 노한 유방은 업성으로 쳐들어와 위표를 생포해 목을 치고 성안 여인들을 강제노역소(베 짜는 곳)로 보내버렸다.

이렇게 되고 보니 허부의 예언대로 황제를 낳을 수 있다는 희망은 사라져 버린 셈이다. 하루 아침에 천민으로 전락해 버렸으니 그 비통함을 어찌 설명할 수 있었겠는가.

절망의 와중에서도 박씨는 허부의 말을 기억해내며 옹골지게 맘을 다잡아 먹었다.

"비록 하늘이 시기하여 잠시 운세가 쇠하였으나 하늘이 그 업(業)을 스스로 거둬갈 것인즉 때를 기다리고 있노라면 반드시 좋은 때가 올 것이오. 그런즉 그대에게 <대로입호방(對爐入戶方)>의 묘방을 가르쳐 줄 것이오."

이 묘방은 가자피(柯子皮)와 고백반 · 조뇌 · 도모 · 모정향을 섞어 가루로 내어 꿀로 반죽한 다음 콩알 정도 크기로 만들어 필요할 때마다 은밀한 곳에 넣으면 꽉 죄는 듯한 묘미가 있다고 덧붙였다. 허부의 뒷말이 조심스러워졌다.

"…하나, 조심하여야 할 것은 이 <대로입호방>의 묘방은 반드시 한 번만 써야할 것이오. 명심하시오. 그대가 태황후가 되는 것은 그것을 어찌 지키는 가에 달려있소.”

하루하루 절망 속에서 살아가던 박씨에게 마침내 서광이 비치기 시작했다. 어느날 유방이 강제 노역소를 방문하였는데 우연히 그녀를 발견하고 황궁 안으로 불러들였다. 그러나 황궁이라 해도 박씨 정도의 용모야 지천으로 깔렸으니 유방이 기억할리 만무였다.

사람들에겐 구름낀 날만 있는 게 아닌 모양이다. 박씨에게도 쨍쨍 햇볕이 쬐는 날이 찾아왔으니…. 그것은 관부인(管夫人)과 조자아(朝子兒)라는 친구 덕분이었다.

두 미녀는 어릴 때부터 박씨와 친했다. 어느 누가 귀하게 되면 가난한 친구를 돕기로 약조했었다.

박씨가 황궁에 들어온 지 서너 해가 지날 무렵, 관부인과 조자아는 유방의 눈에 들어 맘껏 호의호식하고 있었다. 그랬기 때문에 두 여자는 틈만 나면 무슨 애긴가를 나누다가 손바닥을 치며 깔깔거렸다. 아마도 두 여인이 웃었던 것은 비웃음이었을 것이다. 그런데 흥미로운 사단이 벌어졌다. 두 여인이 박씨를 비웃고 있을 때 유방이 들어와 연유를 물은 것이다.

“너희들은 무슨 일로 웃느냐?”

“사람의 운수를 생각하다 웃었사옵니다.”

“운수라…. 그 운수가 어떻다는 것이냐?”

“사실을 말씀 드리자면 그렇습니다. 천첩들의 친구 가운데 박씨 성을 쓰는 이가 있사옵니다. 어려서부터 우리와 재색을 다투는 미모이온데 모이기만 하면 그런 약속을 했사옵니다. 친구 중 어느 누가 잘 된다면 나머지 친구들을 인도해 줘야 한다구요.”

“흐음, 그래서?”

"우리는 다같이 궁에 들어왔습니다. 우리 둘은 폐하의 극진한 사랑을 받고 있으나, 박씨만큼은 그렇지 못하옵니다. 폐하의 은총을 받는 것은 가히 인력을 할 수 없는 일이옵니다. 아무리 우리 마음이 간절해도 친구를 도와줄 수 없는 일이 아니겠는지요."

"그래서 웃었단 말이냐?"

"그렇사옵니다."

두 여인의 대답 소리를 들으며 유방은 명을 내렸다.

"흐음, 그래. 그렇다면 오늘밤 그 아이의 처소에 들 것이니 준비하라 이르거라. 알겠느냐?"

두 여인은 아차 싶었다. 그러나 이미 엎질러진 물이다. 부리는 시녀에게 연락을 주어 박씨에게 자세한 전말을 전하게 했다. 그렇게하여 이날밤 황제는 박씨를 찾아가게 된 것이다.

황촉과 합환주를 마시고 난후 원앙금침이 깔렸다. 황제는 한시라도 빨리 나긋나긋한 박씨의 몸을 안고 싶어 안달이 날 정도였다. 그러나 박씨는 서둘지 않았다. 그 언젠가, 아주 오래 전에 이런 날이 올 것을 예언해준 허부의 말을 떠올린 것이다.

"반드시 날이 올 것이오. 그 날이 오면 염랑 속에 든 <대로입호방>의 단약을 경도 안에 집어 넣고 사내의 몸을 받으시오. 아시겠소? 결코 내 말을 흘려듣지 마시오."

한차례의 격랑이 흘러가고 잠깐 선잠에 빠졌다가 깨어났을 때였다. 황제의 손길이 그녀의 은밀한 곳을 더듬어가자 박씨는 조심스럽게 운을 뗐다.

"폐하, 잠시 전 천첩은 아주 희귀한 꿈을 꾸었나이다."

"무슨 꿈인가?"

"용 한 마리가 천첩의 가슴 속으로 들어왔나이다."

용이라는 말에 유방은 퍽이나 놀랐다. 사실 한나라의 왕이 용이 아니고 무엇이랴. 그렇다면 이날밤 인연은 예사로운 것이 아니었던 셈이다.

과연 그러했다.

박씨는 이날밤의 인연으로 임신하여 정확히 열달 만에 사내 아이를 순산했다. 박씨가 낳은 아이가 훗날 서한 왕조 5대 황제인 유항이다.

유항은 여덟살 때에 대왕(代王)에 봉해졌다. 봉지는 지금의 하북성 남단이었다.

여기에서 우리는 인간의 운명이 참으로 심오하다고 느낄 수밖에 없다. 유여의를 생산한 척의는 인간돼지가 되어 죽어갔다. 그런데도 유항을 생산한 박씨는 여치의 독수를 피해 죽지않고 살아났다. 그 이유는 뭘까? 그것은 아무래도 단 하룻밤의 정사였기 때문이다.

이러한 이유로 박씨는 여치의 살수를 피해 살아날 수 있었고, 무려 34년을 기다려 태황태후의 자리에 오를 수 있었다.

유방이 죽은 후. 황궁의 특별감옥인 영항에서 척의가 인간돼지로 전락하여 가장 처참한 최후를 눈앞에 두었을 때, 박씨는 태원 땅에서 왕태후 신분으로 최고의 호화스러운 생활을 누렸다.

어찌되었건 허부의 예언은 적중했다. 그녀가 방술 비법으로 애용했다는 <대로입호방>의 묘방이 지금도 전하는 걸 보면 가끔은 복술가의 허랑한 속삭임도 과녁을 꿰뚫을 수 있나보다.

7. 옥수후정화(玉樹後庭花)

진(陳)나라는 진패선(陳覇先)이란 무장이 세운 왕조다. 그는 양무제 말년에 일어난 대혼란을 틈타 무력으로 어지러워진 치안을 회복하고자 보위에 올라 무제라고 칭하였다.

그 뒤를 이은 조카 문제(文帝)나 선제(宣帝) 시대에는 비교적 나라 안팎이 평온을 유지했다. 그러나 사단이 일어난 것은 선제의 아들 숙보(叔寶)가 서른 셋 나이로 죽위하면서였다.

숙보는 즉위하기전만 해도 대단히 효행심이 강했고 항상 그의 손가까이엔 서책들이 놓여 있었다. 그러나 보위에 오르면서 전연 딴판으로 변해 버렸다. 그가 변했다고는 하나 걸주(桀紂)와 같은 잔혹한 행위를 한 것은 아니었고, 다만 연잎처럼 부드러운 나긋나긋한 여인들을 가까이 두어 방탕을 일삼았다는 것이다.

풍류가들의 애기처럼 진숙보의 행위는 '연파방탕(軟派放蕩)'이라 할 수 있다. 골치아픈 정치는 측근인 도자(道子)에게 맡기고 매일 연회만 열어 흥청댔다. 경치좋은 곳마다 정원을 만들고 거기에 미인을 머무르게 했다.

자신은 영춘각(迎春閣)에 살았으며, 장귀비(張貴妃)는 결기각(結崎閣)에, 공씨 두 사람은 망선각(望仙閣)에 거처를 마련했다. 누각은 서로 연결되어 숙보가 어느 한곳에서 다른 곳으로 갈 때면 비 한 방울 젖지않을 만큼 좌우 상하가 정교하게 연결되어 있었다. 연회를 열 때엔 마음에 드는 문사(文士)가 항상 자리를 같이 했다.

후대의 사가들이 공통적으로 말하는 것처럼 진숙보의 이러한 놀이는 어찌 보면 고상한 듯 보였지만 방탕한 면에서는 걸주를 능가했다는 평가가 따른다. 당시에 유행했던 곡이 바로 옥수후정화(玉樹後庭花)였다.

좀더 세밀하게 분석해보면 그 뜻이 만만치않아 입맛이 쓰다. 즉, 진숙보는 성행위에 있어서도 정상적인 체위를 갖는 것보다는 약간 변질된 체위를 추구했다는 점이다. <후정화>는 바로 뒤쪽에서 꽃을 따는 수법이었다. 진숙보가 총애하는 두 귀인 가운데, 장귀비는 얼굴이 절색이었을 뿐 특히 머리가 길어 자신의 키 만큼이나 되었으며 그것이 옻과 같이 검어 거울처럼 빛을 뿜었다.

장귀비는 얼굴 뿐만 아니라 그 자태가 물을 차고 오르는 제비처럼 날씬하여 조금 떨어진 곳에서 보면 이 세상 사람이 아닌 듯 착각을 일으킬 정도였다.

진숙보가 장귀비를 총애하였던 것은 그녀의 총명함이었다. 정치에 관한 일로 환관이 정무를 가져오면 장귀비는 숙보나 환관이 잊고 있떤 것까지 세세히 지적하며 조언했다.

그렇다면 방술에 있어 옥수후정화란 어떤 것인가? 그것은 성의 체위에서 반드시 세 가지 방법을 사용한다는 점이다.

첫째가 백호등(白虎騰)이란 것으로 여인이 머리를 낮게 끓고 사내가 뒤쪽을 급습하는 수법이다.

둘째는 산양대수(山羊對樹)다. 이것은 염소가 나무를 향해 뿔을 겨누는 자태와 같은 것으로 장귀비의 고래를 낮춘 다음 뒤쪽에서 사내의 힘을 밀어가는 수법이다. 좀더 이 수법을 설명하자면, 숙보가 처음엔 책상다리를 하고 있다가 장귀비를 급작스레 껴안는다. 그 자세에서 삽입하며 점점 책상다리 형태를 풀어나가는 것이 옳은 전개다. 그러고보면 숙보의 옥수후정화 놀이는 사실상 고상한 쪽보다는 음탕하다고 보는 게 일반적이다.

이 당시 진나라 영토는 남조의 4개국 가운데 가장 영토가 좁았다. 양자강 북쪽 연안은 수나라에 의해 합병 되었기 때문에 남쪽 연안만이 점유하고 있을 따름이었다. 그렇기에 나라 사정은 그다지 풍족한 편이 못되었다. 이런 와중에 연회를 열고 별궁을 지어 댔으니 재정은 만성적으로 누적될 수밖에 없었다.

이렇게 되면 개꼬리를 잡고 살랑대는 인물이 나타나기 마련이다. 관리들은 나라 형편보다는 제살길만 찾아 급급해 지는 게 세상 이치다.

이무렵. 수(隋)나라의 영토는 북조의 어느 왕 때보다도 넓었다. 수문제는 신중을 기해 진나라를 토벌할 계획을 세우고 있었다. 수군 총사령관엔 양소를 임명하여 양자강 기슭의 상류를 타고 올라가 전선(戰船)을 건조케 했고, 남조 영토 요소요소에 복병을 두어 구원병이 오는 것을 차단시켰다.

아무리 은밀하게 배를 건조하고 북병을 둔다지만 그것이 양자강 상류기슭에 늘어서자 진나라의 스파이들은 전투준비인 것을 금방 눈치챘다. 그러나 강기슭에 메어있던 배들은 전투용이 아니라 진나라 스파이들을 속이기 위한 민선(民船)이었다.

이렇듯 강의 북방에서 전투 준비가 한창 진행되고 있을 즈음에도 남조의 진숙보는 태평천하였다. 그러나 이것은 중앙의 관리직에 있는 사람들의 자세였지 하급조직인 민간인들에겐 직접적인 영향을 주었다. 왜냐하면 수나라 전선 군단이 조영되는 곳에서는 일절 상업적인 거래가 이루어지지 않았기 때문이었다.

이 당시엔 유별나게 '태시(太市)의 영(令)'이란 기다란 제목의 감독관이 있었다. 그는 이름을 장화라 했다. 그는 사방에서 들어오는 정보를 수집·분석하여 즉시 중앙요로에 보고했다. 그 보고는 칼끝처럼 예리하여 진숙보를 비롯하여 대소신료들의 마음판을 긁어버렸다.

<…지금 수나라는 정예병들은 국경에 집결시켜 호시탐탐 이나라를 토벌할 기회를 엿보고 있습니다. 지금 이 나라에 전란의 위급에 도움을 줄 수 있는 신하와 용맹한 장수는 모두 변방으로 쫓겨났고, 왕의 주위에 있는 신하들은 한결같이 얼간이들과 아첨배 뿐입니다. 실로 이 나라의 장래가 먹구름 속에 있는 것이나 다

름없사옵니다. 이제부터라도 내외정을 단속하여 재정비 하지 않는다면 머지않아 들개떼의 이빨에 상처를 입게 될 것이옵니다.>

장계를 읽던 진숙보는 장화를 불러들여 목을 베어버렸다. 처지가 이렇다보니 이후론 어느 누구든 충언은커녕 제왕의 비윗살을 건드리는 말은 입에 담지 않았다.

마침내 개황 8년인 588년. 수나라 군사들은 행동을 개시했다. 안과 밖으로 여유를 부리던 진나라 관리들은 좌우 사방에서 밀어닥치는 급보에 물맞은 개미처럼 우왕좌왕했다. 그러나 아무리 이런 때라도 동원령을 내려서는 안된다고 대신들은 입을 모았다. 진숙보 역시 당연하다는 듯 너스레를 떨었다.

"오래전부터 이나라엔 왕기가 서려 있어 감히 인간의 힘으로는 어쩔 수 없었다. 그 왕기가 짐의 대에 이르러 쇠하였다고는 믿지 않는다."

아첨 잘하는 공범(孔範)이 맞장구쳤다.

"참으로 지당하신 말씀입니다. 옛날부터 양자강은 하늘이 내려준 강남의 방어선입니다. 그렇기에 북방 세력이 밀려온다고 한들 한 번도 돌파 당해본 적이 없습니다. 그러나 이 나라에 몇 년간 전쟁이 없자 막후 병사들이 작은 일을 크게 떠벌려, 조그만 공을 마치 큰공이라도 세운 듯 일의 사태를 과장하고 있는 것 같습니다. 수나라 힘이 강해졌다고는 하나 그들에게 날개가 없는 이상 어떻게 양자강을 건너올 수 있겠습니까? 만약 수나라 병사들이 침입해 온다면 소신이 나가 저들을 토벌해 삼공(三公)의 직위에 오를 수 있는 기회를 주시옵소서!"

진숙보는 공범의 달콤한 말을 듣자 크게 기분이 동했다. 즉시 연회를 열어 옥수후정화 놀이에 취해갔다. 연회는 항상 저녁 무렵에 시작하여 아침까지 계속되었다. 이런 날엔 늘 장귀비에게 춤을 추게하여 한껏 흥을 돋구었다.

그런 중에 섣달 그믐날이 되었다. 이날도 예전과 마찬가지로 성대한 주연이 베풀어지고 정월 원단의 조하식(朝賀式)도 잊어버리고 군신간에 흠뻑 술에 취해 잠이 들어 있었다. 이때 양자강 북쪽 연안에 모였던 부대가 강을 건너기 시작했다.

맹랑하게도 급보라는 것은 다음날에야 전해졌고, 대책 마련의 구수회의는 또다시 다음날로 미뤄졌다. 이렇듯 우왕좌왕 하는 사이에 사흘 굶은 미친개처럼 도성을 향해 밀고 들어왔다. 병사라고 해야 도성에는 근위병 뿐이었기 때문에 마치 함락되기를 기다리는 것처럼 손쉽게 무너졌다. 이때에도 진숙보는 옥수후정화 놀이를 즐기고 있었다. 한동안 잠잠이 있던 숙보가 말했다.

"지금에야 비로소 알아낸 것이지만, 참으로 사람이란 알 수가 없도다. 짐은 이제까지 여러 대신들을 조금도 경시하지 않고 항상 주위에 있게 하였다. 그렇기에 무슨 일이 있더라도 짐의 주위에 남아주리라 생각했거늘…. 그런 사람들은 어디로 가고 내 곁에 몇 명 남아있는가."

결국 진숙보는 포로가 되어 여러 왕후와 장상·승여·서적 등과 함께 수나라 태묘(太廟) 앞에 놓여졌다. 이것이 <헌부(獻俘)의 식(式)>이다.

장안에 온 숙보는 매일 술을 마시며 계집 살내음에 취해갔다. 수문제가 쉽게 사람을 믿지않고 경계를 게을리 하지 않은 사람이었지만, 진숙보만큼은 경계하지 않았다. 그는 날마다 술에 취해 끈적하게 살다가 인수(仁壽) 6년인 604년, 쉰둘의 나이로 세상을 떠났다.

8. 헌종과 자음강화탕(疵陰絳火湯)

당나라 헌종이 총애하는 여인 가운데 만귀비(萬貴妃)가 있었
다. 그녀는 본시 헌종 황제의 조모인 손황후(孫皇后)의 시녀였다.
이러한 최하위의 신분으로 귀비가 된 데엔 남다른 이유가 있었
다.

어느 무더운 여름날, 후원에서 장난치며 깔깔거리다가 그만 실
족하여 연못에 빠져버렸다. 때마침 근방을 지나가던 헌종은 왁자
한 소란을 눈여겨 보았다. 그때 물에 흠뻑 젖은 궁녀를 발견한 것
이다. 처녀가 물에 빠졌다 나왔으니 풍만한 자태는 가히 헌종의
눈을 어지럽히기에 충분했다.

시선(詩仙) 이태백의 시구처럼, '일면홍장뇌쇄인(一面紅將惱殺
人)'이란 이런 경우에 해당되는 말이 분명했다. 적어도 헌종의 눈
엔 그렇게 비친 것이다.

이때 만귀비는 서른 다섯이었고, 헌종 황제는 열일곱이었다. 헌
종이 만귀비의 풍만한 몸과 자색에 넋이 빠질 정도였다면 아무래
도 만귀비의 자태는 스물 쯤의 여인으로 보일만큼 미인이었을 것
이다.

본래 헌종이 황태자의 자리에 오른 것은 세 살 때였다. 이후 경
제(景帝)에 의해 폐위되었다가 아버지 영종(英宗)이 복위하자 열
한 살 때에야 본래의 황태자 자리를 찾았다. 그러다보니 그동안
에 생긴 마음의 부담이 어떠했겠는가. 그러한 이유로 헌종은 보
위에 오른 후에도 말을 심하게 더듬었다.

다시말해 헌종은 심신이 약했다기 보다는 심약(心弱)한 군주였
다고 보는 것이 옳은 일이다. 이렇게 심약한 황제를 부추긴 것이
바로 만귀비였다.

그녀는 황제와 나이 차이가 난데다 언제나 외출할 때엔 근위무
사처럼 허리에 칼을 찼다. 그녀의 위엄에 짓눌려 황제 역시 상당

히 조심했다.

그러나 대부분의 사내들은 어떤 심성인가. 한여인에게 간섭받는 것을 좋아하는가? 그렇지 않다. 만귀비가 우격다짐식으로 성행위를 강요하고 어린애 다루듯 하자 헌종의 입김은 자연스럽게 다른 여인에게 옮아갔다. 유씨(瑜氏) 성을 쓰는 궁녀였다. 금기서화를 좋아하고 성품이 소심한 헌종의 체질과 정확히 맞아떨어진 여인이었다.

처음만났을 때부터 백년지기처럼 가까워져 급기야 유씨는 아이를 갖게 되었다. 궁인이 아이를 가지면 일반 사람들과는 달리 태교(胎教)를 가르친다. 착한 일만을 해야 하며 나쁜 것은 보지 않고 성욕을 절제한다. 어디 그뿐이랴. 남을 저주하지 말며 비웃지 말고 놀라거나 두려운 생각을 갖지말며 몸을 피곤하지 않도록 해야 한다.

부질없는 말들을 함부로 하지 말며 슬퍼하거나 근심하지 말며 찬 것이나 날 것 신 것 등을 먹지 않는다. 뜨거운 것을 먹지 말며 수레나 말을타지 말고 높은 곳에 오르지 말며 깊은 곳도 내려다 보지 말아야 한다.

뜸이나 침을 뜨지 말며 생각을 옳게 하고 옛현인들의 경전을 힘써 읽어야 태어나는 아이가 총명하다. 사실 말이 쉬워서 태교지 이같은 자제력은 보통 일이 아니었지만 유씨는 스스로의 행동을 가렸다.

한데, 유씨가 임신했다는 소식을 듣자 만귀비는 그녀를 불러들여 포악스럽게 매질했다. 이 바람에 유씨가 유산했기 때문에 헌종은 오히려 숨어서 놀러다니게 되었다. 어찌 되었건 헌종이 사랑을 나눈 여인들은 귀신처럼 만귀비에게 보고되었다.

이렇듯 많은 여인들에게 은총을 내렸는데도 헌종은 도무지 지

칠줄 몰랐다. 그것은 부족한 기를 채우기 위해 <자음강화탕(疵陰降火湯)>이라는 탕제를 마시고 있었다. 이 탕약은 폐에 질환이 있는 경우에 효험이 컸다.

정액이 부족한데도 성욕은 꺼지지를 않고 일어나는 증세, 기가 허한 황제에게 약리(藥吏)는 처방전을 쓰며 덧붙었었다.

"폐하, 옛시절 선인들은 방중의 비사에 있어 억제하는 방법을 사용하여 뇌의 활동을 활발히 했습니다."

이른바 환정보뇌의 방법이었지만 헌종은 약리의 말을 새겨듣지 아니하였다.

어찌되었건 만귀비는 헌종이 상대한 궁녀들의 명단을 손에 넣자 일단 그들을 한방에 모아놓고 학대했다. 즉, 불에 달군 철판 위를 맨발로 걷게하거나 구멍 뚫린 원주 안을 통과하도록 혹사시켰다. 이것은 옛날 옛적 걸주(桀紂)가 즐겨 사용한 포락지형과 흡사했다.

아비규환을 이룰만큼 분위기가 살벌해진 가운데 만귀비는 먹이를 본 야수처럼 날뛰었다. 이렇듯 위태로운 중에서도 다행히 헌종은 궁녀에게서 두 명의 아이를 얻을 수 있었다. 다시말해 세 명의 궁녀에게서 두 아들과 계집애 하나를 얻은 것이다. 그중에 백비(柏妃)가 낳은 우극(祐極)을 총애하여 태자로 책봉했다.

그런데 태자는 돌보던 환관의 실수로 유모차에서 글러 떨어져 죽었다. 이런 일이 만귀비의 소행인줄 짐작은 갔으나 뚜렷한 증거가 없어 헌종은 애꿎게 술잔을 기울이며 한숨만을 내쉬었다.

황음하다는 것은 무언가? 이것은 아무런 뜻이나 생각없이 주색을 밝히거나 어색(漁色)함을 뜻한다. 그렇기에 헌종은 모든 것을 잊기 위해 폭음하고 자포자기에 빠져버렸다.

그런 중에도 세월은 무심히 흘러갔다. 어느날 회은이라는 환관이 헌종의 머리를 빗질할 때였다. 무심코 헌종은 장탄식을 터뜨렸다.

"허어, 짐이 이렇듯 늙었는데도 슬하에 혈육 한점이 없으니 주위가 허전하도다."

"폐하, 어찌 혈육이 없다 하시는지요."

"그게 무슨 소리냐?"

"폐하께오선 엄연히 황태자 분이 계십니다."

"황태자라니?"

"지금 태자마마께오선 은밀히 양육되고 있사옵니다."

소리죽여 전말을 고하는 회은의 말에, 황제는 휘둥그레진 눈으로 자신의 무릎을 소리나게 쳤다. 무슨 말이었을까? 훗날 효종(孝宗)이 되는 태자 한사람이 살아있었던 것이다. 여기에는 그럴만한 연유가 있었다.

명나라의 군사가 광서 땅에 사는 묘족(苗族)을 토벌할 때에, 묘족의 장수 가운데 기씨(紀氏) 성을 쓰는 처녀가 있었다. 어느날 헌종이 그곳을 지나가다 기처녀를 발견하고 은총을 내리기 시작했다. 소문을 들은 만귀비는 즉시 수하를 시켜 탐문했다.

분명 보고에는 기처녀가 임신한 것으로 되어 있었다. 그러나 만귀비가 그녀가 견디기 어려울 정도로 닦달했지만 기처녀는 임신을 부정했다. 그러나 날이 갈수록 배가 불러오자 만귀비는 다시 그녀를 잡아꿇렸다.

"네가 정녕 아이를 회임하지 않았단 말이냐?"

"그렇사옵니다. 저는 어려서부터 뱃속에 커다란 혹이 달려 고생하고 있었습니다. 그 종양이 점점 커지니 그렇듯 보이는 것이옵니다."

"어김없는 사실이냐?"

"어찌 거짓을 아뢰리까."

기처녀는 슬기로운 지혜로써 만귀비의 독수를 벗어났다. 산후 달이 됐을 때엔 은밀히 환관을 불러 자신을 내안락궁으로 데려가게 하였다. 그곳은 궁안의 병든 궁녀들을 치료하는 곳이었다. 그녀는 그곳에서 아이를 낳았다. 이같은 일을 어찌 알았는지 만귀비는 환관에게 명하여 아이를 못 안에 던져넣으라는 명을 내렸다.

환관은 아이를 은밀히 감추고 미음을 끓여 먹여 목숨을 부지시켰다. 그리고는 아이(훗날 효종)가 못에 빠져 죽었다는 소문을 냈다. 이 와중에 아이를 낳은 기씨는 독살당하고 말았다.

아이는 점점 자랐다. 이제는 대내에 아이의 존재를 알리고 함부로 대할 수 없도록 엄명을 내렸다. 일단 황태자로 봉하고 주태후(周太后;헌종의 어머니)의 손에 양육시켰다.

어느날엔가 만귀비가 조그만 연회를 열어 황태자를 초빙했다. 주태후는 아이를 내보내면서, 만귀비가 주는 음식은 무엇이든 먹어서는 안된다고 주의시켰다.

이윽고 만귀비의 처소에 당도하자 먹음직스러운 만두가 나왔다. 만귀비는 김이 모락모락 나는 만두를 황태자에게 내밀었다.

"부드러운 고기를 썼으니 맛이 괜찮을 겁니다 황태자. 자, 이것을 한 번 들어봐요."

"아녜요."

"아니라니오?"

"전 배가 부르거든요."

이번에는 만귀비가 과자를 내놓았다.

"이것은 궁중에서 가장 요리를 잘 하는 요리장이 만든 거랍니다. 맛이 어찌 좋은지 혀끝에서 살살 녹지 뭡니까. 어서 하날 들어보세요."

아이의 대꾸가 맹랑했다.

"틀림없이 독이 들었겠지요?"

만귀비는 날카롭게 쏘아보는 아이의 시선을 받으며 부르르 몸을 떨었다. 이미 넋이 반쯤은 날아간 상태였다. 서둘러 태자를 되돌려보낸 후 자조적인 탄식을 쏟아냈다.

"나이가 어려서도 저 모양이니 장성하면 틀림없이 나를 죽이고 말겠구나."

그날부터 병이 들어 몸져 눕더니 그길로 영영 먼길을 떠나고 말았다. 수없이 많은 비빈과 궁녀들의 숲에서 단한가지도 가질 수 없었던 헌종의 비애는 어떤 것이었을까!

```
판 권
본 사
소 유
```

신비방

2015년 11월 25일 인쇄
2015년 11월 30일 발행

지은이 | 양 상 선 , 손 사 막
엮 해 | 여 설 하 / 펴낸이 | 최 상 일

펴낸곳 | 태 을 출 판 사
서울특별시 중구 동화동 52-107(동아빌딩내)
등 록 | 1973 1.10(제4-10호)

ⓒ2009. TAE-EUL publishing Co.,printed in Korea

■ 주문 및 연락처
우편번호 ①⓪⓪-④⑤⑥
서울 특별시 중구 동화동 제52-107호(동아빌딩내)
전화: 2237-5577 팩스: 2233-6166

ISBN 978-89-493-0479-3   13510